健康支援と社会保障制度❷
公衆衛生学

メヂカルフレンド社

◎編集

| 佐々木　明子 | 東北文化学園大学医療福祉学部看護学科教授 |
| 井原　一成 | 弘前大学大学院医学研究科社会医学講座教授 |

◎執筆（執筆順）

小島　光洋	日本公衆衛生協会
逢見　憲一	国立保健医療科学院生涯健康研究部主任研究官
守山　正樹	日本赤十字九州国際看護大学特任教授
島田　直樹	国際医療福祉大学基礎医学研究センター教授
津田　紫緒	東京医科歯科大学大学院保健衛生学研究科地域保健看護学分野助教
鶴田　来美	宮崎大学医学部看護学科地域・精神看護学講座教授
森田久美子	東京医科歯科大学大学院保健衛生学研究科地域健康増進看護学分野准教授
伊藤　智朗	国際医療研究センター国際医療協力局
柴田亜希子	国立がん研究センターがん対策情報センターがん登録センター全国がん登録分析室室長
堀　芽久美	国立がん研究センターがん対策情報センターがん登録センター研究員
佐々木明子	東北文化学園大学医療福祉学部看護学科教授
板井　麻衣	東京医科歯科大学大学院保健衛生学研究科地域保健看護学分野
照沼　正子	東都医療大学ヒューマンケア学部看護学科教授
田沼　寮子	東都大学沼津ヒューマンケア学部看護学科准教授
新井久美子	東京医科歯科大学医学部保健衛生学科非常勤講師
玉城　紫乃	東京医科歯科大学大学院保健衛生学研究科地域保健看護学分野
井原　一成	弘前大学大学院医学研究科社会医学講座教授
中川　正俊	田園調布学園大学人間福祉学部教授
竹島　正	川崎市健康福祉局障害保健福祉部担当部長
吉岡　洋治	東京情報大学看護学部設置準備室教授
品田佳世子	東京医科歯科大学大学院医歯学総合研究科口腔疾患予防学分野教授
青木利江子	東京医科歯科大学大学院保健衛生学研究科非常勤講師
金屋　佑子	東京女子医科大学看護学部講師
片岡　ゆみ	東芝インフォメーションシステムズ総務部
小野　ミツ	関西福祉大学看護学部看護学科教授
小池　創一	自治医科大学地域医療学センター地域医療政策部門教授

まえがき

　本書は，初代の編集執筆者である，公衆衛生学・健康政策学の先達であられる小野寺伸夫先生からその意思を引き継ぎ，21世紀の健康や生活の課題，施策や社会の動きに対応して，新たに改訂をした。

　小野寺伸夫先生は，「生活者の健康の保持・増進は，いうまでもなく医療・看護活動の大きな目的である。同じく公衆衛生学の目的は，身近にいる生活者の様々な健康問題を取り上げ，生命尊重の立場を貫き，健康で活力ある福祉社会をつくりあげることにある。歴史的に見ても，公衆衛生学は，生活者の健康の具体的実現を踏まえつつ，社会・経済の動向と密接に関連しつつ発展してきた。つまり，公衆衛生学は生活者の健康の保持・増進を目的に，常に個々の住民の要請を捉えつつ，広く地域に対する政策から実施に向けた活動をするための実践的学問ともいえるのである。」と述べている。

　この公衆衛生学の考え方に基づき，本書では，生活者を尊重しながら，公衆衛生学の専門職者が住民や関係者と協働活動を基盤にして，公衆衛生学の特性である自然科学と社会科学の両面からのアプローチ方法がわかる構成を心がけ，結果として公衆衛生活動の目的である生活者の健康の保持・増進のための活動が無理なく理解できるような解説に努めた。

　公衆衛生活動には多職種の連携が欠かせない。本書の編集は，保健師と医師の協働活動で行い，さらに，各章の執筆も保健師，医師，歯科医師，養護教諭，看護師である専門職者であり，教育・研究・実践第一線で活躍している執筆者が連携して執筆した。

　本書の第1編は，公衆衛生の理解とし，公衆衛生の基盤となる「公衆衛生と公衆衛生学」，「公衆衛生からみる人間の健康と環境」，「人口統計と公衆衛生」，「健康と保健統計」，「疫学」，「予防と健康保持増進」からなっている。第2編は具体的な保健活動の展開として，「地域保健」，「母子保健」，「成人保健」，「高齢者保健福祉」，「精神保健福祉」，「難病・障害児・者保健福祉」，「歯科保健」，「学校保健」，「産業保健」および，近年課題が山積する「健康危機管理・災害保健」から構成されている。さらに，グローバル時代に対応するため「国際保健」についても執筆している。

　また，看護学生が，各章の理論，動向，施策，法律や制度などを現実の場面に合わせて理解できるように，各章にcolumnをできるだけ取り入れた。

　看護学生にとって本書での学びが，21世紀の健康社会実現に向けた保健，医療，福祉，そして環境の総合的な理解を促し，その役割を再認識した看護職に一人でも多くの公衆衛生活動へ参画してもらうことを期待したい。

　本書は先に述べたように，保健・医療・看護活動と目的を同じくする公衆衛生活動を看護学生はじめ，保健医療福祉関連の学生にもよりよく知ってもらうことを意

図している。本書での学びをとおし，一人でも多くの保健師・助産師・看護師に公衆衛生学的方法を理解していただき，生活者の健康の保持・増進に積極的にかかわっていただければ幸いである。

　今改訂により本書が看護学生の公衆衛生学の知識と理解をより深めることに貢献することを確信するとともに，読者の方々からの忌憚のないご意見をお待ちしたい。

2016年12月

佐々木明子
井原　一成

目次

第1編　公衆衛生の理解

第1章　公衆衛生と公衆衛生学　　1

Ⅰ 公衆衛生と健康の概念 ……………小島光洋 2
　Ⓐ 社会医学と公衆衛生 …………………………… 2
　　1 社会医学と臨床医学 ………………………… 2
　　2 養生，衛生，公衆衛生 ……………………… 3
　Ⓑ 公衆衛生の基本原理 …………………………… 5
　　1 社会正義と社会防衛 ………………………… 5
　　2 基本的人権の中核・生存権 ………………… 6
　Ⓒ 公衆衛生の定義 ………………………………… 8
　Ⓓ 健康の定義と公衆衛生 ………………………… 9
　　1 健康の定義の2つの面 ……………………… 9

Ⅱ 公衆衛生の歴史 ……………………逢見憲一 13
　Ⓐ 世界の公衆衛生の歴史 ………………………… 13
　　1 古代から中世 ………………………………… 13
　　2 近代前夜－ルネッサンス，絶対主義から
　　　 啓蒙主義と理性の時代 ……………………… 14
　　3 近代－産業革命と公衆衛生運動 …………… 15
　　4 19世紀末－細菌学の時代 …………………… 17
　　5 現代－20世紀以降 ………………………… 18

　Ⓑ 日本の公衆衛生の歴史 ………………………… 19
　　1 古代から近世 ………………………………… 19
　　2 近代 …………………………………………… 20
　　3 現代 …………………………………………… 21

Ⅲ 公衆衛生の方法 ……………………小島光洋 23
　Ⓐ 公衆衛生活動の原理 …………………………… 23
　　1 疫学 …………………………………………… 23
　　2 プライマリヘルスケアと住民参加 ………… 25
　Ⓑ 公衆衛生活動の実践 …………………………… 26
　　1 ヘルス・プロモーションと
　　　 エンパワメント ……………………………… 26
　　2 公衆衛生活動の方法論－地区診断と
　　　 コミュニティ・アプローチ ………………… 28
　Ⓒ 公衆衛生活動の実際 …………………………… 30
　　1 公衆衛生の活動領域と横断的・
　　　 俯瞰的視点 …………………………………… 30
　　2 住民組織の育成－エンパワメント教育の
　　　 具体化と生活者の視点 ……………………… 31

第2章　公衆衛生からみる人間の健康と環境　　守山正樹　33

Ⅰ 環境を考えるために ………………………… 34
　Ⓐ 環境のとらえ方 ………………………………… 34
　　1 主体環境系 …………………………………… 34
　　2 生態学の考え方 ……………………………… 34
　　3 地球の理解 …………………………………… 34
　　4 食物連鎖と生態系ピラミッド ……………… 35
　　5 生物濃縮 ……………………………………… 35
　　6 太陽光エネルギーの流れ …………………… 35
　Ⓑ 主体環境系 ……………………………………… 35

Ⅱ 人間の健康問題と自然環境 ………………… 37
　Ⓐ 自然環境と人間の健康 ………………………… 37
　　1 呼吸物質としての空気 ……………………… 37
　　2 空気と体温調節 ……………………………… 38

　　3 気候 …………………………………………… 40
　　4 音と騒音 ……………………………………… 40
　　5 放射線 ………………………………………… 41
　　6 水 ……………………………………………… 44
　Ⓑ 自然環境と公衆衛生 …………………………… 47
　　1 物理化学的要因の計測の考え方 …………… 48
　　2 環境基準と規制の考え方 …………………… 49

Ⅲ 人間の健康と生活環境 ……………………… 49
　Ⓐ 生活環境と人間の健康 ………………………… 49
　　1 一般廃棄物と産業廃棄物 …………………… 49
　　2 自治体と企業の責任 ………………………… 51
　　3 生活排水処理 ………………………………… 51
　Ⓑ 生活環境と公衆衛生 …………………………… 51

Ⅳ 人間の健康と環境問題 ・・・・・・・・・・・52
- Ⓐ 環境問題の発生要因と影響解明，対応の基本 ・・・・・・・・・・・52
  - 1 地域的事例的な問題としての公害 ・・・・・52
  - 2 問題の深刻化 ・・・・・・・・・・・53
  - 3 問題解明に向けた中毒学の基本 ・・・・・・53
  - 4 リスクコミュニケーション ・・・・・・・・56
- Ⓑ 環境問題の実態と改善への取り組み ・・・・・57
  - 1 水質汚染・汚濁 ・・・・・・・・・・・57
  - 2 大気汚染 ・・・・・・・・・・・58
  - 3 土壌汚染 ・・・・・・・・・・・61
  - 4 地球温暖化 ・・・・・・・・・・・61
  - 5 オゾン層の破壊 ・・・・・・・・・・62
  - 6 地球規模の汚染と環境変化 ・・・・・・・・62
  - 7 放射性物質 ・・・・・・・・・・・63

Ⅴ 居住環境の生活衛生 ・・・・・・・・・・・64
- Ⓐ 生活衛生関係営業 ・・・・・・・・・・・64
- Ⓑ 家庭用品の安全 ・・・・・・・・・・・64
- Ⓒ 建築物衛生 ・・・・・・・・・・・65
- Ⓓ 高齢化社会と住まい ・・・・・・・・・・65
- Ⓔ プールの衛生 ・・・・・・・・・・・66
- Ⓕ ペット動物などの衛生 ・・・・・・・・・・66
- Ⓖ 住環境 ・・・・・・・・・・・66
  - 1 バリアフリー ・・・・・・・・・・・66
  - 2 室内空気汚染と健康問題 ・・・・・・・・67
  - 3 シックハウス症候群 ・・・・・・・・・67
  - 4 化学物質過敏症 ・・・・・・・・・・68
  - 5 アスベスト ・・・・・・・・・・・68

Ⅵ 食品保健と栄養 ・・・・・・・・・・・69
- Ⓐ 健康づくりと食 ・・・・・・・・・・・69
  - 1 食生活がもたらす健康問題 ・・・・・・・69
  - 2 栄養の改善と公衆衛生 ・・・・・・・・・69
- Ⓑ 健康の維持と食品保健 ・・・・・・・・・・73
  - 1 食品保健の考え方 ・・・・・・・・・・73
  - 2 食品管理の体制 ・・・・・・・・・・73
  - 3 食品がもたらす健康被害 ・・・・・・・・74
  - 4 食の安全 ・・・・・・・・・・・76
  - 5 重点を置くべき課題 ・・・・・・・・・78

Ⅶ 薬物と公衆衛生 ・・・・・・・・・・・79
  - 1 薬物乱用依存症対策 ・・・・・・・・・79
  - 2 薬剤耐性菌への対策 ・・・・・・・・・79

Ⅷ 環境行政 ・・・・・・・・・・・80
  - 1 環境行政のしくみと考え方 ・・・・・・・80
  - 2 環境行政の法律 ・・・・・・・・・・81

第3章　人口統計と公衆衛生　　島田直樹　83

Ⅰ 人口の動向 ・・・・・・・・・・・84
- Ⓐ 世界における人口の動向 ・・・・・・・・・84
  - 1 人口増加の現状と特徴 ・・・・・・・・・84
  - 2 人口の動向がもたらす問題 ・・・・・・・84
- Ⓑ わが国における人口の動向 ・・・・・・・・86
  - 1 わが国の現状と特徴 ・・・・・・・・・86
  - 2 人口構造の変化 ・・・・・・・・・・87

Ⅱ 人口の動向把握に必要な指標 ・・・・・・・89
- Ⓐ 人口静態統計 ・・・・・・・・・・・89
  - 1 人口静態統計の種類 ・・・・・・・・・89
  - 2 人口静態統計の調査 ・・・・・・・・・89
  - 3 人口ピラミッド ・・・・・・・・・・89
- Ⓑ 人口動態統計 ・・・・・・・・・・・91
  - 1 出生 ・・・・・・・・・・・92
  - 2 死亡率・死因 ・・・・・・・・・・・92
  - 3 死産，周産期死亡，乳児死亡 ・・・・・・95
  - 4 人口の自然増減 ・・・・・・・・・・96
  - 5 婚姻と離婚 ・・・・・・・・・・・97
- Ⓒ 生命表と平均寿命 ・・・・・・・・・・・97
  - 1 生命表 ・・・・・・・・・・・97
  - 2 平均余命，平均寿命 ・・・・・・・・・98
  - 3 健康寿命 ・・・・・・・・・・・100

Ⅲ 少子高齢化の問題と公衆衛生 ・・・・・・・100
- Ⓐ 人口の高齢化と公衆衛生 ・・・・・・・・・100
  - 1 わが国の高齢化の現状 ・・・・・・・・100
  - 2 高齢社会の公衆衛生 ・・・・・・・・・101
- Ⓑ 少子化と公衆衛生 ・・・・・・・・・・・103
  - 1 わが国の少子化の推移と状況 ・・・・・・103
  - 2 少子化の原因 ・・・・・・・・・・・104
  - 3 少子化対策 ・・・・・・・・・・・105
- Ⓒ 少子高齢化の公衆衛生的課題 ・・・・・・・107

第4章　健康と保健統計　　　　　　　　　津田紫緒　111

- Ⅰ 保健統計の基本的な考え方 …………112
  - Ⓐ 保健統計の意義 ………………112
  - Ⓑ 保健統計の歴史 ………………112
    - 1 世界の歴史 …………………112
    - 2 わが国の歴史 ………………112
  - Ⓒ 保健統計の種類 ………………112
    - 1 健康状態を知るための統計調査 ……114
    - 2 医療資源を知るための統計調査 ……115
    - 3 衛生行政機関の活動状況の調査 ……115
    - 4 そのほかの保健医療関係の調査 ……116
- Ⅱ 健康指標 ………………………116
  - 1 個人の健康指標 ………………116
  - 2 集団・地域の健康指標 ………116
- Ⅲ 傷病統計 ………………………117
  - Ⓐ 傷病統計の定義 ………………117
- Ⓑ 傷病統計の配慮点 ………………117
- Ⓒ 傷病統計の指標 …………………118
  - 1 罹患率 ………………………118
  - 2 有病率 ………………………118
  - 3 有病期間 ……………………119
- Ⓓ 国際疾病分類 ……………………119
  - 1 ICD の使用 …………………119
  - 2 ICD の問題点（ICD-11 改訂に向けて） ……………………………119
- Ⓔ 傷病統計の実際 …………………120
- Ⅳ 保健医療資源統計 …………………121
  - 1 医療施設統計 ………………121
  - 2 医療関係者統計 ……………122
  - 3 国民医療費統計 ……………122
  - 4 生活環境統計 ………………123
- Ⅴ 保健医療統計情報システムの発展 ………123

第5章　疫学　　　　　　　　　　　　　鶴田来美　125

- Ⅰ 疫学の概念 ……………………126
  - Ⓐ 疫学とは ………………………126
    - 1 疫学の定義 …………………126
    - 2 なぜ看護で疫学を学ぶのか …127
    - 3 疫学における倫理的配慮 …129
  - Ⓑ 疫学における疾病発生要因の考え方 ……129
    - 1 車輪モデルと疫学三角形 …130
    - 2 多要因モデル ………………132
    - 3 因果関係の推論 ……………132
- Ⅱ 疫学調査 ………………………135
  - Ⓐ 疫学調査とは …………………135
  - Ⓑ 疫学調査の基本的方法 ………136
    - 1 疫学のサイクル ……………136
    - 2 疫学調査方法の分類 ………137
- Ⅲ 疫学指標 ………………………142
  - 1 疾病頻度の指標 ……………142
  - 2 有病率と罹患率 ……………143
  - 3 死亡の指標 …………………146
  - 4 スクリーニング ……………147

第6章　予防と健康保持増進　　　　　　　　151

- Ⅰ 予防と健康増進とは ………森田久美子 152
  - 1 予防とは ……………………152
  - 2 健康増進とは ………………152
- Ⅱ 健康診断・診査と健康管理 …………153
  - 1 母子を対象とする場合 ……153
  - 2 児童生徒を対象とする場合 …153
  - 3 成人を対象とする場合 ……153
  - 4 高齢者を対象とする健康診査 …154
- Ⅲ 健康教育への取り組み ……………154
  - Ⓐ 健康教育の基本的考え方 ……154
    - 1 健康教育のあゆみ …………154
    - 2 現代の健康教育のあり方 …155
    - 3 健康教育の対象と方法 ……155
  - Ⓑ 公衆衛生における健康教育 …156
    - 1 公衆衛生における健康教育の意義 ……156
    - 2 期待すべき健康教育 ………157

Ⓒ 健康教育の進め方 …………………157
　　　1 企画 …………………………………157
　　　2 実施 …………………………………158
　　　3 評価 …………………………………159
　　　4 まとめ ………………………………159
　Ⅳ 感染性疾患への対策……伊藤智朗 159
　　Ⓐ 感染性疾患の発生状況 ……………159
　　Ⓑ 感染性疾患予防の原則 ……………160
　　Ⓒ わが国の感染症対策体制 …………161
　　　1 感染症法による対策 ………………161
　　　2 そのほかの法律および規則 ………161
　　Ⓓ 国際的に課題となっている感染症疾患の取り組み ……………………164
　　　1 エイズ対策 …………………………164
　　　2 結核 …………………………………165
　　　3 国際的対応が必要な感染症 ………166
　Ⅴ 非感染性疾患の対策‥柴田亜希子, 堀芽久美 167
　　Ⓐ 非感染性疾患の概念 ………………167
　　Ⓑ 非感染性疾患への予防と対策 ……167
　　　1 がん …………………………………167
　　　2 循環器疾患（虚血性心疾患，脳血管疾患） ………………………168
　　　3 糖尿病 ………………………………170
　　　4 慢性呼吸器疾患 ……………………170
　Ⅵ 事故予防…………佐々木明子, 板井麻衣 171
　　　1 不慮の事故の現状 …………………171
　　　2 事故予防における活動 ……………172

第2編　保健活動

第1章　地域保健　　　　　　　　　　　照沼正子　175

　　Ⓐ 地域保健活動とは …………………176
　　　1 地域保健 ……………………………176
　　　2 地域保健活動 ………………………176
　　Ⓑ 地域保健活動の基盤となる法律・制度 ……177
　　Ⓒ 地域保健法の理念と指針 …………179
　　　1 目的 …………………………………179
　　　2 基本理念 ……………………………179
　　　3 国，都道府県，市町村の責務 ……179
　　　4 地域保健対策の推進に関する基本指針 180
　　Ⓓ 健康日本21（第2次） ……………181
　　　1 趣旨 …………………………………181
　　　2 国民の健康の増進の推進に関する基本的な方向 ………………181
　　　3 内容 …………………………………181
　　Ⓔ 健康増進法 …………………………181
　　　1 目的 …………………………………181
　　　2 国民の責務 …………………………182
　　　3 国および地方公共団体の責務 ……182
　　　4 健康増進事業実施者の責務 ………182
　　　5 基本方針 ……………………………183
　　　6 同法における各施策など …………183
　　Ⓕ 地域保健の基盤となる機関・組織 …183
　　　1 組織 …………………………………183
　　　2 機関 …………………………………186
　　Ⓖ 地域保健の今後の課題と展望 ……193
　　　1 健康危機管理のあり方 ……………193
　　　2 地域包括ケアシステムの構築 ……193
　　　3 公衆衛生活動を担う人材の育成 …193

第2章　母子保健　　　　　田沼寮子, 佐々木明子, 板井麻衣　195

　　Ⓐ 母子保健のあゆみ …………………196
　　　1 わが国における近現代の母子保健 …196
　　　2 母子保健法 …………………………199
　　　3 母体保護法 …………………………199
　　Ⓑ 母子保健活動 ………………………199
　　　1 母子健康手帳 ………………………199
　　　2 母子への保健指導・訪問指導 ……200
　　　3 母子への健康診査・健康教育 ……201
　　　4 そのほかの母子への医療援護 ……202
　　Ⓒ 児童虐待防止 ………………………203
　　　1 児童虐待の定義 ……………………203
　　　2 児童虐待の現状 ……………………204

3 児童虐待の課題と施策 …………204
　D 生涯を通じた女性の健康づくり …………205
　E 母子保健活動の基盤整備 …………206
　　1 市町村の母子保健事業 …………207
　　2 周産期の母子保健事業 …………207
　F 母子保健の課題と展望 …………207

第3章　成人保健

新井久美子　209

　A 成人期の生活と健康 …………210
　　1 成人期の特徴と健康課題 …………210
　B こころとからだの健康づくりの概要 ……210
　C 健康増進活動と健康日本21 …………211
　D 生活習慣病予防活動 …………212
　　1 生活習慣病の現状 …………212
　　2 栄養・食生活 …………212
　　3 身体活動・運動 …………213
　　4 休養 …………214
　　5 メンタルヘルスケア：自殺対策 …………215
　　6 喫煙・飲酒 …………216
　　7 糖尿病予防 …………217
　　8 循環器疾患予防 …………218
　E 生活習慣病予防活動の展開 …………219
　　1 メタボリックシンドロームと生活習慣病 …………219
　　2 特定健康診査と特定保健指導 …………219
　F がん対策 …………221
　　1 わが国におけるがん対策のあゆみ …………221
　　2 がん対策基本法 …………223
　　3 がん登録等の推進に関する法律（がん登録推進法） …………223
　　4 がん検診 …………223
　G 成人保健の課題と展望 …………224

第4章　高齢者保健福祉

佐々木明子，玉城紫乃　227

　A 高齢者の健康と生活 …………228
　　1 高齢者の有訴者率，日常生活に影響のある者率 …………228
　　2 高齢者に多い疾患 …………228
　　3 要介護・要支援状態の高齢者 …………229
　B 高齢者の保健医療福祉施策の推移 …………230
　C 高齢者の保健福祉にかかわる施策 …………231
　D 高齢者の虐待防止 …………231
　E 介護保険制度 …………232
　　1 介護保険制度の概要 …………232
　　2 介護保険制度利用のプロセス …………233
　　3 介護保険制度におけるサービスなどの内容 …………233
　F 地域包括ケアシステム …………237
　G 高齢者保健福祉の課題と展望 …………237
　　1 QOLの高い健やかな長寿社会の構築 …………237
　　2 すべての人々が満足して生活できる地域社会の構築 …………239

第5章　精神保健福祉

241

　A 精神保健福祉対策活動の基本 …………242
　　1 精神疾患の医療 …………**井原一成** 242
　　2 精神障害者（児）福祉 …………**中川正俊** 243
　B 精神保健福祉制度の変遷 …………**竹島正** 244
　　1 精神病者監護法 …………244
　　2 精神病院法 …………244
　　3 精神衛生法 …………245
　　4 「精神衛生法」改正 …………245
　　5 精神保健法 …………245
　　6 精神保健法以後の改正 …………246
　C 家庭・学校・地域の精神保健 …………246
　　1 家庭の精神保健 …………**井原一成** 246
　　2 学校の精神保健 …………247
　　3 職場の精神保健 …………248
　　4 地域の精神保健 …………**中川正俊** 249
　D 精神保健と自殺予防 …………**竹島正** 251

1 精神保健と自殺予防の国際的動向 ……251
　　2 わが国における精神保健と自殺予防の動向 ……………………………………………251
　　3 自殺対策に関連した法律 ……………252
　Ⓔ 精神保健福祉の課題と展望 ……………252

第6章　難病，障害児・者保健福祉　　　吉岡洋治　255

- Ⓐ 難病への支援 ……………………………256
  - 1 難病とは ……………………………256
  - 2 難病対策 ……………………………257
- Ⓑ 障害児・者への支援 ……………………260
  - 1 障害とは ……………………………260
  - 2 障害児・者に関する施策 ……………262
  - 3 障害者総合支援法 ……………………263
  - 4 発達障害者支援法 ……………………265
  - 5 障害者権利条約 ……………………265
- Ⓒ 難病，障害児・者への支援体制 ………266
  - 1 医療支援 ……………………………266
  - 2 就学支援 ……………………………267
  - 3 就労支援 ……………………………267
  - 4 家族支援 ……………………………267

第7章　歯科保健　　　品田佳世子　269

- Ⓐ 歯科保健の意義 …………………………270
  - 1 8020運動 ……………………………271
  - 2 健康日本21と健康増進法 ……………271
  - 3 歯科口腔保健の推進に関する法律（歯科口腔保健法） ……………………………271
  - 4 WHOの口腔保健目標 ………………271
- Ⓑ 歯科保健の現状 …………………………272
  - 1 う蝕（むし歯）の状況 ………………272
  - 2 歯周疾患（歯周病）の状況 …………274
  - 3 歯科疾患関連の状況 …………………274
- Ⓒ う蝕予防 …………………………………275
- Ⓓ 歯周疾患予防 ……………………………276

第8章　学校保健　　　青木利江子　281

- Ⅰ 子どもの現状 ……………………………282
  - Ⓐ 子どもの発育と健康状況 ……………282
  - Ⓑ 子どもの体力・運動能力 ……………283
    - 1 運動・食事・睡眠に対する意識と体力との関連 ……………………………283
    - 2 運動・食事・睡眠に対する意識 ……283
  - Ⓒ 学校の取り組み ………………………284
  - Ⓓ 教育委員会の取り組み ………………284
- Ⅱ 学校保健 …………………………………285
  - Ⓐ 学校保健に関する法律 ………………285
  - Ⓑ 学校保健の体系と場 …………………285
  - Ⓒ 学校保健管理 …………………………288
    - 1 学校保健事業 ………………………288
    - 2 健康診断 ……………………………289
    - 3 健康相談 ……………………………289
    - 4 学校環境衛生 ………………………290
    - 5 学校安全 ……………………………292
  - Ⓓ 学校保健教育 …………………………292
    - 1 学校保健指導（個別保健指導） ……292
    - 2 学校保健学習（集団保健指導） ……293
    - 3 各学校区の健康課題と地域連携 ……293
  - Ⓔ 学校保健の課題と展望 ………………298
    - 1 生活習慣・健康管理の個人差 ………298
    - 2 自殺対策 ……………………………298
    - 3 学校保健と地域の関係機関との連携 …300

第9章　産業保健　303

- Ⓐ 産業保健の理念と定義 …………**金屋佑子** 304
- Ⓑ 産業保健活動における制度とシステム …305
  - 1 産業保健活動に関する法的基盤 ………305
  - 2 労働安全衛生法に準じる労働衛生管理体制 …………………………………………305
  - 3 産業保健活動の基本 …………………305
- Ⓒ 産業保健の動向 ……………………………307
  - 1 労働者の就業状況 ……………………307
  - 2 労働者の健康に関する状況 …………308
- Ⓓ 職場における保健活動の実際 …**片岡ゆみ** 312
  - 1 産業保健活動の実際 …………………312
  - 2 産業保健に特有の健康問題と対策 ……314
- Ⓔ 産業保健の課題と展望 ……………………317

第10章　健康危機管理・災害保健　田沼寮子，佐々木明子，小野ミツ，板井麻衣　319

- Ⓐ 健康危機管理とは …………………………320
- Ⓑ 健康危機管理体制と平常時の活動 ………320
- Ⓒ 健康危機管理の実際 ………………………321
  - 1 感染症発生時の対策と予防活動 ………321
  - 2 災害の定義と種類 ……………………324
  - 3 災害発生時の対策と平常時の活動 ……325

第11章　国際保健　小池創一　329

- Ⅰ 国際保健とは，国際保健活動とは ………330
- Ⅱ 国際協力のしくみ …………………………331
  - Ⓐ 政府開発援助（ODA）とは ……………331
  - Ⓑ ODAと二国間援助 ……………………332
  - Ⓒ 多国間協力 ………………………………333
    - 1 国際連合のしくみ ……………………333
    - 2 健康問題と関連の深い国連機関 ……333
- Ⅲ WHOの役割・活動 ………………………334
  - Ⓐ WHOの主な組織 ………………………335
    - 1 世界保健総会（WHA） ………………335
    - 2 執行理事会 ……………………………335
    - 3 地域的機関 ……………………………335
  - Ⓑ WHOの活動 ……………………………335
    - 1 WHOによる健康の定義 ……………335
    - 2 アルマ・アタ宣言とプライマリヘルスケア …………………………………………336
    - 3 たばこの規制に関する世界保健機関枠組条約 ………………………………………336
    - 4 国際保健規則 …………………………336
- Ⅳ 国際保健における日本の役割 ……………337
  - Ⓐ 国際的な取り組み ………………………337
  - Ⓑ 国内の取り組み …………………………337
    - 1 ODA大綱から開発協力大綱へ ………337
    - 2 開発協力の基本方針 …………………338
    - 3 国際保健の分野別方針 ………………339

索引 …………………………………………………341

第1編 公衆衛生の理解

第1章
公衆衛生と公衆衛生学

この章では
- 看護に役立つ公衆衛生の基本を身につける。
- 健康が基本的人権であることを知る。
- 世界保健機関（WHO）の健康政策の歴史を知る。
- 健康の2つの面を理解する。
- 住民の自立と自己決定の主要な実践理論の概要を知る。

I 公衆衛生と健康の概念

社会医学と公衆衛生

1. 社会医学と臨床医学

　公衆衛生のような活動領域を社会医学とよぶ。社会医学の大きな特徴は社会全体を対象に含んでいる点にある。たとえば疾病が発症するときには，病原体のようにその疾病の直接の原因ばかりでなく，疲労や栄養など個人の精神・身体の状態，住居や勤務場所・学校などその個人を取り巻く生活の環境や家族状況，さらに個人が暮らす地域の風習・文化，といったものが関係してくる。これらの多くの要因の結果として，病気に罹る人と罹らない人，病気が重くなる人と軽く済む人が出てくる。

　これらの要因を考えなければならないのは，臨床医学でも同じである。治療の過程でも同じように，すぐに回復する人と長引く人が現れる。ただ，臨床医学では，病を得た人が医療者の前に現れたときから，診断と治療のためにこれらの要因の影響を患者の立場から見ていくのに対し，社会医学では病気の有る無しにかかわらず，人が健康に生きることにこれらの要因がどのように作用するかに目を向ける。

　19世紀半ばにフランスの画家ジャン＝フランソワ・ミレー（Millet, J.-F.）によって描かれた「落穂拾い」という有名な絵をご存じだろう。麦を収穫した後に，こぼれて畑に残された落ち穂を拾っている3人の農家の女性が描かれている。しかし，落ち穂を拾っている女性の姿だけを見ていては，この絵から感銘を受けないであろう。落ち穂が残されている畑はもちろんのこと，収穫され積み上げられた藁の山，馬に乗った地主，村落の家々といった背景が主題と同じように鑑賞者の心を揺さぶる。背景があって，初めて主題である3人の女性が置かれた状況が生き生きと鑑賞者に印象づけられるのである。

　臨床医学と社会医学の関係は，絵画における主題と背景に似ている。主題の理解には背景が欠かせない。背景を知ることによって，初めてわかる主題の意味がある。社会医学がなければ，患者を「生活している人」として診ることができない。臨床医学がなければ，社会医学は病気という眼前の問題から離れた机上の学問に陥る。

　看護の実践には，社会医学が臨床医学と同じように大きくかかわる。なぜなら，看護の対象は紛れもなく「生活している人」だからである。看護は，「生活している人」が目の前に登場したときに始まる。その人が「病気」と診断され「患者」となるのは，その後である。たとえはっきりした診断がつかない場合も，その人が眼前に存在する限り看護の対象であり続ける。看護が「生活している人」を対象とする以上，看護師には社会医学の視点が求められる。

2．養生，衛生，公衆衛生

　公衆衛生に近い概念に，養生と衛生がある。とりわけ公衆衛生と衛生の区別は学習者を戸惑わせる。しかし，これらは厳密に区別して定義されているわけではなく，養生と衛生に関しては，その概略と公衆衛生との関係を知っておくことで十分である。個人，社会基盤，行政体制の3つの視点をもっておくことが，これらの理解を助ける。

1 養生とは

　養生は，今日の日常的な意味として，「自らの心身をいたわる」といった使い方がされるが，本来は儒教思想に根ざす自己節制の考え方である。衣食住といった身の回りの事柄に注意を払い，精神・身体の状態を良好に保とうとする個人の意識と行動に中心をおく。

---

column

ブレスローの7つの健康習慣と『養生訓』

　保健指導でよく引用されるのが，レスター・ブレスロー（Breslow, L.）の7つの健康習慣といわれるものである。健康に好影響を及ぼす生活習慣のことで，アメリカ・カリフォルニア州の長期にわたる住民追跡調査から得られた結果である。

① 喫煙をしない
② 適度の飲酒
③ 定期的な運動
④ 適正体重の維持
⑤ 7～8時間の睡眠
⑥ 毎日朝食をとる
⑦ 不要な間食をしない

これに対し『養生訓』では，次のように言う。

① 喫煙は益よりも損失が大きい
② お酒はほろ酔い程度
③ からだを適度に動かす。長時間座り続けることはよくない
④ 肥満になるような生活はよくない
⑤ 長すぎる睡眠はよくない
⑥⑦ 食べ物はからだの養分である。食べ過ぎなければ健康を維持する

　江戸時代には体重計や時計は一般的ではなかったので，体重の維持や睡眠時間に関する表現は異なっているものの，非常によく一致していることに驚かされる。

わが国における養生論として，江戸時代に福岡藩の儒学者であった**貝原益軒**（えきけん）（1630［寛永7］～1714［正徳4］）の著した『**養生訓**』（1712［正徳2］年）がよく知られる。『養生訓』では，飲食，睡眠，薬の使い方，医者の選び方，老いへの心構えなど，健康に関する個人の行動規範が示される一方で，過度に健康にこだわることを戒めている。

2 衛生とは

養生が個人の意識や行動が中心になっているのに対し，衛生は個人と社会・環境との関係が中心となっている。わが国では，明治期になって，病気，特に感染症の予防を，社会基盤の整備をとおして行うという考え方を欧米から学んだ。この考え方を国内に導入するにあたり，中国の古典から「生を衛（まも）る」という言葉である衛生の語が当てられた。内務省に衛生局が設けられた1875（明治8）年のことである。名付け親は初代衛生局長である**長与専斎**（ながよせんさい）（1838［天保9］～1902［明治35］）である。

長与がHygiene（ドイツ語：ヒュギエーネ）を衛生と訳したと伝えられているが，実際は，彼が岩倉使節団に随行して欧米各国の医療事情を視察した際に，病気の予防のための行政を中心とした体制があることに気づき，それを衛生という語で言い表したものである。岩倉使節団派遣の時期は，イギリスにおいて世界で初めて「公衆衛生法」が制定されてから20年以上が経過し，欧州各国に公衆衛生の考え方が知られている時期である。長与の著作を見ると，イギリスの体制について触れている部分があり，長与がイギリスの公衆衛生について学び，その影響を受けていることがわかる。当時，衛生と名付けられた概念は，今日の公衆衛生と同じと考えてよい。

---

column

官民共同で衛生に取り組む－大日本私立衛生会

わが国では，1875（明治8）年に内務省衛生局が設けられ，衛生行政が本格的にスタートした。1879（明治12）年には，衛生行政の運営のために関係学識者の意見を聞く中央衛生会が設けられた。一方，衛生思想の普及，衣食住など生活環境・生活様式の改善，体位の向上などには民間側の協力も必要であると考えられ，1883（明治16）年に行政を補完し支援する目的で官民合同の組織として大日本私立衛生会が設立された。衛生は社会全体で取り組むものという考え方が明確に示されている。

会頭は元老院議長の佐野常民で，副会頭が長与専斎である。大日本私立衛生会は，その後日本衛生会を経て，現在の日本公衆衛生協会に引き継がれている。これは，衛生，公衆衛生という用語の変遷を示す歴史の一例である。

衛生に代わり公衆衛生が用いられるようになったのは第2次世界大戦終結（1945年）以降である。ポツダム宣言の執行機関であるGHQ（General Headquarters；連合国軍総司令部）が日本政府に出した覚書（指令）で，公衆衛生（Public Health）が公式な用語となった*。

B 公衆衛生の基本原理

●理解のポイント

公衆衛生の基本原理＝社会正義＋基本的人権（生存権）

1. 社会正義と社会防衛

18世紀後半から19世紀のヨーロッパにおいて起こった産業革命は社会構造を大きく変化させた。産業革命の結果として起こった都市への人口集中の結果，特に

---

column

チフスとコレラ

　チフス（腸チフス，パラチフス）は，サルモネラの一種であるチフス菌によって引き起こされる発熱を主症状とする感染症である。下痢と腸出血を伴うことがある。現在，わが国の「感染症法」では，三類感染症に指定されている。飲食物を介して経口感染し，上下水道の整備が遅れている開発途上国では，現在でもまん延している。日本では年間100人程度の発生があり，ほとんどが海外渡航者であるが，国内での集団発生が起きることもある。リケッチアによって起きる発疹チフスはまったく別の感染症である。腸チフス菌の発見は1890年代である。

　コレラは，ビブリオの一種であるコレラ菌によって引き起こされる下痢と嘔吐を主症状とする消化器感染症である。わが国の「感染症法」では，三類感染症に指定されている。患者の排泄物が食品や飲料水を汚染し，これらの摂取により感染する。これまで19世紀を中心に7回の世界的大流行が記録されている。江戸末期にわが国で「ころり」と恐れられたのは，第3次の世界的流行である。後述する（本章-Ⅲ-Ⓐ-1- ❶「疫学とは」）ジョン・スノウ（Snow, J.）が感染源を特定し収束させた1854年のロンドンのコレラ流行も，同じく第3次の流行時期であった。ロベルト・コッホ（Koch, R. 1843～1910）によってコレラ菌が発見されたのは1884年である。

　チフスもコレラも，飲料水が汚染されることで流行が広がることが多いため，水系感染症に分類されている。

＊日本帝国政府宛覚書：公衆衛生対策に関する件（SCAPIN48 / PUBLIC HEALTH MEASURES）1945年9月22日。

労働者階級の生活状態はよいものとはいえなかった。オーストリアのペータ・フランク（Frank, J.P. 1745～1821）が指摘したのは，人口集中に伴う不衛生状態，不衛生状態が生み出す疾病，疾病を患うことによる貧困化，貧困がもたらす不衛生状態とつながる負の連鎖である。

この連鎖を断ち切るには，個人の力だけでは限界がある。イギリスの**エドウィン・チャドウィック**（Chadwick, E. 1800～1890）は，人口密集地に暮らす労働者階級が衛生状態の悪化によって健康を損なっている実態について調査を行い，『大英帝国における労働人口集団の衛生状態に関する報告』（1842年）などを発表した。最も重要な対策として，排水，廃棄物の除去，給水の改善をあげ，これらが公共の管理下で実行できると提言した。イギリスで1848年に世界で最初の「公衆衛生法」が制定されたのは，チャドウィックの功績によるところが大きい。

ところで，公衆衛生が直面する最大の問題は，国家のような公権力が個人の生活に介入することが可能か，あるいは，衛生状態の悪い人々へ集中させるサービスの提供は公平性を欠くのではないかという点にある。

これに対するチャドウィックの回答は，貧困者の疾病から健康な労働者を守る，貧困な病者の置かれている非衛生的な環境は一般市民にとっての危険であり脅威となるということであった。当時の社会哲学として影響力をもっていた功利主義（公益主義）の原理，特にジェレミ・ベンサム（Bentham, J. 1748～1832）の「最大多数の最大幸福」の影響をうかがい知ることができる。

当時の社会的脅威となっていたのが，チフスとコレラのまん延であり，人々はこれらが伝染することを知っていた。社会全体を守るという社会正義と社会防衛の考え方が近代公衆衛生の原点にある。チャドウィックは医師ではなく，社会改革者としての立場から公衆衛生を推進した。彼が上述のベンサムに師事していたことは有名である。

2．基本的人権の中核・生存権

公衆衛生の出発点は社会を守るという社会正義の考え方である。しかし，これは「個人より社会全体が大切である」，「多数者の幸福のためには少数の犠牲はやむを得ない」という意味ではない。この点を明確にしているもう一つの公衆衛生の原理が，「健康な生活を営む」権利，すなわち生存権である。

1 日本国憲法における生存権

基本的人権は，1946（昭和21）年に公布された**日本国憲法**に明確に定められている。憲法の第3章で，国民の権利，すなわち基本的人権を定め，そのなかの第25条で，生存権および国民生活の社会的進歩向上に努める国の義務について記載している。生存権とは，「健康で文化的な最低限度の生活を営む権利」で，その権利を守るために，国は，「すべての生活部面について，社会福祉，社会保障及び公衆衛生の向上及び増進」に努めなければならないのである。公衆衛生は生存権を保障するためのものであると，憲法は明言している。したがって，法の視点では，現

在のわが国の公衆衛生は憲法に基づいて展開されているといえる。

2 生存権の保障の始まり

生存権が基本的人権の中核となったのは，20世紀になってからである。第1次世界大戦後，帝政ドイツに代わって成立したドイツ共和国のワイマール憲法（1919年）が生存権を保障した最初の憲法とされる。それまでの基本的人権は，国家などの政治権力から個人の自由を守るための自由権に重きが置かれていた。

生存権は，1948年12月10日に第3回国連総会において採択された「**世界人権宣言**」にはっきり見ることができる。この宣言によって，生存権が基本的人権の中心に置かれたといってよい。宣言では，第3条で「生命，自由及び身体の安全に対する権利」を規定し，第25条で「衣食住，医療及び必要な社会的施設等により，自己及び家族の健康及び福祉に十分な生活水準を保持する権利並びに失業，疾病，心身障害，配偶者の死亡，老齢その他不可抗力による生活不能の場合は，保障を受ける権利」と具体的に示している。なお，この宣言が採択された12月10日は「世界人権デー」と定められ，世界中で様々なイベントが行われている。

3 健康の享受と基本的人権

健康を享受することが基本的人権であると明記したのは，1948年に発効した**WHO憲章**である。憲章の前文で，「健康とは，肉体的，精神的及び社会的に良好である状態であり，単に疾病又は虚弱の存在しないことではない」と健康を定義し，引き続き，「到達しうる最高基準の健康を享有することは，人種，宗教，政治的信念又は経済的もしくは社会条件の差別なしに万人の有する基本的権利の一つである」と明記している。

---

column

WHOの設立とWHO憲章

世界保健機関（World Health Organization；WHO）は国際連合の専門機関として，1948年4月7日に設立された。設立の4月7日は「世界保健デー」となっている。本部はスイス・ジュネーブにある。

WHOを設立するために，1946年の国際保健会議で参加61か国が同意調印したのがWHO憲章である。WHO憲章はWHOの設立と同時に発効された。

WHO憲章には，健康の定義，健康が基本的人権であること，健康増進と感染症予防は世界共通の課題であること，子どもの健全な発育が重要であること，人々が健康に関する知識をもち積極的に健康活動に参加することが重要であることなどが記載されている。

WHO加盟国は自国民の健康に責任をもつと同時に，すべての人の健康を増進し保護するために各国で協力する責務を負う。

1978年に旧ソビエト連邦アルマアタ（現カザフスタン共和国アルマトイ）で世界保健機関（WHO）とユニセフ（UNICEF）が共同でプライマリヘルスケアに関する国際会議を開催した。この会議は，「西暦2000年までにすべての人を健康に」を目標に掲げた**アルマアタ宣言**を採択した。この宣言では，健康が基本的な人間の権利であると言い切っている。

Ⓒ 公衆衛生の定義

1 ウィンスローによる定義

公衆衛生の定義はいくつか知られているが，最も有名なのはアメリカの公衆衛生学者チャールズ・ウィンスロー（Winslow, C.-E.A. 1877～1957）による定義で

---

column

ウィンスローの公衆衛生の定義（原文）

ウィンスローの定義を原文で紹介する。英語を読める人であれば，この定義が精緻に作られていることがわかるであろう。

Public health is the science and art of
　(1) preventing disease,
　(2) prolonging life, and
　(3) promoting health and efficiency
through organized community efforts for
　(a) the sanitation of the environment,
　(b) the control of communicable infections,
　(c) the education of the individual in personal hygiene,
　(d) the organization of medical and nursing services for the early diagnosis and preventive treatment, and
　(e) the development of the social machinery to ensure everyone a standard of living adequate for the maintenance of health.

原文で注目していただきたいのは，日本語で「技術」と訳されている 'art' である。日本語で技術という場合，'technology' の意味であることがほとんどである。英英辞典を参照すると，'technology' が「科学的知見を実際の場に適用すること」とあるのに対し，'art' は「特定のことをなし得る技能（a skill at doing a specified thing）」と説明されている。'art' には人の特性，俗に人間くささとよばれるような意味も含まれる。「技術」の訳語では，ウィンスローが 'art' に籠めた意味を日本語に訳し切れていない。残念な点である。

ある（column 参照）。1949年に若干の修正が加えられているが，最初の定義は1920年に出されている。今から約100年前にこのような優れた定義が発表されていることには驚かされる。

この定義の優れている点は，公衆衛生の本質を「科学であり，技術である」と規定して，目的を「疾病を予防し，寿命を延長し，肉体的・精神的健康と能率の増進をはかる」，基本的な方法を「共同社会の組織的な努力を通じて」行う「環境衛生の改善，伝染病の予防，個人衛生についての個人の教育，疾病の早期診断と治療のための医療と看護サービスの組織化，および地域社会のすべての人に，健康保持のための適切な生活水準を保障する社会制度の発展」，と簡明に構造化して示しているところにある。

一方，簡明であることは，同時にこの定義を理解しにくくする原因となっている。使われている一つひとつの言葉が広く深い意味をもち，それぞれの言葉にさらに詳しい定義や説明が必要となるからである。とりわけ，「科学」と「技術」，「健康」と「能率」，「共同社会の組織的な努力」は，公衆衛生を形作る主要な要素であるにもかかわらず，理解はやさしいことではない。

2 アメリカ医学アカデミーによる定義

近年アメリカでよく用いられているのは，アメリカ科学アカデミー医学研究所（現アメリカ医学アカデミー）が1988年に公表したレポート「公衆衛生の将来」で用いられている下記の定義である。ウィンスローの定義よりも平易であり，「科学」と「技術」という語が用いられていない。時代の変遷とともに，公衆衛生の中心となる担い手が専門家から一般の人々に移ってきたことを見ることができる。

> 「公衆衛生とは，人々が健康であることを可能とする状態を確実に達成するために，私たちが社会として共同で遂行していくこと」

2つの定義に共通していることは，「健康」を目標にして，「すべての人が共同して」取り組むという点である。保健や医療の専門職，学者，行政担当者ばかりでなく，一般の人々も含んだ社会全体の運動が公衆衛生である。

D 健康の定義と公衆衛生

● 理解のポイント

健康＝積極的健康＋消極的健康
公衆衛生＝健康の保持・増進＋疾病予防

1. 健康の定義の2つの面

1 WHOの健康の定義の特徴

WHO憲章にある，「健康とは，肉体的，精神的及び社会的に良好である状態で

あり，単に疾病又は虚弱の存在しないことではない」という定義が代表的で，最も多く引用されている。この定義の特徴は，健康を2つの面から定義していることである。「疾病や虚弱のない状態」と「良好である状態」の2面である。なぜ，2つの面が必要とされるのであろうか。

健康を単に「疾病や虚弱のない状態」と定義した場合を考えてみる。障害がある人や慢性疾患を上手にコントロールしている人などは健康でないことになる。障害者スポーツで活躍する選手や脂質異常症（高脂血症）や高血圧症の薬を服用しながら元気に暮らしている人は健康ではないのであろうか。

逆に，何の病気もなく，健康診断でもとりたてて問題が発見されなかった人たちは，全員が疑いもなく自分は健康であると言い切れるだろうか。そのような疑問が生じる。

2 国際生活機能分類の考え方

WHO憲章の健康の定義を具体的に示す試みが，2001年に採択された**国際生活機能分類**（International Classification of Functioning, Disability and Health；ICF）である。ICFが目指したのは，健康の水準に焦点を当てた，国や地域，時代を問わない共通の分類である。そこで，**心身機能・身体構造，活動，参加**の3つの要素で構成される生活機能（Functioning）という概念を導入し，これらが損なわれた状態を障害（Disability）とした。障害は，個人が体験する困難さであり，病気や動作の制限などの心身の機能障害，活動制限，参加制約の3つの要素から判断される。そして，生活機能と障害に影響する背景に環境因子と個人因子を考えた（図1-1，表1-1）。

たとえば，移動のために車椅子を必要とするのは機能障害である。あるイベントに出席するために外出しようとしたところ，会場までの行程の一部に車椅子の使用が困難である場所が存在した。これが活動制限である。そして，イベント時には会場が混雑することが予想され，そのなかで車椅子を使用すると肩身の狭い思いをするのではないかと気になり，出席をためらった。これが参加制約である。

わかりやすくいえば，ICFでは，個人の生活の状態，および，そこで体験されて

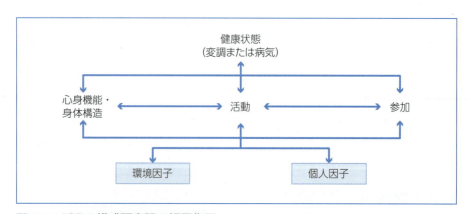

図1-1 ● ICFの構成要素間の相互作用

表 1-1 ● ICF における各要素の定義

心身機能	身体系の生理的機能（心理的機能を含む）
身体構造	器官・肢体とその構成部分などの，身体の解剖学的部分
活動	課題や行為の個人による遂行
参加	生活・人生場面への関わり
機能障害（構造障害を含む）	著しい変異や喪失などといった心身機能または身体構造上の問題（例：病気や動作の制限など）
活動制限	個人が活動を行うときに生じる難しさ（例：段差があって車椅子が使えない）
参加制約	個人が何らかの生活・人生場面にかかわるときに経験する難しさ（例：介助してくれる人が見つからない）
環境因子	人々が生活し，人生を送っている物的な環境や社会的環境，人々の社会的な態度による環境を構成する因子
個人因子	個人の人生や生活の特別な背景

column 医学モデルと社会モデル

ICF の狙いとして，**医学モデル**と**社会モデル**の統合が掲げられている。医学モデルと社会モデルは，積極的健康と消極的健康の意味を考えることで理解が容易となる。

消極的健康は，個人そのもの（個体）の状態を評価する視点である。これが損なわれた状態が「疾病や虚弱」であり，健康を保持するには，この状態に陥らないための予防と，損なわれた場合の回復が求められる。その方法は，病気や外傷などの障害を引き起こす直接的な要因を標的とした予防と治療が中心であり，治療者などの専門職と患者個人のレベルの問題に還元される。これが医学モデルである。

これに対して，積極的健康は，個人が社会のなかで置かれている状況を評価する視点をもつ。個人が能力を発揮し，個人が環境に適応するというようなことが関心の対象になる。状況が悪化すると不健康の状態に陥るが，一方で，状況をよりよいものに改善していくことで健康をさらに増進することが可能である。これが，積極的健康という意味である。医療の枠を超えて社会全体のレベルで取り組むという社会モデルの考え方が必要になる。

看護師や医師など医療従事者は，ケアにあたり医学モデルから出発することになる。社会モデルを常に意識しておくことは当然であるが，患者をはじめとして周囲からは医学モデルへの過剰ともいえる期待を感じることがしばしばある。社会モデルを説明し理解してもらうことが必要であるが，困難さを感じることも少なくない。

実地医療において治療者と患者の関係を重視することで患者の病む状態を観察し，医学モデルと社会モデルの橋渡しを行ったのが，イギリスのマイケル・バリント（Balint, M. 1896～1970）である。著書『THE DOCTOR, HIS PATIENT AND THE ILLNESS（医師と彼の患者，そして病気）』（1957 年）に記された教えは，今日の全人的医療の礎となっている。

いる困難さを評価・分類し，生活機能と障害という概念で表した。そして，これらが健康の水準を反映していると考えたのである。

　WHOには，疾病を分類したICD（International Statistical Classification of Diseases and Related Health Problems；国際疾病分類）がある。ICFはICDを補完する分類として作成された。ICDは，医学的な診断を中心とした分類で，もともとは死因統計を目的とした分類である。このため，ICDだけでは健康の向上や健康管理などの課題に必要な情報を十分に与えることが難しく，ICFにはこれ

---

column

予防の分類

　アメリカのヒュー・リーベル（Leavell, H.R.）が1958年に提唱した3段階の分類が標準的に用いられている。この分類は医療者としての必須の知識であり，基本はしっかり理解しておきたい。

　この分類が発表された当時はまだ病気や障害のない消極的健康を目指す予防が中心であった。しかし時代が変わり，積極的健康の比重の増大，遺伝子診断などの診断技術の向上による疾患への罹（かか）りやすさ（リスク）の評価，リハビリテーション技術の向上などが，この分類を曖昧にしている。

　高リスク者への予防的な処置は，1次予防なのだろうか？　それとも2次予防なのだろうか？

　障害者のQOL（Quality of Life；生活の質）の向上を目指すリハビリテーションは3次予防なのだろうか？　それとも1次予防なのだろうか？

　遺伝的に乳がんと卵巣がんのリスクが高いアメリカの有名俳優が，予防のために乳房と卵巣・卵管を切除したことがセンセーショナルな話題となった。法律に基づいて実施されている特定健康診査は，生活習慣病予防の意識を高めることを目的としている。胃がんのABC検診の目的は，その人の胃がんリスクを評価して早期発見のための検診の計画を立てることである。

表● 予防の分類

	目的	内容	具体的活動
1次予防	疾病・障害の発生を予防する	健康増進 疾病予防	健康づくり運動 健康教育 環境整備 予防接種
2次予防	有病者を減少する	早期発見 早期治療	がん検診
3次予防	機能の低下を防ぐ	リハビリテーション	理学療法・作業療法 慢性疾患患者に対する生活指導

を補う目的が与えられた。

　すなわち，ICFでは，**心身機能・身体構造**に**活動**，**参加**の要素を加えた生活機能を評価・分類することで，WHO憲章に宣言したとおり，「単に疾病又は虚弱の存在しないこと」だけでない，「肉体的，精神的及び社会的に良好である状態」である健康を示すこととなった。

　WHO憲章からICFにつながる健康の概念では，「良好である状態」を保持し，増進する，つまり**健康の保持・増進**という積極的な意味を明確にした。これを**積極的健康**とよぶ。これに対して，**疾病予防**や医療による「疾病や虚弱のない状態」は**消極的健康**＊とよばれる。公衆衛生が目指すのは，積極的健康と消極的健康の両方達成することであり，これに対応して，公衆衛生は，健康の保持・増進と疾病予防の2つの面をもつことになる。

3　積極的健康

　積極的健康の背景因子は，人生を生きる生活者としての個人とその個人を取り巻く環境の2つである。積極的健康の達成とは，個人が環境のなかでより良好な状態で生活できるようになることであり，個人と環境がどのように折り合うか，すなわち2つの背景因子の関係が重要となる。これまで，『養生訓』に代表される個人の節制を中心とした儒教的養生思想やチャドウィックらの社会改革的環境改善によって公衆衛生は進められてきた。今日の公衆衛生は，その流れを一つにして，個人と社会の関係をテーマとする時代に入ったといえる。

II　公衆衛生の歴史

世界の公衆衛生の歴史

　人類が約1万年前に定住・農耕生活を始めて以降，公衆衛生上の問題が生じた。伝染病，飲料水や食糧の確保，排泄物の処理，医療の提供，障害者や貧困者の救済などである。

　今日われわれが考える公衆衛生がはっきりと自覚されたのは，18世紀の産業革命以降であるが，それ以前にも公衆衛生とみなし得る取り組みは古くからみられた。

1．古代から中世

　産業革命以前の"疫病と飢餓の時代"には，飢饉，疫病，感染症の死亡率が非常に高く，なかでも乳幼児死亡と妊産婦死亡が非常に多かった。平均寿命は20〜40

＊消極的健康と表現するのは，疾病や虚弱という望ましくない状態（否定的状態）をなくす（否定する）という二重否定によって定義されるからである。

歳程度と低く，人々は疫病の前には無力であり，医学的にも有力な対処法はなかった。

1 公衆衛生の萌芽

しかし，古代バビロン，アッシリアの都市遺跡にはすでに都市計画がなされ，上下水道施設が整備されていたことが知られている。特にローマ帝国では大排水溝が造られ，紀元前300年頃には大規模な上水道が完成をみた。また，古代エジプトでは家屋の清潔法や獣肉の品質検査が行われた記録があった。ほかにも古代の社会には，様々な習慣上の規制や戒律にも汚物処理，疾病予防・清潔法とみなされる規定があり，これらも広い意味での公衆衛生と考えられる。

衛生についての学問は，ギリシア神話の医神アスクレピオスの娘で健康の女神ヒュギエイア（Hygieia）の名にちなんで，**衛生学**（Hygiene）とよばれる。古代ギリシアの医師で，医学の父とも称えられるヒポクラテス（Hippocrates, 紀元前460〜375頃）は，忠実な観察に基づく衛生に関する記載を残した。なかでも著書とされる『空気，水，場所について』は今日の疫学に相当する内容であった。

古代ローマの医師ガレノス（Galenus, 130〜200頃）は，古代の医学知識を集大成し，その知識が以後17〜18世紀まで医療や公衆衛生の基礎となった。ただ，その医学はヒポクラテスを継承した四体液説（疾病の原因を血液・粘液・黒胆汁・黄胆汁のバランスの乱れとした説）に基づいており，治療法も瀉血（静脈から悪い血を取り除く治療）を中心としていた。

2 疫病の流行

古代から中世のヨーロッパ・アジア社会では様々な疫病が流行していた。今日でも正体が不明の疫病や，ペスト（黒死病）のように病原体が判明しているものもある。また，麻疹や天然痘などは当時の人々には致死性の高い疫病であったが，流行を繰り返すうちに致死性の低い小児の病気となっていった。当時の医療や公衆衛生はこれらの疫病には非力であったが，たとえば14世紀にヨーロッパで大流行を起こしたペストの予防として海港検疫が行われ，「**検疫**（Quarantine）」の語はこの時の隔離期間であった40日間を意味するラテン語から生まれた。また，経験的にではあったが栄養や養生に関する知識も生まれていた。13世紀頃には，『サレルノの養生訓』が書かれ，安静・陽気・食養生などの重要性が強調された。

2．近代前夜－ルネッサンス，絶対主義から啓蒙主義と理性の時代

1 近代医学のはじまり

医療と公衆衛生は，長らくヒポクラテス・ガレノス以来の四体液説・瀉血から進歩していなかったが，ルネッサンスとともに新たな方向づけがなされた。

医学に関しては，アンドレアス・ヴェサリウス（Vesalius, A. 1514〜1564）による近代的解剖学，ウィリアム・ハーヴェイ（Harvey, W. 1578〜1657）による血液循環の発見などの進展がみられた。

18世紀後半から19世紀前半のヨーロッパは啓蒙主義と理性の時代であり，近

代公衆衛生の基盤が形成された。1798年には，イギリスの医師エドワード・ジェンナー（Jenner, E. 1749〜1823）が天然痘の予防接種すなわち**種痘法**を発見した。これは人類が初めて，特定の伝染病に対する特異的な予防法をもったという意味で特筆される。しかし，それ以外の治療法に関しては，18世紀から19世紀末にかけては，大量の瀉血や浣腸あるいは水銀やアンチモンの服用といった，今日では有害であったと考えられている治療法が行われ，医療は社会的信頼を失っていった。

2 公衆衛生の発展

公衆衛生に関しては，ジョン・グラント（Graunt, J. 1620〜1674）による「死亡表」など，物事を数量的に把握する方法が確立していった。ハレーすい星が災厄の前兆ではなく天体現象であることを示したエドモンド・ハレー（Halley, E. 1656〜1742）も，生命表を作成し，死亡は年齢とともに増加することを示した。これは当時みられた厄年の考えに反論するものであり，迷信から理性に基づく行動を目指す啓蒙主義の表れであった。

またこの時代，労働衛生の原典といえるイタリアのベナルディーノ・ラマッチーニ（Ramazzini, B. 1633〜1714）による『労働者の疾病』（1700年）が刊行された。さらに，オーストリアのペータ・フランクの著書『完全なる医事警察制度』（1779年）が刊行された。「医事警察」とは今日の医事行政や衛生行政に相当し，この著作は人口，乳幼児の健康問題から食品・衣服・住居などの環境衛生まで幅広く体系化していた。

3．近代－産業革命と公衆衛生運動

18世紀後半，イギリスに始まった産業革命*は，公衆衛生にも大きな影響を与えた。農村人口は労働者として大都市に流れ，非衛生的な集団生活や交通の発展によって伝染病の流行の機会を増加させた。しかし，その結果として衛生に関する人々の関心も高まり，環境衛生設備，衛生規則などが整備されるようになった。

1 公衆衛生運動の基盤

このような社会変化と疾病の流行に対し，イギリスの**エドウィン・チャドウィック**を中心として，都市衛生の改革と衛生行政制度の導入が行われた。彼は功利主義で知られるベンサムの愛弟子であり，1832年の師の死後，衛生改革を軸とする公衆衛生運動の中心となった。1833年の「工場法」では工場労働の劣悪さだけではなく労働者の生活状態にも注意が払われていた。また，彼は『大英帝国における労働人口集団の衛生状態に関する報告』（1842年）を発表し，1848年には世界初の「公衆衛生法」を成立させた。

これにより行政制度を基盤とした公衆衛生技術の活用が初めて成果を上げた。彼の提言は，不潔，不衛生な生活環境が疾病の原因となっているということ，また貧

＊**産業革命**：18世紀後半，イギリスに始まり，19世紀にほかの国に波及した産業・経済・社会上の大変革をいう。生産技術が従来の道具から機械の使用へと変化したのに伴い，機械制工場を土台とする近代資本主義が確立した。また，この過程で賃金労働者階級が形成され，労働問題・社会問題が発生した。

困と疾病が悪循環を生じているため，これを断ち切るには環境衛生の推進が根本的対策である，ということであり，今日の公衆衛生にとって基本となるものであった。ここから，専門性と効率性の高い行政組織を確立し，公開の調査によって社会悪を告発し，世論を喚起して事実に裏付けられた科学的立法を行う，という公衆衛生運動のパターンが形成された。また，チャドウィックはウィリアム・ファー（Farr, W. 1807～1883）をイギリス戸籍本署に推薦し，これにより公衆衛生活動の羅針盤ともいうべき人口動態の登録制度が確立した。その統計報告は，現在の統計分析を先取りするものであり，地域社会全体の疾病対策のための有力な弾丸にたとえられた（本章Ⅰ-B「公衆衛生の基本原理」参照）。

2 疫学のはじまり

しかし，当時は，細菌発見以前の時代であり，チャドウィックを中心とした公衆衛生運動も，ミアズマ（瘴気）説＊に基づいていた。すなわち，疾病は腐敗した動植物から発生する悪い空気（瘴気）によると考え，この瘴気をもたらす排泄物や汚物を下水やごみ収集によって取り除くことを最優先したのである。このため，排泄物を含む汚物を下水道からテムズ川に流し，かえってコレラをまん延させてしまうといった事態も生じた。

同じ時期，ロンドンの医師**ジョン・スノウ**（Snow, J. 1813～1858）によって，

> **column**
>
> ## 疾病と医療・公衆衛生－マキューン・テーゼ
>
> イギリスの社会医学史家トーマス・マキューン（McKeown, T. 1912～1988）が提唱した概念"マキューン・テーゼ（McKeown Thesis）"は，①18世紀以降のイギリスにおける人口増加は，主に死亡率の低下に起因する，②しかし，医療の進歩が死亡率低下に寄与したのは1930年代以降，公衆衛生の寄与は19世紀末以降であって，それ以前の死亡率低下は医療と公衆衛生からは説明できない，③消去法により，19世紀以前の死亡率低下は食糧供給の増大によって人々の栄養状態が改善されたことによると考えられる，というものである。
>
> この主張は，その後の歴史人口学の成果などからの反論があり，現在はそのままの形では支持されていない。しかし，医療の役割に関するマキューン自身の主張，すなわち，近代の人類の健康水準の向上が単純に医療技術によってもたらされたものではなく，医療の役割において治療医学は補助的であって予防が重要としたこと，また，疾病の決定要因は生活環境であるとして栄養と運動を重視したことなどは現在でも傾聴に値する。また，"マキューン・テーゼ"が単純な医療不要論ではないことも銘記すべきであろう。
>
> 資料／トーマス・マキューン：病気の起源；貧しさ病と豊かさ病，朝倉書店，1992．

＊ミアズマ（瘴気）説：流行病の原因を，有毒な空気あるいは腐敗物に帰せられるとする説。19世紀末に細菌が発見されるまでは，病原体による伝染説よりもこちらの説のほうが有力であった。

疫学上の大きな貢献があった。1854年ロンドンのコレラ流行の際，スノウは，コレラ死亡者の発生場所を地図に区分した。すると，患者発生は共同井戸で給水される地区に集中したことが判明した。これが「経口感染仮説」を立証するものと考え，1855年に『コレラの伝播様式』第2版に地図とともに発表した。この発表は，コレラの病原菌確定の30年も前のことであり，飲料水による感染という知見は当時なかなか受け入れられなかったが，彼の手法は疫学の手本ともいうべきものであった（本章Ⅲ-A「公衆衛生活動の原理」参照）。

アメリカにおいても，1850年にルミエル・シャタック（Shattuck, L. 1793～1859）による「マサチューセッツ環境衛生調査委員会報告」が作成され，悲惨な健康状態に対処すべく州の衛生部を設置することなどが勧告された。また，この時代には交通と国際貿易が増加し，コレラ，ペストなどの世界的流行が起こったため，1851年，地中海沿岸を中心とする12か国を集めた第1回国際衛生会議がパリで開催され，国際保健活動の端緒となった。

4．19世紀末－細菌学の時代

1877年，ルイ・パストゥール（Pasteur, L. 1822～1895）およびコッホは同時に，独立して脾脱疽菌を発見し，伝染病の病原微生物説を確立した。以来，各種の病原菌の発見が相次ぎ，免疫学の進歩などにより伝染病の科学的予防も発達した。

細菌学の登場と医学の躍進により，ミアズマ（瘴気）説と伝染説との論争に決着がついたばかりでなく，公衆衛生にも確固とした方法論がもたらされた。たとえば，

---

column

ナイチンゲールと公衆衛生運動

フローレンス・ナイチンゲール（Nightingale, F. 1820～1910）は，近代看護と看護教育の創始者として知られ，クリミア戦争時，スクタリ病院の看護師の総責任者として活躍したことが有名である。しかし，ナイチンゲールは看護教育ばかりでなく，病院の衛生改革や詳細な病院統計の作成なども行った。

良家の出身であったナイチンゲールは，平民出身のチャドウィックやファーなどを支援して公衆衛生運動の推進者となったが，その後年の看護理論，病院理論は，前述のミアズマ（瘴気）説に基づいていた。

有名な著書『看護覚え書』（1860年）で，病室の換気と保温を強調していること，またその看護思想に基づいたナイチンゲール病棟（多病床，高天井の大部屋で通風を重視した病棟）なども，このミアズマ（瘴気）説に基づいていたことを考慮して解釈する必要がある。

資料／ヒュー・スモール：ナイチンゲール　神話と真実，みすず書房，2003.

コレラに対しては検疫より給水を重視する，マラリアに対しては蚊の対策を，検疫の期間も各病原菌の潜伏期間により定める，といった具合に，衛生行政の根拠が医学的知見によって明確になったのである。こうして医療・医学も社会的信頼を回復し，医療と公衆衛生が現代のかたちになった。

また，1902年にはアメリカに全米衛生局が，1907年には，フランス・パリに公衆衛生国際事務局が設置された。これらは，国際連盟保健機構とともに後の世界保健機関（WHO）の基礎となった。

5．現代－20世紀以降

20世紀に入ると，各国で産業革命がいっそう進行し，貧富の差が著しくなった。また，労働者の労働環境や労働条件に新たな課題が提起され，社会衛生の視点から貧困者，特に母子の保護や労働者の保護を含めた公衆衛生活動が展開された。19世紀のイギリスに端を発した上下水道の整備などの環境保健・対物保健の時代から，20世紀の前半には細菌学の発展を踏まえ，個人と個別の疾患・問題を対象とした対人保健の時代に入ったのである。アメリカでは公衆衛生・医学教育改革が行われ，母子保健，学校保健，健康教育，保健婦事業など，今日われわれが考える公衆衛生のひな形が誕生したのである。また，1920年，イギリスの「ドーソン報告」では，わが国の保健所に相当する Health Center の構想が初めて具体的に提示された。

アメリカ・イエール大学公衆衛生学部を創設したウィンスローによる公衆衛生の定義は，1920年のものでありながら，現代にも通ずる（本章-Ⅰ-Ⓒ「公衆衛生の定義」参照）。

1940年代以降は，抗生物質（抗菌薬）などの各種治療法の発見により，治療的医学が進展し，個別的な介入のなかでも治療的介入の重要性が増した。これにより，公衆衛生の課題も医療の比重が大きくなってきた一方で，住民の医療へのアクセスおよび疾病予防，健康危機管理の重要性も増してきた。上述した，19世紀の産業革命期以降に始まる上下水道・食品などの環境整備を中心とした「環境段階」，19世紀末から20世紀初頭の細菌学の発達や予防接種の導入を背景とした個々の疾病への集団的な対策の「個別対応段階」を経て，1940年代以降は「治療段階」に到達したといえる。この時期には，各国における医療提供体制に応じた，その国独自の公衆衛生が必要とされた。たとえば，アメリカでは医療保険は民間保険が中心で無保険者が多いため，医療が不十分な人への対応が重要となった。対照的にイギリスでは全国民に生まれてから死ぬまですべての保健医療サービスを国家が提供する体制すなわちNHS（National Health Service）のもとにあり，公衆衛生もこのNHSの枠内にある。このため，現在では世界各国において，"新しい公衆衛生"（New Public Health）すなわち予防と治療の双方の側面をもち，かつ幼児期から高齢期のライフサイクル全体を対象とし，また多様な住民を対象とする保健体制が模索されている。

B 日本の公衆衛生の歴史

わが国は，ユーラシア大陸から海で隔てられていることが特徴的である。ユーラシア大陸の文化や農耕技術は3000〜1000年前より中国大陸・朝鮮半島を経て伝えられた。それとともに麻疹や天然痘，インフルエンザそのほかの疫病も伝播し，たびたび流行した。

1. 古代から近世

1 古代

今から3000年くらい前までのいわゆる縄文時代，人々は狩猟採集とクリやドングリなどの栽培によって生活し，人口は東北などの東日本に多く分布していた。中国大陸・朝鮮半島からの人口移動や稲作にかかわる技術がもたらされたことにより，人口の重心は西日本に移った。縄文時代の終わり頃に人口がいったん減少しているが，これは大陸からの疫病によるものであった可能性がある。

わが国の古代国家は，隋や唐にならって建設されたが，8世紀初頭の大宝律令により，医療に関する社会制度や特定地域の人口登録制度（出生，死亡，婚姻）が導入された。しかし一方で大陸との交流が盛んになると麻疹や天然痘などの疫病が大流行を起こした。医学に関しても，同じようにいわゆる漢方医学がわが国にもたらされていたが，これが庶民にまで普及するのは江戸時代を待たなければならなかった。

2 江戸時代

江戸時代の初めから中頃の18世紀前半までは，政治の安定と農地の開墾や農作技術の向上によって人口は2.5倍になったが，その後は停滞した。この時代には，江戸の神田上水，玉川上水の整備など，今日でいう公衆衛生の基盤整備も一部で進められており，また，し尿を肥料として活用するなど自然環境を活用するしくみが発達していた。当時の江戸は同時期のロンドンやパリよりも多くの人口を収容できた。

しかし，開国・明治維新直前の19世紀後半には鎖国政策も揺らぎ，コレラなどの疫病が流行した。江戸時代には，ヨーロッパの医学もオランダ語の書籍などを通じ，いわゆる**蘭学**としてもたらされた。天然痘の予防接種（種痘）もエドワード・ジェンナーによる発見から半世紀後の1849（嘉永2）年にはわが国で開始されている。また，貝原益軒は，人々に衛生思想の普及を図ることを目的として**『養生訓』**を著している（本章-Ⅰ-Ⓐ-2「column」参照）。

わが国においては，古くから伝えられた中国医学（漢方）と並んで，江戸時代以降はヨーロッパ医学が，"オランダ医学"を意味する「蘭方」「蘭学」として学ばれていた。杉田玄白（1733［享保18］〜1817［文化14］）らによるオランダ語版の解剖学書の翻訳『解体新書』（1774［安永2］年）出版に始まり，様々なヨーロ

ッパ医学が，オランダ語からの翻訳という形でわが国にもたらされていた。たとえば，1798年に発見された種痘も，輸送上の困難を乗り越えて1849（嘉永2）年には佐賀藩で実施され普及している。また，緒方洪庵（1810［文化7］〜1863［文久3］）が大坂に開いた「適々斎塾（適塾）」では後述の長与専斎をはじめ，福澤諭吉，大村益次郎，佐野常民などの人材が蘭学を学んだ。明治維新以前のわが国に蘭学が普及し数多くの蘭方医が存在していたことがその後の西洋医学の導入を助けた。

2．近代

近代的な公衆衛生の考え方が取り入れられたのは明治維新以後のことであった。同時に西洋医学が積極的に導入されたことが，わが国の衛生行政出発の特色でもある。

1 衛生行政のはじまり

1868（明治元）年に西洋医学採用の方針が決定され，1872（明治5）年，文部省に医務課（翌年に医務局）が設置された。1874（明治7）年に医育，医療，衛生制度を包括した衛生行政の教典ともいうべき「**医制***」が公布され，1875（明治8）年，文部省から医学教育部門を除く衛生行政業務が内務省に移管され，長与専斎を局長として内務省衛生局が設けられた。

明治維新後のわが国は，国内外の交通が盛んになり，コレラ，ペスト，天然痘などの流行を繰り返し，急性伝染病対策が公衆衛生の重要な問題となった。1874（明治7）年には種痘規則が公布された。1877（明治10）年とその翌々年のコレラ（虎列刺病）大流行と自由民権運動の興隆を背景に，1879（明治12）年には検疫行政の始まりである「海港虎列刺病伝染予防規則」が制定された。それと同時に地方衛生会，府県衛生課，公選衛生委員が設置され地方衛生行政制度が整備された。しかし，その後の官僚制改革と治安体制の強化によって，当初構想されたこれらの民主的制度は1886（明治19）年には瓦解（長与のいう「明治19年の頓挫」）した。このため，1893（明治26）年以降，第2次大戦の終結まで衛生行政は警察の所管となっており，1897（明治30）年には「伝染病予防法」が公布されたものの，この時期の公衆衛生の重点は社会防衛としての取り締まりを基本とした防疫行政に置かれることとなった。この結果，海港検疫や取り締まりによってコレラの流行は抑制された一方，上下水道やし尿処理などの生活環境条件の整備がおろそかにされ，「汚物掃除法」や「下水道法」などの法律が制定されても腸チフス・赤痢などの消化器系伝染病はまん延したままであった。

2 衛生行政の変化

わが国の産業経済が新たな発展の段階を迎え人口が都市に集中し工業が発展するとともに貧富の格差が拡大し，工場労働者の保護や貧困者の救済が必要となり，

***医制**：1874（明治7）年に公布された，公衆衛生，医務，薬務，さらには医学教育を含む総括的法規。これにより，わが国の近代厚生行政制度の基本的方針が確立された。

1911（明治44）年には「工場法」，1922（大正11）年には「健康保険法」が制定され，社会政策の基礎となった。

また，結核のまん延，国民の体力の低下に伴って公衆衛生の指導体制を強化する必要に迫られた。1937（昭和12）年には「保健所法」が制定され，1938（昭和13）年に厚生省（現厚生労働省）が設置された。結核対策，母子衛生対策，国民の体力管理などの制度的な整備と積極的な指導がなされるとともに，健兵健民政策が進められることになった。

また，関東大震災や世界恐慌の影響を受けた国民の公衆衛生の課題に対応するため，教育研究機関として国立公衆衛生院（現国立保健医療科学院）が，ロックフェラー財団と日本政府の協議により，同財団の寄付を得て1938（昭和13）年に設立され，わが国の公衆衛生発展の中核機関として今日に至っている。

しかし，わが国は太平洋戦争に突入し，これらの制度はほとんど活用されることなく1945（昭和20）年8月に終戦を迎えた。

3．現代

第2次世界大戦の終戦に伴う社会の混乱と衛生状態の危機的な悪化のもとで，連合国軍最高司令官総司令部（GHQ/SCAP）の強力な指導と援助により，民主主義の理念に基づく政治，経済，社会の根本的な改革が行われ，新憲法の制定によって公衆衛生の領域でも大きな改革が行われた。

日本国憲法第25条には，国民の生存権と国の責任が次のように明記された。

> 「すべて国民は，健康で文化的な最低限度の生活を営む権利を有する。国は，すべての生活部面について，社会福祉，社会保障及び公衆衛生の向上及び増進に努めなければならない」

1 地方公衆衛生行政の強化

GHQ/SCAPの公衆衛生福祉局（PHW）の局長クロフォード・サムス（Sams, C. F. 1902〜1994）は，軍の医療よりも民生を重視する政策をとり，衛生行政の各分野にわたる強化・充実のための体制を確立し，これにより各都道府県に衛生を担当する部局が設置された。1893（明治26）年以降警察の手にゆだねられてきた地方衛生行政は，公衆衛生の基本に立って行政組織として発足し，取り締まり本位の行政から指導行政へと大きな転換が図られた。また，技術的内容も当時の国際的水準に見合うよう高度化され，関係法令もほとんどが改廃された。特に「（旧）保健所法」は1947（昭和22）年に全面改正され，**保健所**は公衆衛生の地方行政機関として人口約10万人に1か所を目標として全国的な保健所網の整備・拡充がなされ，地域住民の保健水準の向上を通じて公衆衛生の発展に大きく貢献した。

2 公衆衛生指導体制の確立

昭和20年代の前半は食糧不足と急性伝染病の流行が大きな問題であったが，後半は防疫から結核対策，母子保健対策，さらに都市における環境衛生が主要な問題

となった。結核については,抗生物質(抗菌薬)による有効な薬物療法の登場と「結核予防法」(1951[昭和26]年)による医療費の公費負担などによって,罹患(りかん)・死亡ともに劇的に改善した。また,母子保健についても,1947(昭和22)年に厚生省児童局に母子衛生課が設置され,戦前からあった妊産婦手帳制度を強化した母子手帳に基づいて,食糧・医療品・ミルクなどの配給や妊産婦・乳幼児の保健指導も行われるようになった。第2次大戦後にわが国の乳児死亡率は劇的に改善し,結核死亡の減少などとも相まって,1960年代にはわが国の平均寿命などの保健指標は先進諸国と肩を並べるまでになった。

3 公衆衛生サービスのあり方の変化

1950年代の終わり頃には国民生活の水準が戦前並みに回復したが,高度経済成長と地域開発により国民生活はさらに向上したものの,老人福祉の課題,生活習慣病の増加,公害などが大きな問題となってきた。1973(昭和48)年秋のオイルショックを契機に,わが国は高度経済成長の時代から安定成長の時代に移り,国民生活に直接影響する保健・医療・福祉サービスのあり方について,新しい時代への対応が求められるようになった。

1994(平成6)年,サービスの受け手である生活者の立場を重視した地域保健の新たな体系を構築するとともに,都道府県と市町村の役割を見直し,生涯を通じた健康づくりの体制を整備するなどの基本的な考え方に立った「地域保健法」が制定された。さらに,2002(平成14)年,健康な長寿社会を構築すべく「健康増進法」が成立した。また,急速に進行する高齢化と核家族化の進展に伴い,高齢者介護の問題に対応するため2000(平成12)年度に介護保険制度が発足した。2005(平

---

column

長与専斎と「衛生」

長与専斎(ながよせんさい)(1838~1902)は,蘭学で有名な緒方洪庵(こうあん)の大坂適々斎塾(適塾)で医学を学び,福沢諭吉の後の塾頭となった。彼の自伝『松香私志』によると,100人余りの生徒がオランダ語の辞書を奪い合うようにして勉学に励んでいたという。

専斎は,1871(明治4)年,岩倉遣欧使節団の一員としてヨーロッパに渡り,ドイツとオランダを視察した。渡欧前には,公衆衛生や衛生行政の制度自体が知られておらず,このときに初めて,専斎が国民一般の健康保護を担当する行政組織があることを発見したという。

1873(明治6)年に帰国,文部省医務局長から1875(明治8)年に初代内務省衛生局長となった。以後16年間同職にあり,公衆衛生・衛生行政の礎を築いた。「衛生」の語も,中国の古典『荘子』に衛生という言葉があることから,専斎が名付けたという。

[参考文献] 小川鼎三,酒井シヅ編:松本順自伝・長与専斎自伝,平凡社,1980.

成17) 年に「介護保険法」は改正され，予防重視型システムへの転換がなされた。

現在においては，生活者主体のサービスの充実，地方分権の推進，さらに地域環境の保全など，21世紀にふさわしい健康政策の発展が望まれるようになっている。

III 公衆衛生の方法

A 公衆衛生活動の原理

●理解のポイント

公衆衛生活動の原理＝疫学＋住民参加

1．疫学

　疫学とは

疫学は，病気などの健康障害に対し，

---

column

看護における観察と記録

疫学では，観察が極めて重要である。観察に始まり観察に終わるといっても過言ではない。しかし，観察とはただ見ることではない。必ず記録が伴う。

小学生の自由研究で，アサガオの成長記録を絵日記風に付けたり，昆虫採集をして捕まえた虫のスケッチをするのも観察記録である。スケッチ代わりにデジタル写真を使うことで記録が楽になるかというと，そうもいかない。自分が発見してほかの人に教えたい部分がきちんと撮影されているかを確認しなければならないからである。記録を作るには，自分が気づき他人に伝えたいことを抽出するという過程がどうしても必要となる。

看護記録は文章で表現する。すぐれた文章表現の記録として，長野県佐久地方の生活を観察し記録した島崎藤村の『千曲川のスケッチ』(1910 [明治43] 年) がある。実は，藤村は観察の方法論を研究しており，この作品は生活情景を話し言葉で記述するという革新的な試みの作品であった。『たのしいムーミン一家』など北欧児童文学の翻訳で知られる山室静は，小学校教師時代に児童に作文を教えるため『千曲川のスケッチ』を参考資料にしたという。

疫学や公衆衛生に限らず，看護において記録は極めて重要である。よい記録を作成する能力を高めるには，よい記録をたくさん読むことである。

①発生・流行・まん延といった現象を観察し，
②その成因を探り，
③予防対策を立案・実施して，
④その効果を検証することで，

疾病予防を図ることを目的としている。

　疫学の原点として語り継がれているのは，1854年夏のロンドンにおけるコレラの爆発的流行に対して**スノウ**が行った対策である。ブロード・ストリート事件として知られている。

　スノウはコレラ死亡者すべての発生場所を地図に記し，死亡者がブロード・ストリートを中心に分布していることを見いだした。さらに，個々の死亡者の生活状況を調査し，死亡者の大部分がブロード・ストリートの共同井戸の水を飲んでいたことが判明した。ブロード・ストリート周辺以外の地区の死亡者はこの井戸水を飲んでおり，逆にブロード・ストリートに隣接しているものの独自の井戸を使っていた施設では死亡者は極めて少なかった。そこで，この井戸を封鎖したところ，コレラの死亡者は激減したのである（第1編第5章-Ⅰ-⑧「column」参照）。

　コレラはコレラ菌によって引き起こされる感染症である。それがわかっていれば，検査しコレラ菌を見つけることで流行への対策を考えることが可能である。しかし，ブロード・ストリート事件は，コッホによるコレラ菌の発見より30年前の出来事であった。病気の原因がわからなくても，病気が引き起こされる過程が推測できれば対策は可能だということをブロード・ストリート事件は示している。疫学の原点といわれる理由である。

2 感染症の発症の過程と予防

　感染症の発症の過程には，**感染源**（病原体），**感染経路**（飲食物，水，ヒトを含む媒介動物など），**宿主の感受性**（抵抗力・免疫力）の3つの要因が関係する。原因である病原体そのものだけではなく，感染経路と宿主を含めて複合的な成因を突き止められることが疫学の強みである。たとえば，インフルエンザの予防として奨励されるうがいや手洗いと予防接種は，感染経路と宿主との2つの要因への対策である。発症にかかわる上記の3要因のうち，完全な感染源対策は極めて困難なため，予防は感染経路と宿主からなる2要因モデルで考えることが多い。1980年にWHOは天然痘の根絶を宣言した。その方法は患者を見つけ他者への接触を防ぐことと，患者の周囲に徹底的に予防接種（種痘）を行うことによる感染源の「封じ込め」であった。つまり，感染経路の遮断と宿主への予防接種という2要因への予防対策によって感染源である天然痘ウイルスは根絶されたのである。

3 非感染性疾患の予防

　非感染性疾患の予防は，原因と考えられる危険因子（リスク）の影響をなるべく小さくする対策であり，**環境**と**個体**の2つの要因が発症に関係するという2要因モデルとなる。リスクを低減化する環境の整備や個人・集団の行動様式の変化などがこれにあたる。たとえば，高血圧や糖尿病など生活習慣病対策として，減塩食の

普及，塩分やカロリーの表示，健康運動の奨励などが行われる。

現在では，疾病や健康障害の予防ばかりでなく，QOL（生活の質）や社会参加を向上するという積極的健康を増進する方策の検討にも疫学の方法が適用される。

2．プライマリヘルスケアと住民参加

1978年のプライマリヘルスケアに関する国際会議で，「西暦2000年までにすべての人を健康に」を目標に掲げたアルマアタ宣言が採択された。**プライマリヘルスケア**とは基本的なヘルス・ケアの意味で，

①実践的で科学的に信頼がおけること
②同時に社会的に受け入れられる手段と技術に基づいていること

が特徴である。疫学的な方法で実証されたヘルス・ケアを一般の人々にとって利用しやすいものにするという性格を帯びる。プライマリヘルスケア活動で必須とされている内容を表1-2に示す。

一般の人々が容易に利用できるという状態は，地域の個人と家族が自立と自己決定の精神で全面的に関与することで達成される。これが**住民参加**とよばれるものである。プライマリヘルスケアは，住民が主体となり，国の行政や健康システムが住民を支える役割を担うことで推進される。

> **column**
>
> ### 世界的に名高いわが国の疫学研究－高木兼寛の脚気対策
>
> 海軍軍医であった高木兼寛（1849～1920）は，日本海軍に多発した脚気の発生状況を観察し，長期航海中に発生した脚気が外国の港に寄港すると発病が止まり患者が治癒することに気づき，感染症よりも食事内容が原因と仮説を立てた。そこで，遠洋航海での食事を洋食化にする実証実験を行ったところ，脚気の発生を認めなかった。
>
> これにより，海軍では食事による脚気対策を行ったが，陸軍は感染症原因説に基づいた対策に固執した。結果として日露戦争（1904～1905）において，陸軍の脚気の発症率は約20%に上ったのに対し，海軍ではわずか0.3%であった。
>
> 高木の実証実験は1884（明治17）年であり，脚気の予防物質としてオリザニン（ビタミンB_1）が発見される約30年前である。当時の陸軍において脚気対策を行っていたのが，森鷗外である。このあたりの事情は，吉村昭の著作『白い航跡』（講談社）に丹念に書かれている。
>
> 海軍で考案された日本人向け洋食は一般に普及するところとなり，現在ではカレーライスや肉じゃがとして家庭料理の代表となっている。なお，高木は東京慈恵会医科大学の創始者であり，日本で最初の看護学校を設立したことでも知られ，ビタミン研究の功績者として南極大陸の地名 Takaki Promontory（高木岬）に名を刻まれている。

表 1-2 ● プライマリ・ヘルス・ケア活動の内容

① 一般的健康問題とそれを予防管理する方法についての教育
② 食糧と適切な栄養の供給
③ 安全な水の十分な供給と公衆衛生（下水設備）
④ 家族計画を含む母子ヘルス・ケア
⑤ 主要感染症に対する予防接種
⑥ 地方特有の疾患の予防と管理
⑦ 普通の病気と外傷の適切な治療
⑧ 必須の治療薬の供給

B 公衆衛生活動の実践

● 理解のポイント

公衆衛生活動の実践＝エンパワメント教育＋コミュニティ・アプローチ

1. ヘルス・プロモーションとエンパワメント

1 ヘルス・プロモーションの定義

WHO は，1986 年に**オタワ憲章**を発表し，アルマアタ宣言に謳った「すべての人を健康に」を推進するための行動原理として**ヘルス・プロモーション**を提唱した。ヘルス・プロモーションは，「人々が自らの健康をコントロールし，改善することができるようにするプロセスである」と定義された。ヘルス・プロモーションの実践原理として提案されたのが，エンパワメント教育である。ニナ・ワラーシュタイン（Wallerstein, N.）は，パワレスネス（Powerlessness；無力状態）が疾病の危険因子であり，**エンパワメント**（Empowerment；力の獲得）が健康を促進することに注目し，1988 年に健康教育としてエンパワメント教育を提唱した。エンパワメント教育における力の獲得とは，自分の生活や置かれている状況を自らがコントロールしていく力を高めていくことであり，その力が欠けているパワレスネスを克服することである。

2 エンパワメント教育

エンパワメント教育は，教育思想家であるパウロ・フレイレ（Freire, P. 1921～1997）*の方法を基盤にし，「**傾聴－対話－行動**」の 3 段階の過程を経てエンパワメントを形成するものである。

エンパワメント教育における「傾聴」「対話」の過程は，健康教育者が住民の話を傾聴し，住民と対話することではない。主役は住民一人ひとりであり，住民が互いに「傾聴」「対話」する過程である。「行動」は，その過程から生まれてくるという。

＊パウロ・フレイレ（Paulo Freire）：エンパワメント概念の発展に大きく寄与した教育思想家。代表的著作に『被抑圧者の教育学』，『自由のための文化活動』（どちらも亜紀書房）などがある。対話的教育を提唱し，「教師でありながら生徒である，生徒でありながら教師である」関係が対話をとおして生まれると説いた。

健康教育者の役割は，ファシリテーター（進行役）である。すべての者が対等にコミュニティの問題を理解できるように，ロール・プレイ，物語，スライド，写真，歌などが手段として用いられる。ファシリテーターは次の問いかけを行いながら，この過程を進めていく。

①見たこと感じたことを描写してみよう。
②グループとして，多くのレベルにある問題を定義してみよう。
③自分たちの生活のなかの類似の経験を共有してみよう。
④なぜこの問題が存在するのか考えてみよう。
⑤問題に対処する解決策を考えてみよう。

　対話の段階で行われるこのような課題提起は，臨界的思考（Critical Thinking）とよばれる。この過程で行動が自然に生まれてくることが，エンパワメント教育の特徴である。

column

健康行動とマーケティング

　疾病予防では，高いリスク（危険因子）を抱え病気になる可能性が高い人を対象とすることが多いが，病気になる人の数はリスクの高くない人の方が多い。これは，リスクの高い人の数よりも高くない人の数が圧倒的に多いからである。つまり，患者数を減らすには，集団全体に対してリスクを小さくする対策をとることが効果的である。このために，集団のなかによりよい健康行動を広めていく必要がある。

　ところが，人々が健康行動をとるのは，病気の予防というより，社会的圧力，経済性，利便性の影響が大きい。禁煙や体重コントロールは人の目を気にするためであるし，バターからマーガリンへの切り替えが進んだのは動物性油脂の摂取を減らすというよりも，マーガリンの方が安価で冷蔵庫で保存しても固くならないからであった。経済性，利便性の面から健康行動を普及させるのは商品の販売戦略と同じ方法であり，これがマーケティングである。マス・メディアや各種イベントを使った啓発活動がよく行われる。物ではなく，行動様式や考え方・価値観を普及させるので，特にソーシャル・マーケティングとよばれることもある。

　健康教育では知識面から，法規制では人の目や罰則の面から働きかけるのに対し，マーケティングでは経済的・利便的な面から働きかける。だれもが快適に歩ける道を多くの場所に整備すると，ウォーキングを始める人が増えるだろう。第2次世界大戦後のわが国では，テレビの料理番組が家庭の食生活に大きな影響を与えてきた。「健康な生活を買ってもらう」方法ということもできる。

　ヘルス・プロモーションの実践活動は，保健関係の部門だけでは成立しない。経済活動など多くの活動を動員した健康な社会づくりである。マーケティングが注目されている理由がここにある。

エンパワメントには，個人のエンパワメントとコミュニティのエンパワメントがある。個人のエンパワメントは自尊感情のような心理的エンパワメントから出発し，次に社会の問題を共通のものとして意識するようになり，組織化を経て社会変化をもたらすコミュニティのエンパワメントへ発展していくという。この過程が**住民参加**（Community Participation），あるいは，**住民の組織化**（Community Organization；**コミュニティ・オーガニゼーション**）とよばれる過程である。

3 ヘルス・プロモーションの実践活動

ヘルス・プロモーションの実践活動は，エンパワメント教育を基盤とする**健康教育**を中心とし，これに健康を損ねる因子を減らすための**疾病予防**と**健康防御**が加わる。具体的には，健康教育による個人の行動の変容，予防接種や健診・検診など医療や行政施策による疾病の予防，自動車のシートベルト着用義務や路上喫煙禁止といった規制や行動規範などによる健康防御が実践活動に含まれる。そのため，**医師**，**保健師**，**管理栄養士**，**健康運動指導士***など保健分野の専門家同士の協力はもちろんのこと，さらに保健部門以外の団体や機関などの連携・協力が不可欠となる。

健康は，保健や医療の力だけで達成されるものではない。ネットワーク，規範，社会的信頼，相互の協力関係といったコミュニティの内部の力は健康に大きく影響するため，**ソーシャル・キャピタル**（Social Capital；社会資本）とよばれる。

2．公衆衛生活動の方法論－地区診断とコミュニティ・アプローチ

プライマリ・ヘルス・ケアで重要視される住民参加については，わが国ではアルマアタ宣言の10年前に，埼玉県における地域での実践活動から見いだされている。この活動はモデル事業として，医学，社会学の専門家チーム，自治体，保健所の協力で実施された。その目的は，健康教育を核にして健康農村を築いていく実践を行いながら，どこにでも当てはまる健康化への道，生活水準の向上への方法論を見つけ出すことであった。

1 地区診断

この方法論として名付けられたのが，**地区診断**と**コミュニティ・アプローチ**である。最初に，地区診断の方法論が考えられた。地区診断の内容は，次の3つのステップであった。

① 健康教育上最も問題とされるべきものの現状を分析
② 効率の高い変数（介入効果の見込める保健医療指標）を探し出す
③ 操作に関する方策（介入方法）を見つけだす

実践活動を開始した当初，地区診断は地区の問題がはっきりしていることが前提とされていた。しかし，その後の実践活動のなかで，必ずしも最初から問題がはっきりしているわけではないこと，問題を発見する過程があり，それは地区を知る過

---

*健康運動指導士：国民の健康づくりを担うために，1988（昭和63）年に厚生大臣（当時）認定事業として創設された。保健師，管理栄養士，体育大学卒業などの基礎資格をもった者が，一定の講習と試験を経て認定される。

程であることが明らかになってきた。

2 コミュニティ・アプローチ

そのために，地区診断を含み，さらに大きく地区を知る試みが考えられた。これが，コミュニティ・アプローチである。**コミュニティ・アプローチ**は，「地域社会において，その住民の福祉を妨げている共通的な問題を発見して，その問題をさらに分析することによって適切な対策を樹立する」ことである。

コミュニティとは，人を基盤にして考えられている。すなわち，地理的に一定の区域内に住む人たちで構成され，共通の問題や関心，利害関係をもち，いろいろな問題解決のための共同作業ができるくらいの範囲，住民運動を展開しうるくらいの区域，組織化できるような範囲であり，農協とか婦人会・青年団など民間組織が網

---

column

EBM，NBMと治療者−患者関係

臨床実践でよく使われる言葉に，根拠に基づいた医療（Evidence Based Medicine；EBM）と語りに基づいた医療（Narrative Based Medicine；NBM）の2つがある。

EBMは，最新の最もよい根拠を用いて患者のケアについての判断をすることである。根拠とは，生物統計学的に証明された客観的な真実のことである。ところが，患者の治療に客観的な根拠を適用しようとすると，難しさを感じる。たとえば，患者の抱える問題が複数ある場合に，どの問題に根拠を適用するのかを判断しなければならない。また，患者一人ひとりの状態が同じということがないため，根拠の適用条件と一致しない部分や根拠の見当たらない部分がはっきりしてくる。結果として，患者に合わせたケアが見えなくなるのである。これがEBMの限界である。

EBMを補完する概念として生まれたのがNBMである。NBMでは，医療を行う前に，患者が病を得て治療者の前に現れているという現実がどのような意味をもつのかをまず考える。そのためには，患者が自分の病気について語るナラティブ（Narrative；語り，物語）をとおして，病気の背景を含めた患者の全体像を理解しようとする臨床態度が必要となる。つまり，医療の視点と生活の視点を橋渡しして，治療者と患者の間で共通理解を深めようとする態度である。

公衆衛生は人々の健康を生活のなかで理解しようとする。したがって，NBMには公衆衛生活動の原理と共通する部分が多い。NBMにおける**治療者−患者**関係は，公衆衛生活動では**専門家−住民**の関係になる。

将来，臨床看護，公衆衛生看護のどちらに進むにしても，治療者−患者関係と専門家−住民関係は常に頭に置いてほしい。日本には，この点についてわかりやすく書かれた解説書がある。

資料／土居健郎：方法としての面接；臨床家のために，新訂版，医学書院，1992.
　　　熊倉伸宏：面接法，新興医学出版社，2002.

羅しているような区域とイメージされる。

コミュニティ・アプローチは，次の5つのステップからなるプロセスと定義されている。地区診断はそのうちのステップの一つと位置づけられた*。

① 問題発見　問題の発見・理解のための分析（地区調査・踏査）
② 地区診断　問題解決のための分析
③ 対策の樹立
④ 対策の実施
⑤ 評価

コミュニティ・アプローチで特筆すべき点は，この過程で住民主体の活動が生まれることである。すなわち，対策の樹立と実施が住民の手に移ることで住民参加が生まれる。さらに，PDCAサイクル（Plan- Do- Check & Action）で，地区の問題を解決しながら地区を知るアクション・リサーチ*を形成していることである。

Ⓒ 公衆衛生活動の実際

1．公衆衛生の活動領域と横断的・俯瞰的視点

公衆衛生には多くの法律が関係している。したがって，公衆衛生の活動の多くは，これらの法律に基づいて実施される。そのため，法律に沿った活動領域の分類がしばしば用いられる。公衆衛生看護における主要な活動領域と重要な法律を列記する。

地域保健（地域保健法）
学校保健（学校保健安全法）
産業保健（労働安全衛生法）
母子保健（母子保健法）
成人保健（健康増進法）
高齢者保健福祉（高齢者の医療の確保に関する法律）
精神保健福祉（精神保健福祉法）
障害者保健福祉（障害者総合支援法）
感染症対策（感染症法，予防接種法）

このように公衆衛生は広い領域をカバーする。したがって，公衆衛生看護活動が

＊問題発見の方法として，既存資料の分析や調査票による統計的調査に加えて，聞きとり・観察によるケース・スタディを重要視した。問題の発見だけでなく，その問題への対応策を考えることまで含んでいることから，診察と治療判断を行う臨床診断にならって地区診断と名付けられた。この活動から得た知見をもとに，地区診断とコミュニティ・アプローチに関して，2冊の書籍が刊行されたが，現在では入手困難である。しかし，その内容は現在においても色あせることはない。
青井和夫，他：地区診断の理論と実際，績文堂，1959.
青井和夫，他：コミュニティ・アプローチの理論と技法，績文堂，1963.

＊**アクション・リサーチ**：アメリカの社会心理学者レビン（Lewin, K.）が1946年に提唱した社会活動のための研究の方法。現状を調べるために，「見立て－調査－確認－次の見立て」という過程が繰り返される。

展開される場所は，地域，学校，職域，福祉施設，病院など多岐にわたる。臨床看護であっても，これらの法律との接点が常時ある。行政では，法律上の分類に従って保健師が担当する業務が決まる場合があり，**業務担当制**とよばれる。

それぞれの業務に精通することは，公衆衛生活動の基本である。しかし，実際の公衆衛生活動は，このような分類の一つに収まることはない。公衆衛生は社会全体を視野に入れているため，実際の活動は，これらの分類の枠を超え，各分類を互いに関係させながら展開される。

たとえば，乳幼児健診で肥満児が見つかったとする。その結果を母親に通知し指導すれば問題は解決するであろうか？ 家族全員が肥満の場合は，食生活に問題があるのかもしれない。両親が共働きで，その児の兄弟姉妹が肥満であれば，子どもたちの世話をしている祖父母がお菓子を与えすぎているのかもしれない。その背景には，隣近所がお菓子を持ち寄って互いに行き来し交流するという地域の文化があるのかもしれない。このように，個人の健康問題であっても，それを家族，地域の視点から見ていく必要が生じる。このような点から，行政では**地区担当制**とよばれる方式をとる場合がある。

最初に健康問題が見つけ出されたのがどのような領域であったとしても，領域をまたいだ横断的視点，個人の問題を家族・地域・職域などに広げて社会の問題としてとらえていく俯瞰的視点が，公衆衛生活動には必要とされる。

2．住民組織の育成－エンパワメント教育の具体化と生活者の視点

公衆衛生活動において，その活動領域を問わず健康教育の占める位置は極めて大きい。では，健康教育はどのように進めていけばよいだろうか。

保健師のような専門家が健康教育を行う場合，自分たちの専門分野である医療や生活習慣の視点から問題を発掘し，自分たちが考える解決方向に人々を誘導してしまうという状況に陥りやすい。人々は専門家に頼ろうとする傾向がある。専門家が人々の期待に応えようとすればするほど，専門家の意向が強く反映されることになってしまう。実は，このジレンマは，一般の人ばかりでなく専門家自身も専門知識に頼ろうとしているために生じる現象である。

これを解決するためにワラーシュタインらが編み出した具体的方法は，「コミュニティの人々のなかから意識の高い人たちを募り，彼らを最初の教育対象として選定し，教育が終了した後に一般の人々に対する健康教育を委ねる」という方法であった。コミュニティの人々のなかから，健康教育におけるファシリテーターを育成したのである[*]。

この方法は，今でいう住民ボランティアの活用である。その特徴は，コミュニティ内部の人々の視点でコミュニティの問題を発見し，解決策を探ることができる点

---

[*] ワラーシュタインは，健康教育者（ファシリテーター）の役割を次のように述べる。「コミュニティの人々が対話を行い，対話によってもたらされた変化を分かち合うことのできる場を作り，人々と同じように学習課程に飛び込み，人々と対等にエンパワメントの過程を体験することである」

にある。すなわち，最初に，コミュニティの生活者の言葉で問題と解決策が描き出される。次に，その問題と解決策に対して専門知識による解釈が与えられる。このとき住民ボランティアは一般の人々と専門家の間をつなぐ役割を担うことになる。その結果，専門家には，コミュニティを支える裏方として，専門知識を用いコミュニティの意思決定を裏書きし保証する役割が与えられる。現在，住民ボランティアの活用は，公衆衛生活動をはじめとする各種の社会活動を推進する方法として定着している。

わが国では，公衆衛生活動を担う住民ボランティアとして，**食生活改善推進員**，**運動普及推進員**，**禁煙普及員**などがある*。このうち食生活改善推進員は，市町村単位で養成・組織化され，地域住民の食生活改善や健康づくりの推進，講習会など知識の啓発普及活動などを行っているボランティアとして知られている。

公衆衛生活動は専門家だけが行うものではない。むしろ，住民自身が行っている部分のほうが多く，専門家は住民の活動を支える存在といってよい。医学や看護学の専門知識を深めることはもちろんであるが，それと同時に住民組織や住民グループの育成に関しても学んでおくことが大切である。臨床看護にも，患者会や家族会の育成など同種の活動がある。

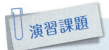
演習課題

1. 日本と世界で近代公衆衛生の発展に貢献した人と活動を年表にしてみよう。
2. 健康が基本的人権と認められた歴史を振り返ってみよう。
3. WHOの健康政策と内容を年代別に整理してみよう。
4. 自分の知る看護が，積極的健康と消極的健康のどちらを対象としているか考えてみよう。
5. 自分の周囲で，住民参加や住民の組織化の例を見つけてみよう。

参考文献
- ウィリアム・H・マクニール：疫病と世界史，新潮社，1985.
- 小栗史郎：地方衛生行政の創設過程，医療図書出版社，1981.
- 鬼頭宏：環境先進国・江戸，吉川弘文館，2012.
- ジョージ・ローゼン：公衆衛生の歴史，第一出版，1974.
- スティーブン・ジョンソン：感染地図 歴史を変えた未知の病原体，河出書房新社，2007.
- 多田羅浩三：公衆衛生の思想；歴史からの教訓，医学書院，1999.
- 橋本正己，大谷藤郎：公衆衛生の軌跡とベクトル，医学書院，1990.
- 橋本正己：公衆衛生現代史論，光生館，1981.
- リチャード・H・シュライオック：近代医学の発達，平凡社，1974.
- ルイス・トマス：医学は何ができるか，晶文社，1995.

*健康日本21（第2次）では，健康増進を担う人材として，これらのボランティア組織の重要性を指摘している。

第1編 公衆衛生の理解

第2章
公衆衛生からみる人間の健康と環境

この章では
- 主体環境系の考え方に親しみ，様々な環境の課題を主体環境系の立場で学ぶ。
- 環境により生じる健康問題にはどのようなものがあるか，それらが生じる原因は何かを理解する。
- 様々な環境問題に，公衆衛生がどのように対応しているかを理解する。
- 居住環境にかかわる生活衛生について学び，それらに対する公衆衛生の役割を知る。
- 食品と栄養について理解し，公衆衛生的な問題解決を学ぶ。
- 薬物の社会的影響について理解し，公衆衛生的な問題解決を学ぶ。

I 環境を考えるために

環境のとらえ方

1. 主体環境系

　環境とは，生物や人間の個体を取り巻くすべて（全体・系・システム）を指す。中心には私たち人間やほかの生物がいる。生物はその環境と密接な相互関係を保っている。生物と環境は，切り離せない一つの形として存在し，これを主体環境系という（図2-1）。

2. 生態学の考え方

　この世界，私たちの周囲すべて，環境は複雑である。環境を理解し整理するために生態学が役立つ。生態学の考え方は，古代ギリシャでの植物や動物や植物群落の研究に始まる。文明が進歩し，人類が新たな環境を探検し，知識が増えるにつれて，考え方は発展を続けた。大航海時代には，新大陸が発見されて人間を取り巻く世界への理解が進み，また人間以外の昆虫や動植物の住む世界の研究も進むなかで考え方が整理され，生物と環境の相互作用に注目する生態学が生まれた。生態学から位置づけた環境を「生態学的環境」，生物群集と生息空間との間に成り立つ相互作用の形を「生態系（Ecosystem）」とよぶ。

3. 地球の理解

　私たちの住む地球には"中心にある高温の内核・その外側で流動を続けるマントル・その外側を覆う岩石部分（地殻）"からなる「地圏」，表面の湖・川・海など

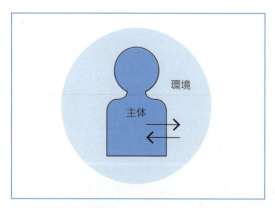

図2-1 ● 主体環境系

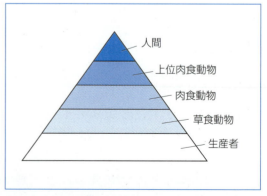

図2-2 ● 生態系ピラミッド

水からなる「水圏」，大気からなる「気圏」，さらに各圏での生命の生息場所からなる「生物圏」が区別される。

4. 食物連鎖と生態系ピラミッド

植物以外の生物は，ほかの生物を食べて生きる。この"食う／食われる"の関係を「食物連鎖」という。出発点の緑色植物は，空気中の二酸化炭素と水から，紫外線エネルギーを利用して有機物を生産・生合成するため，植物を生産者ともよぶ。

植物を食べて生きるのが草食動物（1次消費者），草食動物を食べて生きるのが肉食動物（2次消費者），肉食動物を食べて生きるのが上位肉食動物（3次消費者）である。生産者から3次消費者，そして人間に至る関係が生態系ピラミッド（Ecological Pyramid）である（図2-2）。

5. 生物濃縮

植物は1/10量の草食動物を養い，草食動物はその1/10量の肉食動物を養う。これを「10％の法則」という。

生態系ピラミッドの底辺の生物（植物など）に有害物が含まれる場合，それを食べる上位の生物中では濃度が10倍に，その上の食物連鎖の動物の体内ではさらに10倍に，頂点の人間まで4段階の食物連鎖では10の4乗，1万倍に濃縮される。

6. 太陽光エネルギーの流れ

食物連鎖の出発点は植物，植物の元になるエネルギーは太陽光である。太陽光エネルギーの2％が生産者（植物）により，有機物として固定され，食物連鎖のなかで次々に食べられる。生物は死亡すると，分解者（細菌やカビ）によって分解され，栄養塩類にまでなり，再び植物に利用される。利用されない98％以上の太陽光エネルギーは宇宙に戻る。

B 主体環境系

本章では，主体環境系が直面している課題を以下7つの方向から考えていく（図2-3）。

1) **自然環境と主体環境系（本章-Ⅱ「人間の健康問題と自然環境」）**
人は生存のために必要な様々な元素や化学的環境要因（空気，水，化学物質など）を自然環境から取り込み，不要な物質を排泄している。また人は自然環境のもとで様々な物理的環境要因（熱，放射線，音など）に曝露され，自らも熱や音などを発しながら生きている。こうした物理的，化学的な要因に焦点を当てて環境を考える。

2) **社会生活と主体環境系（本章-Ⅲ「人間の健康と生活環境」）**
人は，たった一人で生きているのではなく，社会のなかで生活している。人は生

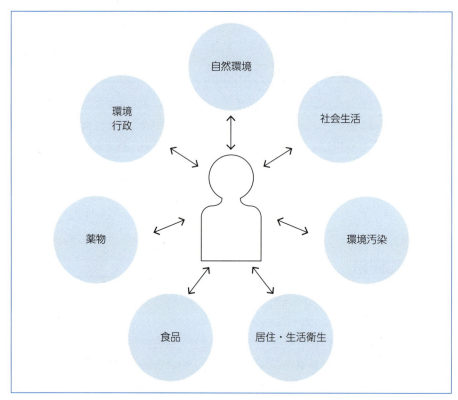

図 2-3 ● 主体環境系が直面している課題の7つの方向

活のなかから様々な廃棄物を出す。廃棄物が社会でどのように扱われるかによって，人の健康や住みやすさはずいぶんと変わる。ここでは社会生活に焦点を当てて環境を考える。

3) 環境汚染と主体環境系（本章 - Ⅳ「人間の健康と環境問題」）

　　人口が限られている間は，人が排出する物質やエネルギーの量は，人の生きる環境に大きな影響を与えるレベルには達しなかった。しかし人口が増え，産業活動が拡大するにつれて，排出量は莫大なものになり，局地的な環境汚染である公害や地球環境汚染が起こるに至った。こうした環境汚染について考える。

4) 居住・生活衛生と主体環境系（本章 - Ⅴ「居住環境の生活衛生」）

　　かつて人類は裸のサルとして生活を始めた。文明が進むにつれて，人は裸ではなくなり，衣服を身にまとい，より便利で快適な生活を求めるようになった。社会生活が複雑になるにつれて私たちは様々な物品，建築物，情報に囲まれて生活するようになった。原始社会では自然のなかで人間と共存していた動物たちもペットとして家の中に持ち込まれ，居住環境の一部になっている。こうした現代の居住環境とそこでの生活衛生について考える。

5) 食品と主体環境系（本章 - Ⅵ「食品保健と栄養」）

　　上記 1)〜4) で学ぶ環境の諸課題は，いずれも外部から人に影響を与えるだけでなく，人の内部環境をとおして，人の身体機能に影響を与える。なかでも食品の発

達は著しく，何らかの形で人工的に加工された食品が体内に取り入れられることは，日常化している。こうした食品の影響について考える。

6) 薬物と主体環境系（本章-Ⅶ「薬物と公衆衛生」）

薬物の発達は著しく，薬物が体内に取り入れられることは日常化している。こうした薬物について考える。

7) 環境行政と主体環境系（本章-Ⅷ「環境行政」）

環境が複雑になるにつれ，人が生きるのに適した環境を守るうえで，環境行政の役割がますます重要になっている。この章の最後として環境行政を考える。

Ⅱ 人間の健康問題と自然環境

本節では自然環境，特に物理化学的要因に注目して主体環境系を考える。地球上で生命が発生し進化を始めたとき，当時の物理化学的な要因は，生命をはぐくむ基盤だった。現在では，人の活動の結果，物理化学的要因はより複雑化している。主体であるあなたは，どのような物理化学的要因に囲まれて生活しているだろうか。それらが変化したとき，あなたはどのような影響を受けるだろうか。

A 自然環境と人間の健康

1．呼吸物質としての空気

地球の周囲にある気圏の最下層を構成する気体が空気である。空気は，地球という惑星の誕生とともに生まれた。ほかのどの惑星にも空気があるわけではない。地球という惑星において，私たちの生存の基本である空気について理解することは，公衆衛生の出発点である。乾燥した空気の主な組成（正常成分）は，体積百分比で，酸素 20.95％，窒素 78.08％，二酸化炭素 0.03％，そのほか 0.94％である（図2-4）。

 酸素

私たちは，空気の約21％を占める酸素（O_2）を呼吸によって取り入れることで，生存している。軽度の酸素不足は，呼吸や脈拍の増加や息苦しさを覚えることで感じられる。高度 3000 m 以上では，気圧の低下により空気中の酸素が 30％以上も減少し，いわゆる高山病を起こす。症状としては，頭痛，めまい，動悸（どうき），疲労，さらに嘔吐，チアノーゼ，集中力の低下などが起きる（酸素欠乏症）。また，酸素が 8％以下になると失神し死亡することもある。

逆に空気中の酸素の割合が著しく多くなると，酸素中毒を起こし，てんかん様の

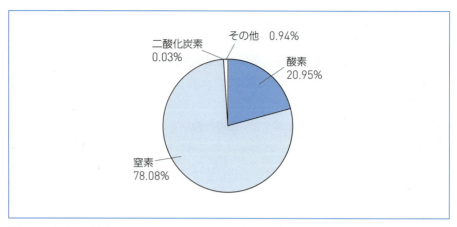

図 2-4 ● 空気の組成

痙攣，肺の炎症性変化，未熟児網膜症などを引き起こす。

2 窒素

空気の約78％は窒素（N_2）であるが，不活性ガスのため，人の生命維持との直接的なかかわりは少ない。しかし酸素が安定して存在するためにも，窒素の存在は重要である。また窒素は植物が行う生合成にとっても必須である。窒素が著しく高圧になった場合には，高気圧障害や麻酔作用を引き起こす。逆に高圧状態から急に低圧にさらされると，体液中に溶け込んでいた窒素が気泡化し，小血管をふさぎ，減圧症，潜水病などの様々な血行障害を引き起こす。

3 二酸化炭素

二酸化炭素（CO_2）は，炭酸ガスともいう。大気中には0.03％程度含まれている。炭素の燃焼によって生じる。人間をはじめとする生物は，呼吸から得た酸素で細胞内のミトコンドリアによって炭水化物を酸化して熱エネルギーを作り出し，水と二酸化炭素を排出する。生物が生きることによって産生される物質であり，毒性はほとんどない。しかし人間の存在と活動によって増えるため，室内空気汚染の指標と位置づけられ，室内の基準は0.1％以下とされている。また地球温暖化の原因として注目され，対策が急がれている。

2．空気と体温調節

私たちのからだからは代謝により常に熱が発生する。この熱は，からだを取り巻く空気中へ放散され，体温が一定に保たれる。熱の発生と放散のバランスを，私たちは暑さや寒さとして感じる。暑さや寒さに関連した空気側の要因は気温，湿度，気流，輻射熱などである。また身体側の要因は人の運動量，着衣状態，栄養摂取状況，寒がり暑がりの個体差などである。

1 気温

大気の温度を気温という。気温は場所や高さで異なるが，一般的には地上約1.5mで測定された値を用いる。体温と気温の差が，伝導・対流・輻射による体熱

の放散に大きな役割を果たしている。

2 気湿

空気中の水蒸気量の程度を気湿または湿度という。一般的には，相対湿度を用いる。相対湿度とは，ある場所の気温において「そこの空気が含み得る最大水蒸気量（飽和水蒸気量）に対する実際の水蒸気量」を%で示したものである。この値が高いほど体熱の放散は小さくなる。

3 気流

気体の流れを気流という。気温が体温より低い条件では，気流が大きいほど体熱の放散が進む。

4 感覚温度

人の温熱感覚に影響する3因子（気温，気湿，気流）を総合した値が感覚温度（Effective Temperature；ET）である。アメリカのヤグロウ（Yaglou, C. P.）らが開発した。気温 t ℃，気湿 100%，気流 0/秒の場合を基礎とし，これと等しい温度感覚を与える状態を，多数の被験者の体感に基づいて感覚温度（t ℃ ET）とした。上衣を脱いで安静にしている場合と，上衣を着けて軽労働をしている場合の2つの感覚温度図表が提案されている（図 2-5）。

5 不快指数

生活上での蒸し暑さの感覚を数量化した指標が不快指数（Discomfort Index；

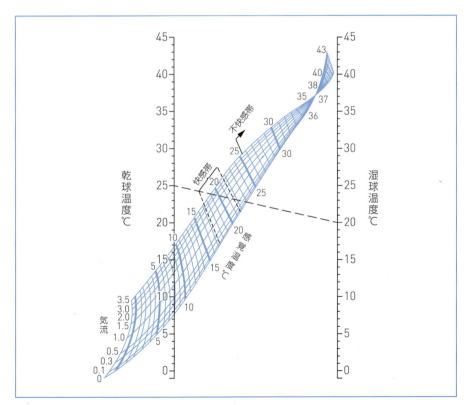

図 2-5 ● 感覚温度図表（通常着衣・軽労働の場合）

DI）である。乾湿温度計で乾球温度を Td℃，湿球温度を Tw℃とすれば，不快指数 DI は，DI = 0.72 ×（Td + Tw）+ 40.6 で計算される。75 から 79 で半数の人が，80 から 85 でほぼ全員が不快を表すとされる。気温と湿度だけで温熱感覚が表せるため便利に用いられるが，気流や日射は考慮されていない。

6 温熱環境と疾病

空気の存在下での体温調節は，私たち哺乳類が生きるうえでは特に大切である。人類が寒冷地でも生存できたのは，衣服を発明し，からだの周囲の空気層を制御することで，体温を保つことができたからである。極端な温熱条件のもとでは，体温の放散が大きすぎたり，また小さすぎたりするため，種々の障害を起こす。空気の冷却力が強すぎて熱放散が必要以上に大きいと体温は下降し，疲労感，眠気などが起こり，凍死するに至る。寒冷が局所的に作用すると，凍傷，凍瘡が起こる。

逆に空気の冷却力が弱すぎると，うつ熱を起こし，労働，着衣の有無などがこれに影響する。高熱による健康障害（熱中症）は，多量の発汗によって起こる熱痙攣（血圧不変），末梢循環機能失調による熱虚脱（血圧低下），体温調節の失調による熱射病（血圧上昇）に分けられ，猛暑などによる熱衰弱も慢性障害として現れる。

3．気候

ある土地での一定期間における大気現象の平均的な状態を，気候という。気候は大気の総合的な状態を指し，気温，湿度，気流，日照，雲の量，降水量などが含まれる。日本は温帯性の気候帯にあり，気候が比較的安定して変化に富むため，私たちは気候の年間をとおしての変化を四季として感じられる。

天気や気候は，長い間，人間が関与することが困難な自然現象と考えられてきた。しかし人間の生産活動が拡大しすぎた結果，特に二酸化炭素の過剰な排出が，異常気候の原因となっている。これ以上気候の変動が異常となることを防止すべく，気候変動枠組み条約が成立し，二酸化炭素の削減について国際的な議論が行われている（詳しくは本章-Ⅳ-B-4「地球温暖化」を参照）。

4．音と騒音

音は空気中を伝わる弾性波（粗密波）である。音の強さは単位面積あたりの通過エネルギーで測定される。人は 20～2万 Hz までの鼓膜振動を音として感じることができ，この周波数帯域を可聴域という。音のなかでも人が声帯を介して発する音声は，思考・感情の表現，コミュニケーションの手段として重要であり，人が社会や文化を形成するうえで，可視光線と共に重要な役割を果たしてきた。

音のなかでも，人が邪魔や不快に感じたり聴覚障害を起こしたりする好ましくない音を，騒音という。音のエネルギーが大きくなれば，騒音と感じる人が増える。騒音は騒音計で測定する。騒音計には周波数によって異なる耳の感度に近似させた（A特性という）聴感補正回路が組み込まれ，この回路を経由した音は，騒音レベルとしてメーターに dB（A）（デシベルエイ）という単位で値が表示される（図

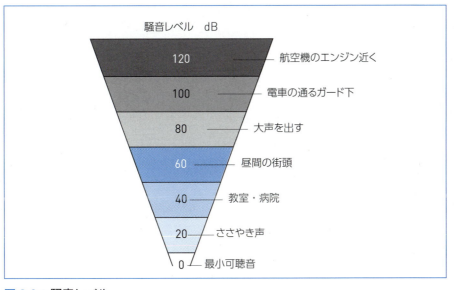

図 2-6 ● 騒音レベル

2-6)。

1 騒音の身体影響

80 から 90 デシベル以上の騒音に長期間曝露されると，慢性的な経過をとる内耳性難聴（感音性難聴）が生じる。職場で起きるものを職業性難聴という。初発症状は耳鳴りが多い。聴力検査で見つかる高音域（4000Hz）の聴力低下（C 5 dip）が特徴的である。さらに進行すると会話音域(500〜2000Hz)が聞き取れなくなる。騒音は，難聴だけでなく疲労，食欲減退，血圧上昇，脈拍数増加などをもたらす。

その結果，作業能力の低下，注意力減退，イライラ感，睡眠障害などが起こる。職場での予防としては，音源隔離・吸音・防振・防音などの作業環境管理，耳栓・防音マスク着用などの作業管理，定期聴力検査と配置転換など健康管理が重要である。

2 騒音に係る環境基準

騒音の発生は，その地域における住宅の割合，商業・工業活動の程度，道路・鉄道・航空機の飛行場の存在など地域の特性に影響される。たとえば「道路に面していない地域」の「一般騒音」の場合は，地域を AA（特に静穏を要する），A および B（住居が中心），C（住宅と商業と工業がある）の3類型に分け，さらに各類型に，昼間と夜間に分けて，基準値が示されている。

5．放射線

1 電離放射線

電離放射線には，ガンマ線，X 線など波長が短い電磁波や α 線，β 線，中性子線などの粒子線がある。また，それが当たった対象（被照射物）を電離（イオン化）するのに十分なエネルギーをもっている。一般的に「放射線」というと電離放射線

を指す。電離とは，原子核の周囲を回る軌道電子が，原子核の影響が及ばない距離まで，引きはがされてしまう現象をいう。

1) 放射能と放射線の単位

放射線を出す物質を放射性物質という。放射性物質は放射線を出しながら崩壊し，「放射性物質が放射線を出す能力」を放射能という。放射能は時間とともに弱まり，強さが半分になるまでの時間を半減期という。放射能の量を表す単位がベクレル（Becquerel；Bq）である。放射性物質において「1秒間に1つの原子核が崩壊して放射線が放たれる」場合を「放射能の量が1ベクレル」とする。

一方，「放射線のエネルギーがどれだけ物質に吸収されたか（吸収線量）」を表す単位としてはグレイ（gray；Gy）がある。人体も物質であり，人体に吸収される放射線のエネルギーもグレイで表す。しかし同じ量が人に当たり，吸収されたとしても，放射線の種類やからだのどの部分に当たったかで，人体への影響は異なる。この人体への影響を示す単位，実効線量を表すのがシーベルト（Sievert；Sv）である。シーベルトの値は，人体の各部位の吸収線量（グレイ）をまず求めた後，さらに受けた放射線の種類やからだの組織ごとの係数を掛け算して求める（図 2-7）。

2) 日常生活での被曝

私たちは毎日の生活のなかで宇宙線や大地からの放射線を受けることで外部被曝し，また体内や食物中に存在するカリウム 40 や炭素 14 などの自然放射性物質によって，内部被曝している。さらに検診や医療に伴う人工放射線の被曝もしている。これらを合計した自然放射線源からの1人当たりの世界平均年間実効線量は約 2.4mSv（ミリシーベルト），日本人では 2.1mSv とされる。

3) 計画被曝状況と線量限度

私たちが健康に生きるためには，被曝量を制限する必要があり，線量限度の考え方が大切である。

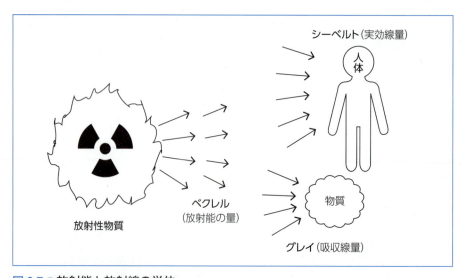

図 2-7 ● 放射能と放射線の単位

線量限度とは「放射線の被曝量のやむを得ない場合の上限値」を指す。国際放射線防護委員会（ICRP）は「計画可能な通常の生活」だけでなく「核戦争・テロや原発事故などの非常事態」や「非常事態が収束する過程」までを想定し，それぞれに対応する「計画被曝」「緊急時被曝」「現存被曝」の3状況について，線量限度を勧告している。

「計画被曝状況」においては「これ以下なら影響ゼロという閾値（いきち）はない」と仮定したうえで，放射線の影響を「合理的に達成できる限り制限する」との方針により，一般人は「年間1mSv」，放射線業務従事者は「任意の5年間の年平均で20mSv，ただしどの年も50mSvを超えない」としている。わが国の原発では，通常は，原発稼働が周辺地域に与える影響が年間1mSvより十分低い値になるよう管理されている。

4) 福島第一原発事故と対策

2011（平成23）年3月11日に起きた福島第一原子力発電所事故では，地表から食品や人体までが放射能で汚染され，原発を中心とする広い地域で「計画被曝状況」が成り立たなくなる，という非常事態が発生した。そこで国は一時的に「緊急時被曝状況」また「現存被曝状況」の考え方を適用し，避難区域設定・避難勧告・除染などの対策を進め，現在に至っている（図2-8）。

2 非電離放射線

電磁波のなかでもガンマ線，X線などより波長が長い電磁波，紫外線（10〜400nm），可視光線（380〜760nm），赤外線（760〜1000nm），マイクロ波（1mm〜1m），中・長波（1m<）は，電離作用をもたない。これらを総称して非電

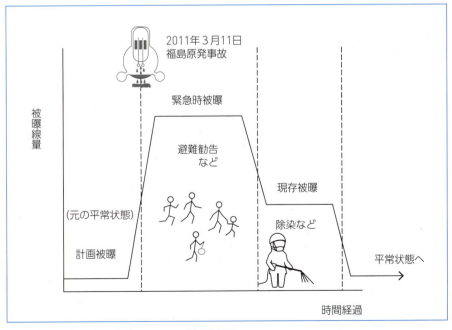

図2-8 ● 福島原発の事故と3つの被曝状況

離放射線という。

1) 赤外線

可視光線の赤色より波長が長く，電波より波長の短い電磁波が赤外線である。人の目には見えない。地球上の生命の源である太陽の熱（エネルギー）は，宇宙空間を電磁波の一種である赤外線として伝搬し，地球に到達する。このように熱が電磁波として空間を伝搬し，物体に当たるとその分子を振動させて熱が発する現象が，熱輻射，その熱を輻射熱という。私たちが体感する太陽の自然な温かさやストーブの熱も輻射熱である。皮膚への透過吸収は近赤外線が最も大きい。赤外線の生体への影響として，眼障害（特に白内障），皮膚障害，熱中症がある。

2) 可視光線

可視光線は光として見ることができ，視覚を生じる。視覚は人が自分自身（主体）や環境を認識するうえで重要であり，社会や文化の形成に寄与している。人が昼だけでなく夜も生活できるようになり，文化や産業が発達したのは，人工的な可視光線を発明したことによる。室内環境に関連しては，照度が不足すると目の疲労や近視などの原因となる。

3) 紫外線

紫外線は，波長が10〜400nm，可視光線よりも短く軟X線より長い波長であり，目には見えない電磁波である。赤外線が熱の作用を及ぼすことが多いのに対し，紫外線は化学的な作用が強い。化学線ともよばれる。有用な働きとしては殺菌消毒，からだの血行やメタボリズムの促進，ビタミンDの合成などがある。人が太陽の紫外線に長時間曝露されると，皮膚，目，免疫系の障害が引き起こされる可能性がある。

6．水

1 水と人間

水は水素と酸素の化合物であり，地球表面，特に海洋に液体として豊富に存在する。生物体を構成する物質で，最も多くを占めるのが水である。人の体重の約3分の2を構成し，核や細胞質で最も多い物質でもあり，体内での様々な化学反応を起こすうえで重要である。様々な水のなかでも，特に生物進化の歴史を考えると，全生命の源といわれる海水は重要である。

また一部の生命体は進化の歴史のなかで海から陸に上がったが，陸上での生存で最も重要なのが水の確保であった。多くの人口が都市で生活する現在，上水道による水の組織的な供給なしに，人の生存を考えることはできない。

2 上水道

人が飲用するために供給される水を上水という。

1) 上水道・水道施設

「雨水，地表水，地下水などの水源から水を取り，その水を浄水場まで運び，浄水場で浄水し，その浄水を人々が住む地域まで送水し，さらに各施設や家庭などへ

配水し，人々のところまで水を届けるまでの全システム」が上水道・水道施設である。わが国に近代的水道施設ができたのは1887（明治20）年の横浜水道で，1890（明治23）年には水道条例が制定公布された。その後全国で上水道の整備が進み，現在上水道の普及率はほぼ98％である。

2）上水道の水質基準

安全できれいな水の供給は生存の基本である。わが国では水道法が水質基準を定めている。水質基準は，健康に関連して，一般細菌1mL当たり100個以下，大腸菌無検出，さらにカドミウム0.003 mg/L以下，六価クロム0.02mg/L以下，水銀0.0005mg/L以下，セレン0.01mg/L以下，鉛0.01mg/L以下，ヒ素0.01mg/L以下，シアン0.01mg/L以下など，健康に関連する31項目，また水の性状に関する20項目，計51項目の水質基準を定めている。これらの項目のうち，一般細菌と大腸菌は病原微生物による汚染指標であるが，それ以外の多くは化学物質あるいは重金属に関する項目である。

3）浄水場の機能

浄水場では，沈殿・濾過・消毒の順番に浄水操作が行われる。濾過法には緩速濾過と急速濾過がある（図2-9）。緩速濾過では，薬品や電気を使わず，原水をゆっくりとした流速で砂の層に通し，砂層表面に増殖した微生物の膜によって，水を浄化する。急速濾過では，薬品沈殿を併用し，あらかじめ微粒子を凝集沈殿処理する

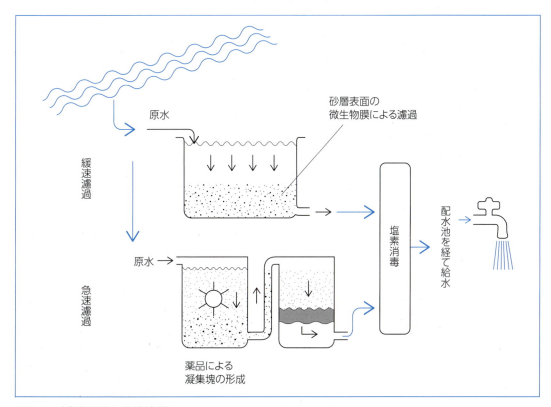

図 2-9 ● 緩速濾過と急速濾過

ことで濾過の速度を上げている。濾過によってほとんどの細菌は除かれるが，通常は，完全な消毒と排水中の再汚染を防ぐために，塩素の消毒を行う。水に加えられた塩素の一部は有機物と反応し，反応しない塩素は次亜塩素酸や次亜塩素酸イオンを生じ，これらは遊離残留塩素として強い殺菌力をもつ。給水栓末端で遊離残留塩素が0.1ppm以上を保つように浄水場で塩素注入を行う。

3 下水道

下水は，家庭からの生活排水，産業排水などの汚水，および雨水からなる。

1) 下水道の考え方

汚水は病原微生物や有害物質を含み，汚水を環境中に直接出すと，環境汚染の原因となる。また雨水は，特に都市で浸水による事故の原因となる。そこで汚水や雨水が流れ込んでいる下水を処理するために，下水道のシステムが整備されている(図2-10)。わが国の下水道は1900(明治33)年に下水道法が制定されたことに始まる。特に農業において以前は「し尿」が肥料として用いられることが多かったことも原因して，上水道に比較し下水道の整備は遅れている。現在でも下水道処理人口の普及率は70％台である。

下水道法が定めている下水道は，下水を排除するための排水管など排水施設，それに続いて下水を処理するためのポンプ施設など，処理施設の総体をいう。家庭や工場から出た汚水や道路に降った雨水は，下水管に流入する。下水管は汚水を下水処理場まで運び，また雨水を河川などに運ぶ役割も果たす。下水を運ぶ方式のうち，

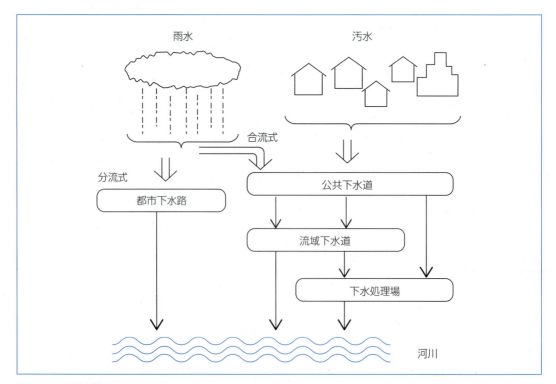

図2-10 ● 下水道のシステム

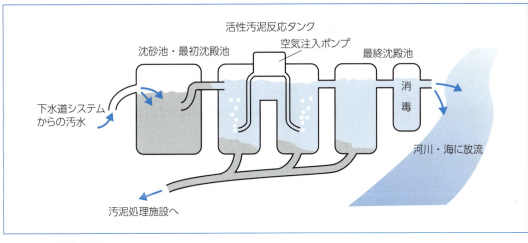

図 2-11 ● 下水処理

下水と雨水を別々の下水管で運ぶ方法を分流式，汚水と雨水を同じ下水管で下水処理場まで運ぶ方式を合流式という。

2) 下水処理

下水処理場に運ばれた下水は，まず沈砂池や沈殿池を通る間にゴミや砂が除かれる。その後，下水は反応タンクに入る。反応タンクでは，バクテリアや原生動物のような微生物の集まり（活性汚泥）を下水に混ぜ，そこに空気を吹き込む活性汚泥法が適用される。活性汚泥は，下水に吹き込まれた空気を呼吸しながら水の汚れを食べ，増殖し，水は浄化される。その後，最終沈殿池で，活性汚泥が取り除かれる。有機物や窒素・リンなどの水の汚れを取り除くために高度処理が行われる場合もある。最後に，最終沈殿池の上澄み水を消毒し，きれいになった水は下水処理水として河川や海に放流される（図 2-11）。

3) 下水道の水質基準

下水道の水質の主要な指標として，透明度，水素イオン濃度，浮遊物質（SS），溶存酸素（DO），生物化学的酸素要求量（BOD），化学的酸素要求量（COD），有害物質，一般細菌，大腸菌などがある（SS，DO，BOD，COD などについては本章-Ⅳ-B-1「水質汚染・汚濁」を参照）。

B 自然環境と公衆衛生

今から 46 億年前に地球が誕生した際，当時の原始大気は，ヘリウムと水素が中心だった。その後，地表の温度が低下して地殻ができ，多くの火山が活動し，二酸化炭素が増えた。そして，長い時間を経て地球は現在のような空気や水をもつ惑星となった。太陽からの放射線は，大気の層を通過したものが地上に降り注ぐ。音は空気の弾性波として存在する。こうした物理化学的要因，すなわち空気・水・温熱・

放射線・音などから構成される自然環境のなかに私たちは生きている。また私たちは，自然環境の影響を受けるだけでなく，私たちの身体や活動自体が様々な物理化学的要因を環境中に放出し，もともと存在していた自然環境に影響を与えている。

「私はその自然環境をどう感じるか，どのようにその影響を受けているか，どのような影響を与えているか」と問うことは，主体環境系を意識する出発点である。さらに私たちは一人ひとり孤立して生きているわけではなく，群れのなかで，集団のなかで生きている。人々・集団の健康を求める公衆衛生の立場に立つなら，「その自然環境（物理化学的要因の量）はどの程度か，どう計測するか」「身体への影響をどう評価するか」「社会の健康を保つために，どう規制するか」などの問いに答える必要がある。

1．物理化学的要因の計測の考え方

物理化学的要因のなかには，からだに感じられるものもあれば，感じられないものもある。また音や熱のように，感じられても，目で直接に見ることは困難な物理現象もある。こうした物理化学的要因の存在を，量的に評価するために，センサー（または検知器）の考え方が使われる。センサー（Sensor）は，現象の機械的・電磁気的・熱的・音響的・化学的性質を，人間が理解しやすい信号に変換できる装置であり，検知器ともよばれる（図2-12）。

たとえばアルコール式寒暖計は熱の性質を，ガラス管に封じ込めた着色アルコール（実は白灯油）の膨張によって目に見えるようにしている。また単に性質を目に見えるようにするだけでなく，人の実際の感覚に近づける工夫もなされている。一例として，騒音計における聴感補正回路があげられる。

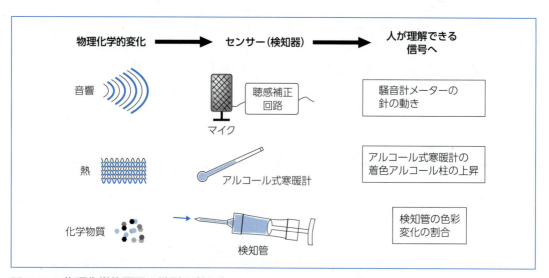

図2-12 ● 物理化学的要因の計測の考え方

2. 環境基準と規制の考え方

環境基準とは「人の健康の保護および生活環境の保全のうえで維持されることが望ましい基準」である。より良い環境を保つという施策の実施においては「終局的に，大気・水・土壌・騒音をどの程度に保つか」の目標となる。人の健康などを維持するための最低限度としてではなく「より積極的に望ましい環境の確保を図る」との考えに基づいている。

環境基準は，現に得られる限りの科学的知見を基礎として定められているものであり，常に新しい科学的知見の収集に努め，適切な科学的判断が加えられねばならない。

III 人間の健康と生活環境

本節では社会生活に注目して主体環境系を考える。主体であるあなたは，毎日の生活のなかで廃棄物や生活排水を出す。出されたものは，どのように処理されるだろうか。そこにどのような社会的しくみがあるだろうか。

生活環境と人間の健康

1. 一般廃棄物と産業廃棄物

1 廃棄物とは

私たちの生活の向上と経済・産業活動の拡大に伴って私たちが出す廃棄物は膨大な量にのぼっている。廃棄物とは，自分で利用しなくなったものや他者に有償で売却できなくなった固形状または液状のもののことである。「廃棄物処理法」（「廃棄物の処理及び清掃に関する法律」）によると，廃棄物にはごみ，粗大ごみ，燃えがら，汚泥，ふん尿などの汚物または不要物がある。

2 廃棄物の種類

廃棄物は一般廃棄物と産業廃棄物に分けられる。産業廃棄物には，事業活動に伴って生じた廃棄物のうち，汚泥，動物のふん尿，がれきなど法律で決められた 20 種類がある。一般廃棄物は産業廃棄物以外の廃棄物で，主に家庭から出る家庭系ごみやし尿と事業所から出る事業系ごみがある（図 2-13）。

産業廃棄物と一般廃棄物のうち，爆発性・毒性・感染性など人の健康や生活環境に被害を生じるおそれのある廃棄物を，特別管理産業廃棄物あるいは特別管理一般廃棄物として，通常の廃棄物よりも厳しい規制が行われる。

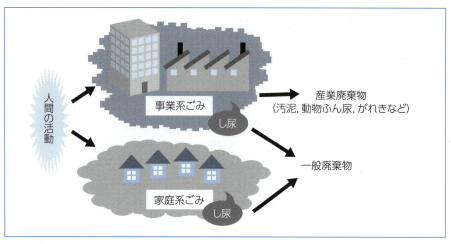

図 2-13 ● 一般廃棄物と産業廃棄物

3 一般廃棄物（ごみ）の処理

　2020（令和 2）年度のごみの総排出量は 4167 万トンであった。ごみの排出割合は，家庭系ごみが 72％，事業系ごみが 28％である。ごみの処理方法は，直接資源化，焼却などの中間処理，および直接最終処分に分類される（図 2-14）。直接最終処分は，再利用（リユース）や再生利用（リサイクル）が難しいごみの場合に行われる埋め立て処分を指す。近年，直接資源化と中間処理されるごみの割合（減量処理率）が増加している。2020（令和 2）年にはごみの総処理量の 99.1％を占め，直接最終処分されるごみは 0.9％となっている。

4 産業廃棄物の処理

　産業廃棄物の総排出量は 3 億 8596 万トンである（2019［令和元］年度実績）（図 2-14）。種類別にみると汚泥の排出量が 44.3％と多く，次いで動物のふん尿，がれき類と続き，以上で総排出量の 8 割を占める。業種別の排出量をみると，電気・ガス・熱供給・水道，さらに農林業，建設業と続き，以上で総排出量のおおよそ 7 割を占める。処理方法は，中間処理されたものが全体の 79.1％，直接資源化され

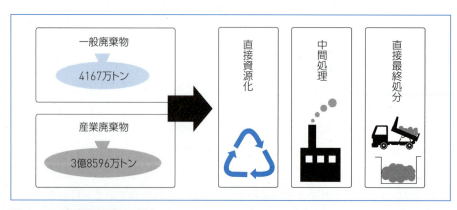

図 2-14 ● 廃棄物処理の方法

たものが 19.7％，直接最終処分は 1.2％である。

2．自治体と企業の責任

1) 一般廃棄物の場合

主に家庭から排出される一般廃棄物の処理は，住民が居住する市町村が責任をもっている。市町村が直接に一般廃棄物を処理する場合もあれば，処理事業組合や処理業者に処理を委託する場合もある。

2) 産業廃棄物の場合

産業廃棄物の処理は，産業廃棄物を排出した事業者（排出事業者）が，自らの責任で処理しなければならない。自ら処理できない場合，産業廃棄物処理業の許可をもっている業者に処理を委託することができる。処理を委託する場合に，排出事業者の責任の明確化や不法投棄の未然防止を目的として，マニフェストシステムが行われている。産業廃棄物の形状や取り扱いに注意すべきことなどを示したマニフェスト（伝票）が，排出事業者から，廃棄物の種類・行き先ごとに，廃棄物とともに送り出され，収集運搬・中間処理・最終処分のそれぞれを担当する各業者に渡される。排出事業者は，担当の処理が終了した各事業者から，処理終了のマニフェストを受け取ることで，委託内容どおりに廃棄物が処理されたかを確認する。

都道府県知事は，多量の産業廃棄物を排出する事業者（多量排出事業者）に対し，産業廃棄物処理に関する計画の作成を指示できる。また多量排出事業者に対して，廃棄物の減量や適正処理の計画，実施状況報告の作成・提出を義務づけている。

3．生活排水処理

生活排水には，生活雑排水とよばれる台所・風呂・洗濯などの排水と，トイレからの排水（し尿）が含まれる。それらは家庭ごみとともに，廃棄物処理法における一般廃棄物に分類される。都市部では公共下水道により処理され，そのほかの地域では集落の排水施設や各家庭の合併処理浄化槽などで処理され，河川など公共用水域に排出される。以上の処理に当てはまらない場合，し尿は汲み取りや単独処理浄化槽による処理が行われ，また生活雑排水は無処理のまま公共用水域に排出される。

B 生活環境と公衆衛生

前項で述べた自然環境，特に物理化学的要因は，個人のレベル，集団のレベルのいずれにおいても主体環境系が生存するうえで必須のものであり，地球上での人類の進化を支えてきた基本的な要因である。一方，本項で検討している廃棄物や生活排水処理の問題は，人類の人口がわずかで，相対的に地球環境の容量が大きい間は，問題となることが少なかった。廃棄物や生活排水による汚染で居住環境が悪化することが大きな社会問題となり，そのような社会問題への対応として公衆衛生の発想

が生まれたのは、人口が増加し、産業革命が進んだ19世紀のヨーロッパであった（公衆衛生学の発展については第1章「公衆衛生と公衆衛生学」を参照）。

21世紀の現在においては、多くの国々で廃棄物処理や生活排水の処理システムが確立しているが、まだその水準に達していない国もある。わが国では廃棄物や排水の処理システムが進む一方で、リサイクルの考え方も取り入れられ、容器包装リサイクル法、家電リサイクル法、建設リサイクル法、食品リサイクル法、自動車リサイクル法など、生活の様々な側面について、取り組みが行われている。

私たちは忙しい日々の生活を送るなかで、廃棄物がどのように処理されているかは忘れてしまいがちである。常に原点に戻って、自分が住んでいる地域のことを具体的に想い浮かべ、どこでどのように廃棄物処理がなされているかを知ることが大切である。また私たち自身の日々の生活を意識化し、どのくらいの廃棄物や汚水を出しているのか、どのようにすればそれが減らせるのかを考えることも重要である。かつてジョン・スノウがコレラによる汚染と死亡との関係を地図に描いて意識化し、コレラの流行を予防する手がかりを得たように（ジョン・スノウのコレラ原因究明については本章-Ⅳ-B-1「水質汚染・汚濁」を参照）、今でも地図やチャートによって生活を意識することが重要である。

Ⅳ 人間の健康と環境問題

本節では環境汚染に注目して主体環境系を考える。主体であるあなたが生きる環境は、これまで様々な人工物によって局地的に汚染されてきた。その後現在では、限定された地域だけでなく地球規模で環境が汚染されつつある。どう対応すればよいだろうか。

Ⓐ 環境問題の発生要因と影響解明，対応の基本

多くの生物が環境を形成し、微妙なバランスでエネルギーと物質が循環する。この循環のなかで生まれた人間の文明活動が、環境汚染を引き起こした。環境は複雑で、環境汚染の因果関係の究明は困難である。汚染が起きて相当時間が経ってから、人間が問題に気づき、問題解決を図ることを繰り返してきた。

1．地域的事例的な問題としての公害

公害（Public Nuisance）とは「人口増加、都市化などにより、エネルギーや資源の消費が増大し、環境中への排出物が増加し、広い範囲で生活環境汚染や健康被害が生じること」である。日本では江戸時代の別子銅山鉱毒事件，明治時代の足尾

銅山鉱毒事件などが知られているが，大きな社会問題となったのは，第2次世界大戦後の1950年代後半からで，4大公害病として，水俣病・新潟水俣病・四日市喘息・イタイイタイ病がある。

　様々な公害の発生を受けて，1967（昭和42）年には公害対策基本法が成立し，大気汚染・水質汚濁・土壌汚染・騒音・振動・地盤沈下・悪臭が典型7公害とされ，環境基準が設定された。1972（昭和47）年には自然環境保全法が制定される一方，大気汚染防止法や水質汚濁防止法が改正され，公害について事業者の無過失損害賠償責任が定められた。

　公害の影響による健康被害者の迅速かつ公正な保護を図ることを目的として公害健康被害補償法が1973（昭和48）年にできた。1993（平成5）年には公害対策基本法と自然環境保全法の一部が統一され環境基本法となった。1980（昭和55）年頃までには，環境の法律の整備が進み，公害病の新発生は収まり，地域の環境問題は解決が近づいたと考えた。しかし国境を越える大きな環境汚染が始まっていた。地球環境問題である。

2．問題の深刻化

　1962年にアメリカの生物学者レイチェル・カーソン（Rachel Carson）が発表した『Silent Spring（沈黙の春）』は世界的に環境汚染が注目されるきっかけとなり，地球環境への関心が高まることに寄与した。その第1章後半から引用する。

> There was a strange stillness. The birds, for example - where had they gone? Many people spoke of them, puzzled and disturbed. The feeding stations in the backyards were deserted. The few birds seen anywhere were moribund; they trembled violently and could not fly.

　同書では，殺虫剤として日本でも広く使われたDDTなど化学物質の残留毒性が指摘され，昆虫も鳥も死に絶える生態系への影響の可能性が警告された。
　その後進行した地球環境問題には，次のような項目があげられている。
　地球温暖化，オゾン層破壊，酸性雨，海洋汚染，砂漠化，生物多様性減少（以下の該当項目を参照のこと）。

3．問題解明に向けた中毒学の基本

1 中毒学とは

　環境汚染の原因は人間の文明活動と，そこで生み出された化学物質（重金属も含む）である。水銀，鉛，カドミウムなどの重金属は，もともと土の中にあり，それらを有用資源として採掘し地表に出すことで，人が重金属に曝露される機会が増えた。また人の生活を囲むおびただしい数の化学物質は，人が合成したものである。セレンのように生体に必須な物質もあるが，高濃度が体内に入ると毒性を示す。こ

うした化学物質や医薬品の安全性を解明する学問がトキシコロジー（Toxicology；毒性学，中毒学）である。

毒性のある物質は昔から知られていた。古代エジプトの女王クレオパトラ（Cleopatra）は毒蛇にかまれる死を，古代ギリシャの哲学者ソクラテス（Sōkrátēs）は死刑宣告を受けた際，毒ニンジンを飲む死を選んだ。ルネサンス期にはヨーロッパで毒物への関心や知識が発展した。その後，毒物の化学的性質と生物学的影響の間にある系統的な関連性の知見が積み重ねられ，トキシコロジーとして体系化された。

2 中毒物質の動き

表 2-1，図 2-15 に中毒物質の動きをまとめた。

3 量-反応関係

量-反応関係（Dose-Response Relationship）は，横軸に「有害物の負荷量 Dose」を，縦軸に「反応割合 Response：集団内の何％が反応したか」をとって描く曲線グラフで表せる。

表 2-1 ● 中毒物質の動き

①曝露と曝露量	生体は環境中の化学物質に曝露され，化学物質は消化管・気道・皮膚から吸収される。曝露量は生体が曝露される物質の量である。空気を介する曝露量は「吸入した空気中の濃度」に「吸入した時間」と「時間あたりの呼吸量」を掛けて求める。食べ物や水では経口での摂取量をいう。
②吸収	曝露された化学物質の一部が吸収される。吸収の速度は，物質の物理化学的性質と生体側の生理学的性質による。吸収率は化学物質の吸収量と曝露量の比である。水溶性あるいは脂溶性の物質は吸収率が高値をとる。
③分布	吸収された化学物質は血中に入り，物質と組織の親和性に応じて，体内臓器に分布する。低分子でたんぱくと結合していないものは血液脳関門，血液胎盤関門を通過する。脂溶性の物質は脂質に富んだ臓器に蓄積されやすく，水溶性の物質は尿から排泄されやすい性質をもつ。
④代謝と排泄	代謝は酵素の働きで行われる。代謝の能力は肝細胞が最も高く，皮膚・肺・小腸・腎臓の細胞が続く。代謝された化学物質は胆汁や呼気，尿，分泌物と共に排泄される。

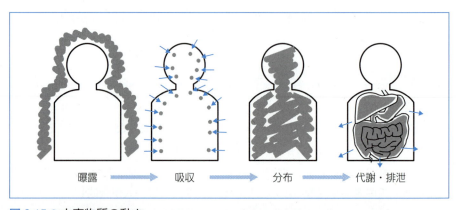

図 2-15 ● 中毒物質の動き

各個体の反応は，個体の遺伝的要因・環境要因・社会要因の影響を受ける。その結果，集団中，ある割合の個体（人）は反応し，ほかの個体は反応しないなど，個体差が現れる。反応を示す個体数は正規分布か対数正規分布をとり，累積するとS字型の曲線になる。量-反応関係は，化学物質の効果や毒性を把握するときに用いられ，半数の個体が反応を示す量が「半数影響量ED_{50}：Effective Dose$_{50}$」，半数の個体が死亡する量が「半数致死量LD_{50}：Lethal Dose$_{50}$」である（図 2-16）。

4 量-影響関係

量-影響関係（Dose-Effect Relationship）という関係性もある。化学物質は，体内に入る量が多すぎると中毒を起こす。ある量がからだに必須である化学物質は，少なすぎると欠乏を起こす。外部環境から体内に入る量（Dose）が大きくなり，体内の正常な調節機構だけではバランスが保てなくなると，代謝性の調節機構が働き，体全体としてバランスを保つ。より大きな負荷が内部環境にかかると，生体は恒常性を維持できずに破綻し，機能障害や疾病から死に至ることもある。量-影響関係は，横軸に「外から入る有害な化学物質の量（有害物の負荷量Dose）」を，縦軸に健康・疾病・死など「化学物質がからだに与える影響（Effect）」をとって描く曲線グラフで表せる（図 2-17）。

5 閾値

S字曲線の立ち上がりの値を「閾値（いき値・しきい値）：Threshold」という。それ以下の量の負荷では全個体が無反応である。有害物の量が閾値を超える（閾値以上の負荷がある）と，反応を示す個体の割合が徐々に増加する。閾値を数字で示すのは難しく，代わりに「生体へのいかなる影響も検知されない最大量：最大無毒性量，最大無影響量，NOAEL，No Observed Adverse Effect Level」や「生体への影響が検知される最小量：最小毒性量，最小影響量，LOAEL，Lowest Observed Adverse Effect Level」を計算することがある（図 2-16 参照）。

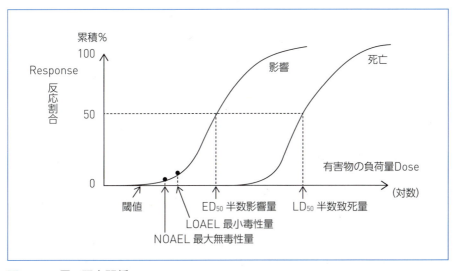

図 2-16 ● 量-反応関係

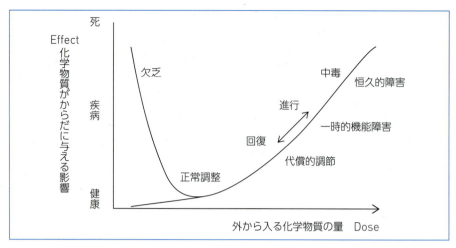

図 2-17 ● 量 - 影響関係

表 2-2 ● リスクコミュニケーションの発展段階

①リスクの正しい数値を得る
②人々に数値について話す
③その数値が何を意味しているかを説明する
④過去に人々が同様の技術的進歩を受け入れる一方で，同様のリスクも受け入れてきたことを示す
⑤人々にリスクに関するコスト（費用）とベネフィット（便益）を説明し，リスクがそれ相当のもの（Good Deal）であることを示す
⑥人々を適切に扱う
⑦人々をパートナーにする

4．リスクコミュニケーション

　身近な日常から地球環境に至るまで，生活の至るところにリスクが存在する現在においては，リスクについての正確な情報を皆がもつことが行動の出発点になる。

　リスクコミュニケーションとは，リスクの正確な情報を，専門家から一般市民までの関係者が互いに共有し，相互に意思の疎通を図ることである。リスクコミュニケーションという考え方は，1970年代にアメリカで生まれ，その後，全世界に広まった。アメリカのFischhoffは技術的な進歩から発生するリスクに関連して，リスクコミュニケーションの発展段階を7つに分けている（表2-2）。

　現在のわが国のリスクコミュニケーションは段階⑦にある。段階⑦では，リスクについて教えたり説得したりするのではなく，リスクに関連する人々が相互に意見を交換することが求められる（リスクの分析・評価・管理については，本章-Ⅵ-B-4「食の安全」の項を参照）。

B 環境問題の実態と改善への取り組み

1. 水質汚染・汚濁

　人間の活動が原因となって起こった湖，河川，大洋，地下水などの水の汚染が水質汚染である。古代ローマ時代，下水によって汚物がテヴェレ川に流れ込み川が汚染され，紀元前312年にきれいな飲み水を安定供給するためローマ水道が建設された，と記録されている。その後世界の多くの地域で何世紀にもわたって，生ごみによる水の汚染がチフスやコレラの流行の引き金となった。

　しかし人間由来の廃棄物による水の汚染とコレラのような感染症との関連が解明されたのはかなり遅く1850年代である。その一例として，当時医師であったジョン・スノウはロンドンのブロード・ストリートにある井戸水の汚染がコレラの流行の原因になったと推測した。当時はだれもスノウの言うことを信じなかったといわれるが，スノウの助言によって井戸のポンプの取っ手が除去され，その結果，その地域のコレラ流行が収束した。

　その後きれいな飲み水の必要性が世界中で理解されるに従って，ヨーロッパやほかの国々でも，また日本でも，水の汚染による感染症に注意が払われるようになった。

　産業革命が進み，地中の重金属が地表に出され精錬されて用いられたり，新たな化学物質が合成されることが増えるにつれ，重金属や化学物質による水の汚染が問題となった。わが国で特に問題となったのは以下の2疾病である。

● **水俣病**　1956（昭和31）年に熊本県の水俣湾沿岸で，1965（昭和40）年 新潟県阿賀野川流域で，原因不明の病気が現れた。四肢末梢の感覚障害，異常歩行，視野狭窄などが特徴の中枢性神経障害（ハンター・ラッセル症候群）が認められた。後年，工場排水中の有機水銀（メチル水銀）が生物濃縮した魚介類の長期摂取が原因だとわかった。母体が汚染魚介類を摂取することにより出生児に知能障害，運動機能障害が現れる胎児性水俣病も発生した。政府が公式に有機水銀中毒を原因と認めたのは1968（昭和43）年，ほぼ50年後の今でも，多くの方々が救済を求めている。

● **イタイイタイ病**　富山県神通川流域で第2次世界大戦後から多発した，全身の骨の痛みを訴える原因不明の疾患である。後年，原因は鉱山の排水中のカドミウムによる水質汚濁と水田から米への汚染，とわかった。腎障害，骨軟化症，骨折による激痛を生じた。

1 水質汚濁に係る環境基準（図2-18）

　水質汚濁によって健康が損なわれたり環境が破壊されたりすることを防ぐために，公共用水域の水質汚濁に係る環境基準が環境省により定められている。「人の健康の保護に関する環境基準（健康項目）」と「生活環境の保全に関する環境基準（生

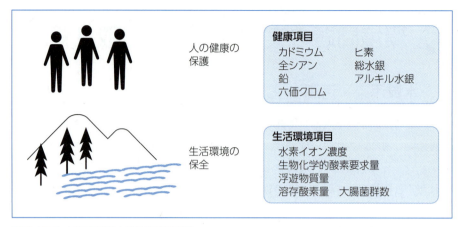

図2-18 ● 水質汚濁に係る環境基準

活環境項目)」からなる。健康項目においては，カドミウム（0.003mg/L以下），全シアン（検出されないこと），鉛（0.01mg/L以下），六価クロム（0.05mg/L以下），ヒ素（0.01mg/L以下），総水銀（0.0005mg/L以下），アルキル水銀（検出されないこと），PCB（検出されないこと）などの項目が設定されている。また生活環境項目においては，水素イオン濃度，生物化学的酸素要求量，浮遊物質量，溶存酸素量，大腸菌群数などが設定されている。

2 水質汚濁の指標（図2-19）

水質などの自然は環境の質を一定に保つ総合的な能力（自浄能力）をもっており，汚物が入ってきても自浄能力の範囲内であれば，環境が悪化することはない。環境汚濁の指標としては，自浄能力を表す4項目が設定されている。

3 水質汚濁対策

公共用水域の水質保全のため「水質汚濁防止法」による規制がなされているが，全国一律の排水基準では，環境基準を達成することの困難な水域も出てくる。このため，現在すべての都道府県で条例による厳しい上乗せ排水基準を設定している。

2．大気汚染

大気中に異常な成分が増加して，人の健康や環境に悪影響をもたらすのが大気汚染である。人間の経済的・社会的な活動が大気汚染の主な原因とされる。大気汚染は体感しやすく，都市の煙や悪臭を嘆いた記録は，すでに古代ローマ時代に認められる。ロンドンでは都市部への人口集中や家庭用暖房の燃料として石炭の使用が増えるにつれ，13世紀くらいには空気の悪さが問題となった。その後産業革命が進み，都市への人口集中が加速した19世紀以降，ロンドンでは大気汚染が深刻化し，さらに産業革命が世界に広がるなかで，大気汚染も世界規模で拡大を続けた。

日本の近代産業の先駆けとなった紡績業や銅精錬業，製鉄業の規模が拡大するにつれ，20世紀初めにはいくつかの工業地域で大気汚染が発生した。また東京や大阪の大都市では町工場の集中，火力発電所の稼働，自動車の普及などが複合し都市

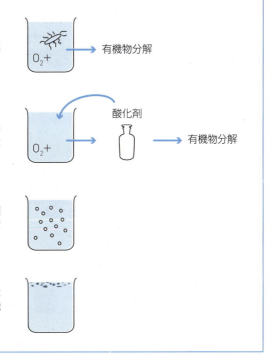

図 2-19 ● 水質汚濁の指標

型大気汚染が生じた。また銅精錬所周辺地域において精錬に伴う硫黄酸化物による大気汚染の被害が知られている。

1 大気汚染の物質

大気汚染に関する主な物質は以下のようなものである（図 2-20）。

1) 工場，火力発電所，自動車など，石炭や石油の燃焼により発生するガス状汚染物質

- **二酸化硫黄（SO_2）** 亜硫酸ガスともいう。健康影響としては慢性気管支炎，気管支喘息，目や皮膚の刺激症状がある。四日市喘息や酸性雨の原因物質である。硫黄酸化物には，二酸化硫黄のほかに，三酸化硫黄，硫黄ミストなどがあり総称して SOx といわれている。

- **一酸化炭素（CO）** 各種燃料の不完全燃焼によって生じる。大部分は自動車排気ガスによる。血中のヘモグロビンに対し酸素より 200～300 倍強い親和性をもち，血液の酸素運搬能力を著しく阻害するため，低酸素状態を引き起こす。中枢神経系の機能低下，頭痛，めまいなどが起きる。

- **二酸化窒素（NO_2）** 健康影響としては慢性気管支炎，肺気腫，閉塞性細気管支炎，サイロ病などがある。窒素が酸化された汚染物質としてはほかに一酸化窒素などがあり，NOx と総称する。これらは高温による燃焼で空気中の窒素の一部が酸化されて生じる。

- **浮遊粒子状物質（SPM），微小粒子状物質（PM2.5）** 健康影響としては肺線維結

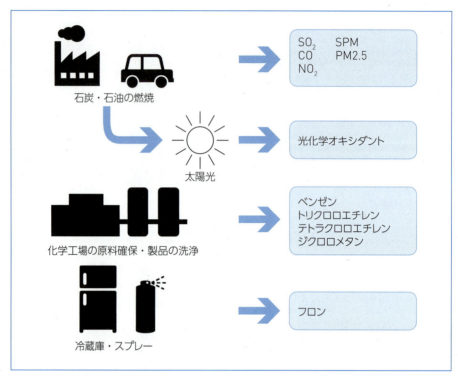

図 2-20 ● 大気汚染の物質

節変化, 肺がんなどの全身影響, 炎症性変化, アレルギー性変化などがある。PM2.5 は肺の深部に到達するため, 呼吸器への影響が大きい。

2) 上記の汚染物質中, 炭化水素や窒素酸化物などが太陽光線の作用によって反応し2次的に生成した汚染物質

● **光化学オキシダント**　光化学オキシダント濃度は気象条件により大きく左右され, 夏の風が弱い日の正午前後の日照が強いときに発生しやすい。健康影響としては粘膜刺激症状, 手足のしびれ, 発熱, 頭痛, 痙攣, 呼吸困難などがある。人間だけでなく建造物の劣化も引き起こす。

3) 化学工場における原料の確保, 工業製品の洗浄等で生成した汚染物質

● **ベンゼン**　健康影響としては発がん性（白血病），中枢神経作用，皮膚・粘膜刺激，骨髄毒性（再生不良性貧血）がある。

● **トリクロロエチレン，テトラクロロエチレン**　健康影響としては，発がん性（食道がん，肝がん），中枢神経作用（めまい，協調運動失調），肝障害，腎障害がある。

● **ジクロロメタン**　健康影響としては中枢神経障害（麻酔作用），皮膚・粘膜刺激症状がある。

4) ダイオキシン類

ダイオキシン類の健康影響として発がん性，神経毒性，催奇形性などがある。

2 大気汚染の環境基準値

環境基本法では，大気汚染の指標となる物質について，以下の環境基準値を定め

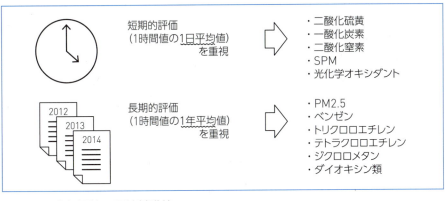

図 2-21 ● 大気汚染の環境基準値

ている（図 2-21）。

● 「短期的評価：1時間値の1日平均値（内）など」を重視する物質　二酸化硫黄（0.04ppm 以下），一酸化炭素（10ppm 以下），二酸化窒素（0.04〜0.06ppm），SPM（0.10mg/m³ 以下），光化学オキシダント（0.06ppm 以下）がある。

● 「長期的評価：1時間値の1年平均値（内）など」を重視する物質　PM2.5（15μg/m³ 以下），ベンゼン（3μg/m³ 以下），トリクロロエチレン・テトラクロロエチレン（200μg/m³ 以下），ジクロロメタン（150μg/m³ 以下），ダイオキシン類（0.6pg-TEQ/m³ 以下）がある。

3．土壌汚染

　土壌汚染とは，有害な物質が土壌に浸透し，土壌や地下水が汚染された状態をいう。大気や水質の汚染と異なる土壌汚染の特徴を表 2-3 にまとめた。
　大気・水質汚染も，長期的にみると汚染物質が土壌中に浸透する場合が多い。その結果，大気・水質汚染に複合する形で土壌汚染が生じ，大気中・水中の汚染物質が減少した後も，土壌汚染は継続する場合が多い。

4．地球温暖化

　猿人は1日1人当たり 2000kcal の食物を消費するだけだったと推定される。そ

表 2-3 ● 土壌汚染の特徴

①有害性を体感しにくい	有害物質であっても，地下に浸透してしまうことにより，五感で有害性を感じにくい。
②長期間にわたる	大気や水よりも有害物の拡散が極端に遅く，長期にわたり土壌中に有害物が滞留蓄積する。
③公共性が少ない	土地は所有者の私的財産であり，大気や水質のような公共性が少ない。また長期・高蓄積性の汚染のため，汚染発生時期や原因者の特定が困難である。よって公的汚染対策が難しい。

の後，工業化が進み，消費が増えたことにより，現在では人は1人当たり23万kcal（猿人の100倍以上）のエネルギーを消費している。20世紀，化石燃料が工業国で大量に消費された結果，大気中の二酸化炭素の増加が早まり，19世紀末の290ppmから2013年には400ppmにまで増加し，さらに増加を続けている。

太陽光を受けた地球から放射される赤外線を，大気中の二酸化炭素が吸収すると気温が上昇し「温室効果」が生まれる。気候変動に関する政府間パネルが公表した第5次評価報告書は「現状を上回る努力がなければ，2100年の気温は産業革命以前と比較して3.7から4.8℃上昇する」と警告している。対策として1997（平成9）年には気候変動に関する国際連合枠組条約第3回締約国会議が京都で開催され，先進国の温室効果ガスの排出量の削減目標を定めた「京都議定書」が採択された。わが国では1998（平成10）年に地球温暖化対策推進法が成立した。現在も京都議定書に沿って削減目標が定められ，地球温暖化対策推進法による対策がなされている。

5．オゾン層の破壊

大気中の酸素は，植物の出す酸素によって徐々に増加してきた。地球の成層圏では，太陽の紫外線のエネルギーで酸素 O_2 がオゾン O_3 に変化し，厚いオゾン層となり，有害な太陽の紫外線を99％吸収し，地表の生物を保護していた。ところが1970～80年代，オゾン層が南極で著しく薄くなる現象，オゾンホールが発見された。ヘアスプレーや冷蔵庫，クーラーの冷媒として世界中で使われたフロンが上空まで拡散し，化学反応を起こし，オゾンを消滅させていた。

オゾンが減り，地表にくる紫外線が増えると，植物プランクトンの減少，農作物の減少が起き，人では皮膚ガンや白内障の増加が懸念される。国際的には1987年「オゾン層を破壊する物質に関するモントリオール議定書」が採択された。国内では1988（昭和63）年にオゾン層保護法，2001（平成13）年にフロン回収・破壊法ができ，2015（平成27）年にはフロン排出抑制法へと改められ，対策が進んでいる。

6．地球規模の汚染と環境変化

1 酸性雨

化石燃料の燃焼によって大気中に放出される硫黄酸化物や窒素酸化物が混ざり，pH5.6以下になった雨を酸性雨という。酸性雨は土壌の酸性化による樹木の衰退，湖沼や河川の酸性化による魚類の減少，家屋や文化財の腐食といった影響をもたらし，湖沼や森林などの生態系に深刻な影響を与えている。

2 海洋汚染

油，プラスチック，有害廃棄物などによる海洋汚染は，海鳥や海洋生物の死滅，有害物質の体内蓄積をもたらし，海の生態系に重大な影響を及ぼしている。1972年の「廃棄物その他の物の投棄による海洋汚染の防止に関する条約；ロンドン条約」

など，国際的な協力が積極的に推進されている。

3 緑の後退と砂漠化

世界中で緑の後退，砂漠化による生物種の減少が進んでいる。地球の肺といわれ，生物種の故郷でもある熱帯雨林は，ブラジルのアマゾン川流域，アフリカのコンゴ川流域，アジアの島々にあるが，大規模開発で毎年12万km^2 ずつ（日本の国土面積の1/3近く）減少している。国際自然保護連合は，世界の野生生物から絶滅の恐れのある種を選びレッドリストとして公開している。国連はミレニアム生態系評価として，化石から過去の絶滅の速度を計算し，現在と比較し，絶滅の速度の増加を警告している。

7. 放射性物質

放射線や放射線物質が世界的に知られるようになった歴史は比較的新しい。ドイツでレントゲンがX線を発見したのが1895年，フランスのベクレルがウラン鉱から放射線が出ているのを発見したのが1896年，フランスのマリー・キュリーが新しい放射性物質を発見したのが1898年である。以来，人類はまずX線を医療に応用したことに始まり，様々な産業で放射性物質を利用している。その一方，兵器としての研究も進み，アメリカによって開発された原子爆弾は太平洋戦争終結の直前，日本に投下され多くの犠牲者が出た。その後，冷戦のなかで，核弾頭ミサイルの研究が進む一方，放射性物質の平和利用として原子力発電所が開発され，稼働が世界に広がっている。その一方，コントロールを失った原子力発電所の致命的な事故は，アメリカのスリーマイル島原発事故，旧ソ連邦のチェルノブイリ原発事故と続き，わが国でも2011（平成23）年に東京電力福島第一原子力発電所で炉心溶融（メルトダウン）という大事故が起きた。

私たちは自然放射線や医療用の人工的放射線など，日常生活のなかでも放射線を

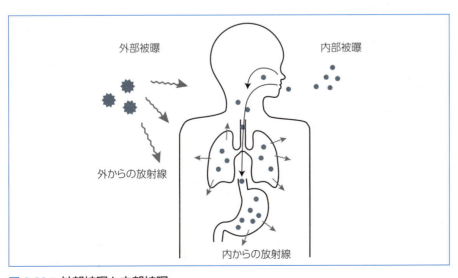

図 2-22 ● 外部被曝と内部被曝

受け被曝している。からだの外にある放射性物質からの放射線を受けるのが外部被曝，また放射性物質を含む空気，水，食物などを体内に取り込み，その放射性物質からの放射線を受けるのが内部被曝である（図 2-22）。通常の生活で受ける放射線被曝の値は，国際許容参考レベルの最低値，年間 1mSv とされている。ほかの環境汚染物質と異なって，放射性物質は五感で感じることは不可能であり，放射線の物理現象を利用したガイガー・カウンターやシンチレーション・カウンターで計測される（放射線・放射能の詳細については本章-Ⅱ-A-5「放射線」を参考）。

Ⅴ 居住環境の生活衛生

本節では，生活や居住環境に注目して主体環境系を考える。主体であるあなたは，裸のサル（人類が文明化する前の状態）ではなく，高度な文明の恩恵を受け，様々なものやサービスに囲まれて生活している。生活の衛生や安全を確保するため，どうしたらよいだろうか。

居住環境の生活衛生については，これまでの社会の経験に基づいて，すでに様々な法律が制定され，分野別に必要な規制が行われている。規制を知り，規制を活用して賢く生活することが大切である。

A 生活衛生関係営業

掃除，洗濯，料理，髪を切る，化粧，宿泊など私たちは生活のなかで多くの行為を行っている。これらのうち，自分で行わずに，外部のサービスを利用していることはどのくらいあるだろうか。生活衛生関係営業とは，私たちの生活に不可欠なサービスや商品を提供する飲食業，理容・美容業，クリーニング業，ホテル・旅館業など 18 業種の営業をいう。これらは私たちが安定して生活するうえで大切なため「生活衛生関係営業の運営の適正化及び振興に関する法律（生衛法）」が経営の健全化や衛生水準の維持向上などについて定めている。

生活衛生関係営業の各分野では，公衆衛生上守るべき基準が定められており，それに必要な指導や助言を行うために，保健所などに環境衛生監視員が配置されている。

B 家庭用品の安全

私たちが日頃使う家庭用品，特に衣料品や住宅用洗剤などには，様々な化学物質

が，防虫，防菌，防カビ，防炎，洗浄，樹脂加工など多様な目的で使われている。こうした化学物質による健康被害を予防するために「有害物を含有する家庭用品の規制に関する法律」がある。家庭用品の製造輸入業者は，自社が製造または輸入した家庭用品に含まれる化学物質による健康被害が起きないように努力する義務がある。この法律を担当する行政職員，家庭用品衛生監視員は，事業者の事務所・店舗・工場などに立ち入り，帳簿や書類を検査し，質問し，基準違反の恐れがある家庭用品を収去することができる。

C 建築物衛生

経済や科学技術の発展に伴い，私たちは毎日のほとんどの時間を，大型で高層化し，密閉型の構造をもつ建築物の中で過ごすことになった。こうした建築物内の環境は人工的に調整されている。よって建築物全体として，一元的に衛生的な管理を行う必要がある。

そこで，多数の人々が利用する相当程度の規模の建築物（たとえば映画館・スポーツ施設などの興行場，デパート，モール，学校などで，延べ面積が3000m^2以上）は特定建築物として「建築物における衛生的環境の確保に関する法律（建築物衛生法）」により，建築物衛生管理基準に基づき衛生的な環境の確保が図られている。同基準は①空気環境の調整，②給水と排水の管理，③清掃およびネズミ・昆虫などの防除，について規定している。各専門作業を担う国家資格として，建築物環境衛生管理技術者，貯水槽清掃作業監督者，防除作業監督者，等々が定められている。

D 高齢化社会と住まい

わが国の65歳以上の高齢者人口が総人口の4分の1を超え，今後さらなる高齢化が予測されている。高齢者の住まい方に対する意識は時代とともに変化し，同居や隣居を志向する人の割合は減少し，高齢者の独居世帯や高齢者夫婦のみの世帯の増加が予測される。借家でバリアフリー対応が整った住宅が求められる。

福祉政策の観点からは特別養護老人ホームなどの施設が，また住宅政策の観点からは高齢者向け賃貸住宅の充実が求められている。「高齢者の居住の安定確保に関する法律（高齢者住まい法）」は高齢者にとって良好な居住環境として，「日常生活で必要とする福祉サービスの提供を受けられる環境」をあげ，サービス付き高齢者向け住宅の登録制度が行われている。

表 2-4 ● 遊泳用プールの衛生基準

①安全できれいな水を目指した「水質基準」	水素イオン濃度・濁度・過マンガン酸カリウム消費量・遊離残留塩素濃度・大腸菌・一般細菌・総トリハロメタン
②プールに求められる機能や設備を示した「施設基準」	プール設備では給水・消毒・浄化，付帯設備では更衣・シャワー・トイレ・照明・換気など
③プールを衛生的に運営するための「維持管理基準」	水質検査の頻度から管理責任者・衛生管理者のこと

E プールの衛生

　プールは，水泳だけでなく，健康増進・リハビリテーション・ストレス軽減など，私たちのライフスタイルに合った使い方が増えている。幼児から高齢者までが多様な運動を行う場として，衛生的な管理は必須であり，「遊泳用プールの衛生基準」が定められている（表 2-4）。

　プールを介して起こる感染症は種々あるが，アデノウイルス（3・7型）による咽頭結膜熱はプール熱ともいう。このほか，プールや水泳が媒介となる健康障害として感冒，中耳炎，膿疱疹などがある。

F ペット動物などの衛生

　飼う人の生活の質の向上や情緒的な安定などに資するとして，ペットが増えている。ペット動物の衛生は，特にペット由来の感染症を予防することを目的として，厚生労働省が「愛玩動物の衛生管理の徹底に関するガイドライン（2006［平成18］年）」を定めている。適切な感染症対策を行うために，飼い主による衛生的な飼育やペットの健康管理に加えて，行政的には動物由来感染症の知識の普及や啓発，獣医師や医師など専門家の知識の向上，動物取扱業者の衛生管理などが重要視されている。

G 住環境

1. バリアフリー

　私たちが生活するうえで日常生活や社会生活における物理的，心理的な障害や，情報にかかわる障壁などを取り除いていくことをバリアフリーという。主体環境系の視点からすると，主体が生活しやすいように，環境の障壁を取り除いていく考え

方である。高齢者や障害者にとって安全かつ，住みよい社会を作るために，この概念が注目されている。

国連障害者生活環境専門家会議報告書「バリアフリーデザイン」では，緒言でバリア（障壁）を「物理的バリア」と「社会的バリア」とに分類し，バリアを除くために社会的な意識の変革が必要だとしている。同報告書では，バリアを作り出す原因として架空の人物「Mr.Average」が図示されている。バリアが生み出される要因は，設備やシステムがそれらの「実在しない人々」のニーズに応えるように作られているためだ，と指摘する。Mr.Average は，肉体的に最もよく適応できる壮年期の男性の象徴で，「統計的には少数の人しか Mr.Average に相当しない」と理解される。バリアを減らすためには，架空の Mr.Average ではなく，実在する多様な人々のニーズに応えていく必要がある。

2．室内空気汚染と健康問題

建物住居は衣服とともに，主体である人の最も身近に位置する環境である。人は，衣服を身にまとうことで，衣服と身体との間に，また住居に住むことで住居と身体との間に，空間を生み出す。衣服と衣服内の空間，建物・住居と建物内（室内）の空間が，さらに外側にある厳しい自然環境から人を保護する。しかし建物・住居が高機能化し，また人々のライフスタイルが多様化するにつれて，室内空間が何らかの原因で汚染され，それによる健康障害が問題となり始めている（表2-5）。

3．シックハウス症候群

住宅（ハウス）から発生する化学物質などで室内空気が汚染され，その結果生じる健康影響が「シックハウス症候群」である。

1 原因

住宅の高気密化・高断熱化によって，空気・熱・湿気が住宅内にこもりやすく，室内空気の汚染が進みやすい状況が元にある。そこに「建材から出る化学物質」「高湿度下での細菌・カビ・ダニの繁殖」「石油ストーブやガスストーブからの一酸化炭素・二酸化炭素・窒素酸化物などの汚染物質の放出」「たばこの煙からの有害な化学物質」などが加わり発生する。

表 2-5 ● 健康問題の発生関連因子

①化学物質	室内環境中には，ホルムアルデヒドをはじめとして，高濃度での曝露を受けた場合に，粘膜刺激症状などの健康障害を引き起こすことがある化学物質や，トルエンなどの有機溶剤で，高濃度での曝露を受けた場合に頭痛やめまい，さらに意識障害といった中枢神経障害を発症する化学物質が存在する。また防蟻溶剤として使われてきたクロルピリホスも問題とされている。
②化学物質以外の環境因子	温度湿度および気流などの温熱環境因子が症状を増悪させることが知られている。

2 症状

目がチカチカする，鼻水，のどの乾燥，悪心，頭痛，湿疹（しっしん）など人により様々である。個人差が大きく，同じ部屋にいるのに，まったく影響を受けない人もいれば，敏感に反応する人もいる。

3 防止対策

換気や掃除により，カビ・ダニ対策をとる。新築やリフォームの前に，化学物質対策を考えて材料を選ぶ。

4．化学物質過敏症

化学物質が生体に及ぼす影響には，かつて中毒とアレルギー（免疫毒性）の2つの機序があると考えられてきた。これに対し，近年，微量化学物質により，これまでの概念では説明できない機序によって生じる健康障害がある可能性が指摘された。これが化学物質過敏症である。化学物質過敏症には，粘膜刺激症状（結膜炎，鼻炎，咽頭炎），皮膚炎，気管支炎，喘息（ぜんそく），循環器症状，消化器症状，自律神経障害，精神障害，中枢神経障害，頭痛，発熱，疲労感などが，同時または交互に出現するとされている。シックハウス症候群と化学物質過敏症とがどのように関連するかについては，解明が進められている。

5．アスベスト

アスベスト（石綿）とは天然に産する繊維状ケイ酸塩鉱物であり，繊維1本は髪の毛の5000分の1程度の細さである。耐久・耐熱・耐薬品・電気絶縁などの特性に優れ安価なため「奇跡の鉱物」として建設資材・電気製品・自動車・家庭用品など，様々な用途で，私たちの生活に広く取り入れられていた。しかし，空中に飛散した石綿繊維を長期間大量に吸入すると発がん性を示し，肺がんや悪性中皮腫の原因となる。

建物などの断熱材や防火材，機械などの摩擦防止用などに大量に使用されていた石綿だが，1970年代に入って人体や環境への有害性が問題になったことで1975（昭和50）年に吹き付けアスベストの使用が禁止された。その後，石綿製品を製造する施設（1989［平成元］年），建築物の解体作業（1997［平成9］年），石綿使用の工作物（2006［平成18］年）が規制の対象となった。現在，新たな石綿製品は国内では製造されないことになっている。

法的規制（使用・製造禁止）が行われる前に，公共建築物や一般住宅などで使用されたアスベストによる健康被害が，現在問題となっており，調査および解体除去作業などが行われている。建築物の解体によるアスベストの排出量はこれからピークを迎えるとされ，今後の解体に際しての建築物周辺の住民の健康への影響が懸念されている。

Ⅵ 食品保健と栄養

本節では，食品に注目して主体環境系を考える。主体である人は，環境中から，様々な食品を摂取する。健康で生きるためにどのような考え方や社会的しくみが必要だろうか。

健康づくりと食

1．食生活がもたらす健康問題

かつて人類が経験した狩猟採取生活では，常に食物が得られるとは限らず，飢餓との闘いを強いられた。農耕生活を営むようになってから，生産性が安定し，人口が増えた。しかし農業生産のもとでも，常に安定して食物が得られたわけではない。わが国においても，たとえば江戸時代には飢饉が4回発生している。現在でも世界の紛争地域では，内戦などによって食糧不足が発生し，低栄養が大きな健康問題となる。

一方，食が安定して供給できるようになってからの健康障害としては，食中毒を代表とする急性感染症，慢性の経過をとる生活習慣病がある。

現代の食生活では，不足よりも過多が問題となっているが，不足がなくなったわけではない。脂肪や塩分の摂りすぎなど，生活習慣病につながる摂取過剰がある一方で，ライフスタイルが乱れ，朝食の欠食，野菜の摂取不足，カルシウムの不足など，必要量を満たしていない栄養不足も同時に存在し，複雑な状況にある。

2．栄養の改善と公衆衛生

公衆衛生学は，人や社会を動かし健康に向かう科学である。どのようにして人や社会を動かすかを考えたとき，最も重要なことの一つが食と栄養である。

1 栄養改善の歴史
1）制度・法律の変遷

わが国で栄養対策の中心的役割を担っている栄養士の養成は，栄養学者の佐伯矩による栄養学校が設立した1924（大正13）年が起源とされる。1947（昭和22）年には栄養士の定義や免許を規定した「栄養士法」が施行され，栄養士の本格的な養成が始まった。

また1952（昭和27）年には「栄養改善法」が制定され，国民の栄養改善・体力の維持・向上を図り，福祉の増進に寄与してきた。1962（昭和37）年には管理栄養士が制度化された。その後2002（平成14）年には高齢社会のニーズに応え，

栄養の改善と健康の増進とを総合的に進めるとして「健康増進法」が制定され,「栄養改善法」は廃止された。

2) 学校給食の果たした役割

学校保健では,児童の栄養対策として学校給食が大きな役割を担っている。その起源は1889（明治22）年に山形県の私立小学校で,経済的に恵まれない家庭の児童を対象に,昼食を無料で支給したこととされている。

第2次世界大戦後,食糧難の時期に給食実施に必要な物資が連合国軍総司令部（GHQ），国際児童基金（UNICEF）などから寄贈されたことで学校給食再開の体制が整備され,1947（昭和22）年から全児童を対象に実施された。1954（昭和29）年には学校給食法が制定され,学校給食の普及・充実が進んだ。

2 栄養の改善の状況

栄養の改善は,疾病予防,健康増進,体力増強の基本である。わが国の国民栄養の水準は,20世紀後半から著しく向上し,青少年の体位向上も進んだが,なお地域や所得による栄養格差がみられる。

過剰摂取が高血圧や循環器疾患の原因となる食塩摂取量（ナトリウムの量から計算した食塩相当量）は平均で男10.5g／女9.0g（令和元年厚生労働省「国民健康・栄養調査」）であり,目標量の男7.5g未満／女6.5g未満（「日本人の食事摂取基準2020年版」）に比較して高い。わが国では1970年代から食塩の摂取を減らす減塩運動が行われてきたが,今後とも減塩指導が必要と考えられる。いきすぎたダイエットについては,栄養障害や拒食症などの問題を引き起こす例もあり,均衡のとれた食生活指導が重要である。また高齢社会の進展に伴い,独居高齢者や心身機能の低下による家事が困難な高齢者への食事提供サービスなども,必要性が増している。

3 栄養改善の考え方と基準

1) 公衆栄養学

食と栄養から公衆衛生を追求する分野は公衆栄養学,「個人または集団の健康の維持増進と疾病の予防を目的に,人の健康と食をめぐる問題を地域社会の組織的な活動によって解決し,人々の健康を増進する実践的な科学」である。

2) 栄養改善

公衆栄養学のなかでも栄養改善は,とても重要な目標である。栄養改善を実行するための基本情報として①各食品に含まれている栄養素を示す食品標準成分表,②私たちの健康や食事摂取状況の把握できる食事摂取基準,が重要である。

(1) 食品標準成分表

わが国で食されている各食品にどのような栄養素が含まれているかを示すのが,食品標準成分表である。1931（昭和6）年に出版された日本食品成分総覧（佐伯矩による）を出発点として,1950（昭和25）年に日本食品標準成分表が公表され,以後数回の改定を経て現在に至っている。

(2) 国民健康・栄養調査

国民の身体や生活習慣の状況,食生活や栄養摂取量を把握し健康増進につなげる

ために，厚生労働省が毎年実施している調査である。始まりは 1945（昭和 20）年に行われた国民栄養調査で，第 2 次世界大戦後に世界各国からの食糧援助を日本が受ける際の基礎情報準備のために行われた。1952（昭和 27）年からは「栄養改善法」による国民栄養調査として，2003（平成 15）年からは「健康増進法」による国民健康・栄養調査として，行われている。

(3) （以前の）栄養所要量と（現在の）食事摂取基準

主体環境系のなかで主体である私たちは環境中から食物を得て身体を維持する。私たちが健康維持増進するために，何をどれだけ食べればよいかの基準は重要である。2003（平成 15）年以前は栄養所要量が用いられていた。栄養所要量は「不足（欠乏）しない」ために「最低どれだけ食べねばならないか」が考え方の中心だった。食糧難の時代の考え方だといえる。一方，現在では不足を補う一方で，食べ過ぎ（過剰摂取）を抑えることも重要になっている。また生活習慣病やメタボリックシンドロームにならないために，食べ過ぎず，バランスよく食べることが重要になっている。よって現在の食事摂取基準では，目的①不足しない，に加え，目的②食べ過ぎない，目的③生活習慣病の予防，と 3 種類の摂取量が示されている（図 2-23）。

- **不足しないための「推定平均必要量」** 集団の半数の人が必要量を満たす量である。この値を補助する目的で「推奨量」，ほとんどの人が充足している量も示される。
- **食べ過ぎないための「耐容上限量」** この値を超えて摂取した場合，過剰摂取による健康障害が発生するリスクがゼロではなくなることを示す値である。よってこの量に近づくほど食べることは避ける必要がある。
- **生活習慣病予防のための「目標量」** この値は，生活習慣病の予防のために現在の日本人が当面の目標とすべき摂取量を示す。

4 現在の栄養水準の判断

1）まず栄養摂取量を求め，2）次に食事摂取基準の値を調べ，3）最後に両者を

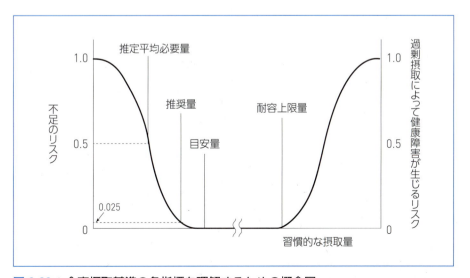

図 2-23 ● **食事摂取基準の各指標を理解するための概念図**

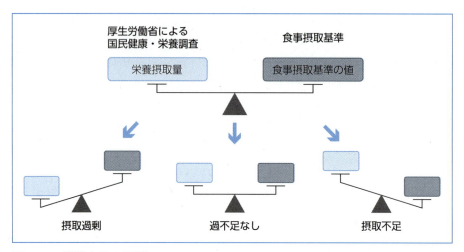

図 2-24 ● 栄養水準の判断

比較して栄養水準を「不足／適切／過剰」などと評価するのが，栄養水準の判断である（図 2-24）。

1) **まず栄養摂取量を求める**

栄養摂取量の実際は，毎年，厚生労働省の国民健康・栄養調査により，男女別／年齢階級別の値が発表されている。たとえば「2017 年，20～29 歳，男女別」の条件で調査結果を見ると，たんぱく質の場合は 73.9／62.2g（男／女）という値を得ることができる。

2) **次に食事摂取基準の値を調べる**

食事摂取基準は厚生労働省によって 5 年ごとに改定されている。食事摂取基準の値は，健康な個人または集団を対象として，身体活動レベルごとに，低い・普通・高いの 3 レベルで示されている。また，エネルギーの摂取量および消費量のバランスの維持を示す指標として，BMI（Body Mass Index）が使われている。日本人の食事摂取基準の全体は，栄養素別に，いくつもの表に分かれた膨大なものであるが，概要を知るため 3 大栄養素について，身体活動レベル「普通」に注目し，3 つの年齢層の値を抜き出して男女別に示すと以下のようになる（2020 年版）。

①エネルギー（推定エネルギー必要量 kcal/日）：男性 3～5 歳 1300kcal，18～29 歳 2650kcal，75 歳以上 2100kcal。女性 3～5 歳 1250kcal，18～29 歳 2000kcal，75 歳以上 1650kcal。

②たんぱく質（推奨量 g/日）：男性 3～5 歳 25g，18～29 歳 65g，75 歳以上 60g。女性 3～5 歳 25g，18～29 歳 50g，75 歳以上 50g。

③脂質（目標量，総脂質の総エネルギーに占める %）：男性 3～5 歳 20～30%，18～29 歳 20～30%，75 歳以上 20～30%。女性 3～5 歳 20～30%，18～29 歳 20～30%，75 歳以上 20～30%。

3) **両者を比較して栄養水準を知る**

栄養摂取量も食事摂取基準も，男女別，年齢階級別に多くの栄養素について値が

示されており，両者の比較にあたっては，比較の対象となる性や年齢を選ぶ必要がある。たとえば2019（令和元）年の値を取り上げ，日本人成人20～29歳において男女別（男／女）に栄養水準を判断すると，たんぱく質の栄養摂取量（80.1／61.0g）は食事摂取基準（2020年版。18～29歳）の推奨量（65／50g）を上回っており，ビタミンD（5.9／4.6μg），ナイアシン（33.6／25.6mg），鉄（7.4／6.2mg），亜鉛（9.8／7.3mg），脂肪エネルギー比率（29.5／30.9％），炭水化物エネルギー比率（55.8／53.6％）などでは，推奨量（または目安量，目標量）をほぼ満たしている。一方，エネルギー（2199／1600kcal），食物繊維総量（17.5／14.6g），ビタミンA（451／447μgRE），ビタミンC（62／62mg），カルシウム（462／408mg）は，推奨量（または目標量，必要量）に達していない。

Ⓑ 健康の維持と食品保健

1. 食品保健の考え方

原始時代において人は，自分の手を介して直接自然から食材を得ていた。現在の私たちは，多くの場合，流通している食品を購入し摂取する。食品の生産・流通・消費の全過程において，そこにかかわる人々の健康を保つ考え方が食品保健である。

わが国の食品保健は，1878（明治11）年のアニリンそのほか，有害な飲食物着色の取り締まりに始まる。第2次世界大戦後には，食糧の著しい不足状態のなかで有害な甘味料の出現やメタノール中毒の続出に対して，有毒飲食物の取り締まりが強化された。さらに1946（昭和21）年に公衆衛生監視員制度が発足し，1947（昭和22）年には食品衛生法が制定された。これにより，飲食物営業に対する許可制の採用，食品衛生監視員制度の法制化など，食品衛生体制の充実が図られた。

その後，1990年代以降，牛海綿状脳症の発生，新たな食品添加物の使用など，食品の安全性を揺るがす事件が続いた。そこで「食品安全基本法」が制定され，食の安全性を確保する体制が強化された。重点は以下の項目となる。①食品管理の体制の整備，②食品がもたらす健康障害の理解と予防，③新たな危険にも対応できるリスクの分析・評価・管理。

2. 食品管理の体制

食品管理とは，食品の製造，加工，流通，消費の過程において，健康上，衛生上の問題が生じないように管理することをいう。

1 衛生を中心にした管理（食品衛生法）

食品衛生法では，食品の安全性の確保のために，公衆衛生の立場から，必要な規制を行い，飲食がもとになって起こる衛生上の危害の発生を防止し，人々の健康を守ることを目的としている。主な食品営業（飲食店や食品販売業など）に対しては，

営業の許可や施設基準を定めている。また食品や添加物，器具，容器，包装などを対象に，製造，加工，使用，調理，販売などについて規格や基準を定めている。

2 安全を重視した管理（食品安全基本法）

食品の安全性確保を基本に，人々の健康保護を目指して，リスク分析手法を導入し，食品安全行政の推進を確実にするため，リスク評価の実施を主な仕事とする食品安全委員会の設置などを定めている。

3．食品がもたらす健康被害

1 食中毒

食中毒は，食物から摂取された病原体・毒素・有害な化学物質により，比較的急性に進行する胃腸炎症状を中心とした健康被害である。原因別には，発生のほとんどを占める細菌によるもの，ウイルスによるもの，自然毒によるもの，化学物質混入によるもの，に分けられる。わが国の発生状況は2021（令和3）年の食中毒統計によると事件数717件，患者数1万1080人，死者数2人となっている。

1）細菌による食中毒

食中毒のなかで最も発生件数の多いのは細菌によるもので，ヒトからヒトへの2次感染は少ない。食中毒が出たら，速やかに原因食品を推定し，細菌学的検査により原因を確かめる必要がある。

細菌による食中毒は夏場（6〜8月）に多く発生する。食中毒を引き起こす細菌の多くは，室温（約20℃）で活発に増殖し始め，人や動物の体温付近の温度で増殖速度が最高となる。また細菌は高い湿度を好むことが多い。温度や湿度の条件がそろう高温多湿の梅雨時は特に，細菌は食べ物の中で増殖しやすい。また毒素型の細菌は，食品中で毒素を産生する。これらの細菌あるいは毒素を含む食品を食べると，腸管上皮細胞が障害または刺激され，食中毒の症状が現れる。

(1) 腸炎ビブリオ（感染型）

魚介類をとおして中毒が発生する。細菌性食中毒の約1/3はこれであり，食品摂取後，半日で上腹部痛と激しい下痢を起こす。

(2) サルモネラ菌属（感染型）

ネズミ，ハエ，ゴキブリなどにより食品に運ばれる。多発時期は5〜10月で，潜伏期は1〜2日，胃腸のカタル症状を起こし，4〜5日で回復する。

(3) カンピロバクター（感染型）

下痢症の原因菌として注目されてきた。汚染された加熱不足の鶏肉などの食品による集団発生例が多く，季節性は少ないとされる。2〜11日の潜伏期で1〜5歳の小児に多発し，水様性下痢，血便，腹痛，発熱が主症状で脱水は少ない。3〜5日で治る。

(4) 黄色ブドウ球菌（毒素型）

食品中に増殖した球菌の毒素によって起こる食中毒であるため，短い潜伏期（約3時間）で起こり，悪心・嘔吐，下痢を起こす。1〜2日で回復する。

(5) ボツリヌス菌（毒素型）

菌が発生するたんぱく毒素の神経毒で弛緩性麻痺を起こす。潜伏期は10～28時間で，悪心・嘔吐，頭痛に続いて腹部膨満，腹痛，便秘などが起こり，視力が弱まり，舌がもつれ，顔面神経が麻痺し，呼吸困難を起こし，重症の場合は死亡する。

(6) 病原性大腸菌（感染型）

汚染された井戸水や弁当が原因で発生する。症状は腹痛と水様性下痢が続き，血便が認められる。病原性大腸菌のなかでも，毒素を産生し出血を伴う腸炎や溶血性尿毒症症候群を引き起こすものが腸管出血性大腸菌で，有名なO 157では死亡例もある。

2) ウイルスによる食中毒

ウイルスは，細菌のように食べ物の中では増殖しないが，低温や乾燥した環境中で長く生存する。よって，ウイルスによる食中毒は冬場（11～3月）に多く発生する。食べ物を通じて体内に入ると，人の腸管内で増殖し，食中毒を引き起こす。代表的なノロウイルスは，調理者から食品を介して感染する場合が多く，二枚貝に潜むこともある。ノロウイルスによる食中毒は，大規模になりやすく，年間の食中毒患者数の5割以上を占める。

3) 自然毒による食中毒

ほとんどが毒キノコおよびフグによるものであり，中毒の発生件数は少ないが，自然毒による中毒の死亡例もあり，ほかの中毒に比べて死亡率が高い。

4) 有害物質による食中毒

ヒ素化合物，銅，鉛，スズ，水銀などによる重金属中毒，メタノール，色素，防腐剤，有機リン，有害性油脂などの有機性毒物による中毒が知られる。

2 感染症・寄生虫病

1) 消化器系感染症

腸チフス，パラチフス，赤痢などの消化器系感染症は，食品や飲料水などを介して経口的に伝播され，しかも食中毒の場合と異なり，わずかの病原体の侵入によっても発病する。このほかウイルス性の急性灰白髄炎，伝染性下痢症，流行性肝炎なども，数は少ないが食品を介して経口感染する。

2) 寄生虫病

アメーバ赤痢（野菜），回虫症（葉菜），無鉤条虫症（牛肉），トキソプラズマ症（豚肉），マンソン裂頭条虫症（鶏肉），肝吸虫症（フナ），横川吸虫症（アユ），アニサキス症（イカ）などが知られている。

3 食中毒の予防

最近は人の手を介して食品に付着する場合が多く，さらに付着した細菌が食品内で増殖することにより食中毒が生じる。予防としては，手を洗う（付着させない），低温で保存する（増殖させない），加熱処理（殺菌，滅菌）が重要である。

ウイルスの場合は，食品内で増殖することがないため，調理者が調理場内にウイルスを持ち込まないことが重要で，ウイルスに感染しないための健康管理，感染し

4 健康食品

社会と経済が発展するにつれ，食品は食べ物としての性格だけでなく，商品としての性格を併せもつようになった。食品の機能を高め，付加価値を高めることによって，食品の製造流通業者は高い利益を得る。また人々は，健康にとって高い価値をもつと宣伝される食品，いわゆる健康食品を好む傾向にある。しかし，健康食品のなかには，期待した性能を示さず，場合によっては健康に有害なものもあり，健康被害が問題になっている。

4．食の安全

1 食の危険の増加

人の生産活動から様々な化学物質や重金属が環境中に放出され，気候変動から耐性菌の増加に至るまで人の活動が環境を変えた。さらに地球上でこれまで未開だった地域を開発し，未経験の食材まで摂取するようなライフスタイルが一般化するなかで，結果として，多くの危険が食品中に潜むようになった。以前から存在した危険（食中毒，食品添加物，汚染物質）から，20世紀後半に明らかになった危険（輸入食品，残留農薬，牛海綿状脳症，遺伝子組み換え食品），最近問題となった危険（健康食品，原発事故による放射性物質）まで，多くの危険が存在する。これらの危険は，食品中に栄養成分とともに含まれる「微量ではあるが健康に悪影響を及ぼす可能性がある物質」による。

2 リスク分析の考え方

食品の安全を損なう微量物質は，今後も様々なものが現れると予測される。こうした多種多様な微量物質による様々な危険に対応し，安全を確保するためには，物質別に対応を考えるだけでは限界がある。そこで「原因別（微量物質別・危害要因別）に考えるだけでなく，結果（悪影響が発生する確率と影響の可能性）に注目して，問題解決を進める考え方」が現れた。それがリスクに注目する食品のリスク分析の考え方である。

●**食品のリスクとは** 「食品中に存在する危害要因によって，健康への悪影響が発生する確率と影響の程度」である。

●**食品のリスク分析** 「食品中の危害要因を食べることにより，人の健康に悪影響を及ぼす可能性がある場合，その発生を防止し，またはそのリスクを低減するための考え方」である。

●**リスク分析の考え方** 国連食糧農業機関（FAO）および世界保健機関（WHO）合同のコーデックス（国際食品規格）委員会が提案した概念である。わが国では「食品安全基本法」（2003［平成15］年）によって食品安全行政に導入された。この法律により，リスク評価機関として内閣府に食品安全委員会が設置された。同時にリスク管理機関である厚生労働省と農林水産省に，それぞれ食品安全部，消費・安

全局が設置された。

食品のリスク分析は①リスク評価，②リスク管理，③リスクコミュニケーションの3つからなる（図2-25）。

- **リスク評価**　「食品中に含まれる危害要因を食べることによって，どのような確率でどの程度の健康への悪影響が起きるかを科学的に評価すること」がリスク評価である。これを食品安全基本法では食品健康影響評価とよぶ。
- **リスク管理**　「リスク評価の結果を踏まえて，関係者と協議しながら，科学的知見に基づいて技術的な実行可能性・費用対効果など様々な事情を考えたうえで，リスクを低減するために，規格や基準の設定など，適切な政策・措置を決定・実施すること」をリスク管理という。
- **リスクコミュニケーション**　「リスク分析の全過程において，リスク管理機関，リスク評価機関，消費者，生産者，事業者，流通業者，小売業者等の関係者が，それぞれの立場から，相互に情報や意見を交換し，コミュニケーションを行うこと」をリスクコミュニケーションという（考え方の詳細は本章-Ⅳ-A-4「リスクコミュニケーション」を参照）。

3 食品の安全とリスク

食品の安全とは，食品に危害の要因が存在することで生じる人の健康への悪影響が起きる確率（リスク）を科学的・客観的に分析評価して得られるものである。リスクが小さければ（ゼロに近ければ）「安全性は高い」，逆にリスクが大きければ「安全性は低い」と評価される。食品について100％の安全はない。社会的に許容できる範囲に抑えられている状態にある。

一方，食品の安心とは，心に不安が少ないか，ない状態である。ある程度の不確実性を感じるとき，不安が生じる。安心は心理的・主観的な問題で，ある状態を安心と感じるかどうかは個人差がある。

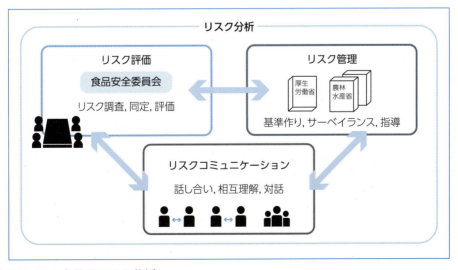

図2-25 ● 食品のリスク分析

5. 重点を置くべき課題

1 食品中の化学物質対策

　食品添加物，残留農薬，動物用医薬品など，食品中の化学物質については，中毒学の考え方に基づいて，許容1日摂取量，耐容1日摂取量などが設定され，実際の曝露量がこれらの値を超えることがないように，規制が行われている（中毒学の考え方については本章-Ⅳ-A-3「問題解明に向けた中毒学の基本」を参照）。

● **許容1日摂取量**　許容1日摂取量（ADI：Acceptable Daily Intake）とは，ある物質について，人が生涯その物質を毎日摂取し続けたとしても，健康への悪影響がないと推定される1日当たりの摂取量である。通常，1日当たり体重1kg当たりの物質量（mg/kg 体重／日）で表される。ADIは，食品添加物や農薬など，食品の生産過程で意図的に使用されるものの安全性指標として用いられる。

● **耐容1日摂取量**　耐容1日摂取量（TDI：Tolerable Daily Intake）とは，環境汚染物質などの非意図的に混入する物質について，人が生涯にわたって毎日摂取し続けたとしても，健康への悪影響がないと推定される1日当たりの摂取量のことである。通常，1日当たり体重1kg当たりの物質量（mg/kg 体重／日）で表される。TDIは，重金属などに関する指標として用いられる。

2 食品添加物

　食品添加物は食品の加工，保存などの目的で使用される。たとえば食品の腐敗を防ぎ，食中毒を予防するなど，大きな役割を果たしている。その一方，食品添加物は，人が長期にわたって摂取し続けても安全なものでなければならない。このため食品添加物は，厚生労働大臣が指定した添加物以外は製造，輸入，販売などができない。また，指定にあたっては，数多くの動物実験などを行い，有効性，安全性が確認されたものだけを使用できるとしている。

3 残留農薬等

　家畜や養殖魚介類の疾病予防や治療の目的で用いられる化学物質の食品への残留が問題となっている。食品に残留する「農薬，飼料添加物および動物用医薬品など（以下，農薬等）」については，一定の量（一律基準）を超えて農薬等が残留する食品の販売などを禁止する「ポジティブリスト制度」が行われている。この制度により，農薬等が，残留基準が設定されていない無登録のものであっても，一律基準を超えて食品に残留していることが明らかになった場合は，規制の対象となる。

4 放射性物質

　2011（平成23）年3月11日の東京電力福島第一原子力発電所の事故で，厚生労働省はすぐに食品に含まれる放射性物質につき，暫定規制値を定め，出荷制限などの措置をとった。その後，食品から受ける線量の上限を5mSv／年から1mSv／年に引き下げ，新たな基準値を設定した。放射性セシウムの現行基準値（2012［平成24］年4月から）では，一般食品100Bq/kg，乳児用食品50Bq/kg，牛乳50Bq/kg，飲料水10Bq/kgとなっている。

VII 薬物と公衆衛生

人類は進化の過程で，自然界に存在する薬理作用がある植物や動物を発見し，それらを用いて疾病を治療することを経験的に行ってきた。

現代では，こうした薬草などの自然界の物質および人工的に合成された化学物質を利用し，またさらにそれらを化学的に精製した物質を，意図的に用いている。これが薬物である。人間や動物に投与したときに，何らかの生理的な作用を及ぼし，多くは，疾病の治療や予防や診断など，医薬品として用いられる。

その一方で，精神的な作用をもち，依存性のある薬物，特に麻薬や覚せい剤は薬物依存の対象となり，公衆衛生上厳しく規制されている。また食料生産の増産や食品の機能を上げるために，食品に薬物が加えられる場合があるが，健康被害を引き起こす可能性が高い。

1．薬物乱用依存症対策

薬物乱用とは，社会的・医学的常識を逸脱して，麻薬，覚せい剤，危険ドラッグなどの薬物を使用することである。一度経験しただけでも乱用に当たる。乱用の危険がある薬物としては，覚せい剤，大麻（マリファナ），アヘン系麻薬（ヘロインなど），コカイン，MDMA，危険ドラッグ，有機溶剤（シンナーなど）がある。

乱用の結果として，①心身に重篤な影響が出る，②自分の意志でやめられなくなる。一度くらいなら大丈夫と使っても繰り返し使わずにはいられなくなる（依存症），使用を繰り返すうちに，それまでの量では効果が薄れる（耐性），③幻覚や妄想が現れ，薬物を求めて犯罪を犯す危険がある，④友人・家族や社会から孤立する，などがある。

第5次薬物乱用防止5か年戦略（2018（平成30）年8月）では表2-6のような目標をあげている。

2．薬剤耐性菌への対策

人が用いる薬物が，人を囲む環境中の微生物の様態を変化させ，人が微生物をコントロールすることを困難にしてしまった例として，薬剤耐性菌の問題があげられる。

表2-6 ● 第5次薬物乱用防止5か年戦略の目標

①青少年を中心とした広報・啓発を通じた国民全体の規範意識の向上による薬物乱用未然防止。
②薬物乱用者に対する適切な治療と効果的な社会復帰支援による再乱用防止。
③薬物密売組織の壊滅，末端乱用者に対する取締りの徹底及び多様化する乱用薬物等に対する迅速な対応による薬物の流通阻止。
④水際対策の徹底による薬物の密輸入阻止。
⑤国際社会の一員としての国際連携・協力を通じた薬物乱用防止。

表 2-7 ● 薬剤耐性対策アクションプラン（2016〜2020 年）の目標

①国民の薬剤耐性に関する知識や理解を深め，専門職等への教育・研修を推進する。
②薬剤耐性及び抗微生物剤の使用量を継続的に監視し，薬剤耐性の変化や拡大の予兆を的確に把握する。
③適切な感染予防・管理の実践により，薬剤耐性微生物の拡大を阻止する。
④医療，畜水産等の分野における抗微生物剤の適正な使用を推進する。
⑤薬剤耐性の研究や，薬剤耐性微生物に対する予防・診断・治療手段を確保するための研究開発を推進する。
⑥国際的視野で多分野と協働し，薬剤耐性対策を推進する。

抗菌薬として，1928 年にペニシリンを発見したフレミングは，すでに 1945 年のノーベル賞受賞講演で「ペニシリンをだれでもが買える時代になると，薬剤耐性菌が生み出されるかもしれない」として耐性菌の問題を指摘している。1960 年代から 70 年代にかけて強力な抗菌薬が開発される一方，先進国の主な死因は感染症から非感染症へと移行し，新たな抗菌薬の開発は減少した。その一方，病院を中心に新たな薬剤耐性菌の脅威が増えた。

薬剤耐性対策アクションプラン（2016〜2020 年）では，表 2-7 の目標をあげている。

VIII 環境行政

本節では，環境行政に注目して主体環境系を考える。主体であるあなたやほかの人々が生きるのに適した環境を守るうえで，環境行政はどのような働きをしているだろうか。

1．環境行政のしくみと考え方

国民の生命健康の保護に始まり，生活環境一般の保全を目的として行う行政が環境行政である。近年の環境問題は，健康・生活環境の被害と自然環境の破壊を共にもたらす性質を有している。またかつての公害のように大規模特定発生源から汚染物質が排出されるというよりも，私たちの日常生活や事業者の通常の事業活動から環境への大きな負荷が生じている。こうした状況を踏まえ，1993（平成 5）年にできた環境基本法は，環境の恵沢の享受と継承，環境への負荷の少ない持続的発展が可能な社会の構築，国際協調による地球環境保全，などを目指している。

●環境基本計画　環境基本法によって，政府が定める環境の保全についての基本的計画で，現在は第 4 次環境基本計画が行われている。

●環境アセスメント　道路，埋め立て，廃棄物処分場の建設などの開発を行う際，環境への配慮が適切に行われているかどうかを評価する「環境アセスメント」について，環境影響評価法が制定されている。

●公害防止計画　公害防止計画は，「環境基本法」第 17 条に基づき，公害の防止に

関する施策を総合的に行うべき地域を対象とした計画である。環境への負荷の低減，公害の早急な解決，公害の未然防止，地域住民の健康保護，生活環境保全，などを目指している。

2．環境行政の法律

公衆衛生学は人々と社会を動かし健康に向かう科学であり，行政の役割は重要である。この第2章でこれまで述べてきた環境の多様な側面に対応するために，様々な法律が存在し，行政はそれらの法律を活用して環境を健康に保つ役割を担う。

1) 行政的な課題と対応

行政が取り組むことが期待される課題と，それに対応した主な法律を以下に示す。

課題1：都市の環境保全を考えた計画（たとえば地域公害防止計画）や条例を作るうえで，基本的な考え方を確認するために重要なのは？
　・環境基本法

課題2：公害防止を様々な分野で具体的に進めるために，助けになる法律は？
①水環境の保全のためには
　・水質汚濁防止法
　・下水道法（化学的酸素要求量に係る総量削減計画などと関連して）
②有害化学物質への取り組み
　・ダイオキシン類対策特別措置法
　・PRTR法（特定化学物質の環境への排出量の把握等及び管理の改善の促進に関する法律）

課題3：自然の保護や回復を進めるために役立つ法律は？
①緑を増やす：都市公園法，都市計画法
②地球規模での環境保全に寄与する：地球温暖化対策の推進に関する法律，オゾン層保護法，省エネ法

課題4：都市環境の評価や，都市の景観の向上などを進めるために役立つ法律は？
　・環境影響評価法

課題5：廃棄物の処理と再利用を進めるためには？
　・廃棄物処理法
　・容器包装リサイクル法（ごみの分別収集促進などと関連して）

課題6：環境に関連して被害や健康障害を受けた人々に対しては？
　・公害被害の補償等に関する法律

演習課題

1. 主体環境系の考え方で，人の生活に影響する環境要因を整理しておこう。
2. 呼吸物質としての空気や体温調節について整理しておこう。
3. 騒音，電離放射線，非電離放射線など物理的要因の健康影響を整理して理解しよう。
4. 上下水道のシステムや，水質基準について理解しよう。
5. 廃棄物や生活排水の処理について整理しよう。
6. 地域的な公害から，地球的な環境汚染に至る推移を理解しよう。
7. 中毒学の考え方に親しみ，中毒物質の動きや量 - 反応関係，量 - 影響関係，閾値について知識を整理しよう。
8. 水質汚濁のこれまでの経緯や環境基準について理解しよう。
9. 大気汚染のこれまでの経緯や環境基準について理解しよう。
10. 地球温暖化をはじめとする地球環境問題について理解しよう。
11. 放射性物質や放射線の健康影響について理解しよう。
12. 生活衛生関係営業に関する社会的なしくみを知っておこう。
13. 家庭用品に含まれる有害物の種類や規制について知識を整理しよう。
14. 食生活の安全を確保するための施策やリスク分析の考え方を整理しよう。
15. 食事摂取基準の目的を理解し，食生活の課題と栄養改善の方法を整理しよう。
16. 健康維持するための食品管理の必要性を理解しよう。
17. 食品がもたらす健康障害について知っておこう。
18. 薬物乱用や薬剤耐性菌への対策について知っておこう。
19. 環境行政の意味と法律や施策を理解しよう。

第1編 公衆衛生の理解

第3章
人口統計と公衆衛生

この章では

- 世界における人口の動向と，それがもたらす問題について理解する。
- わが国における人口の動向と，その特徴について理解する。
- 人口静態統計および人口ピラミッドについて理解する。
- 人口動態統計で使用される各種の指標の定義および動向について理解する。
- 生命表と平均余命，平均寿命，および健康寿命について理解する。
- 少子高齢化の問題と公衆衛生的課題について理解する。

Ⅰ 人口の動向

世界における人口の動向

1．人口増加の現状と特徴

　1650年頃の世界人口は5億5000万人程度であり，この頃から急速に増加し始めたと考えられている。産業革命期を経て人口増加は顕著となったが，第2次世界大戦までは年増加率は1％以下であった。この頃の人口増加は先進工業国を中心とするもので，社会経済の発展に同調しており，今日のような問題を提起することはなかった。

　第2次世界大戦後，世界人口は急速に増加し，いわゆる**人口爆発**の時代を迎えた。国際連合（国連）の2019年推計によると，1950年の世界人口は約25億人であったが，1990年までに50億人を超え，2010年には約70億人と60年間で2.7倍強に増加した。このなかで，先進地域は1950年の約8億人から2010年の約12億人と約1.5倍の増加であるのに対して，開発途上地域は約17億人から約57億人と約3.3倍の増加であった（表3-1）。

　2020年の国別人口をみると，人口1億人以上の国は14か国で，なかでも中国とインドは13億人以上と突出しており，それぞれ世界人口の2割近くを占めている（表3-2）。

●**世界人口の将来予測**　さらに，国連の2019年推計によると，将来の世界人口は，増加率は徐々に低下するものの，2030年には約85億人，2050年には約97億人に増加すると予測されている。このなかで，先進地域は2030年で13億人弱，2050年も13億人弱と，2010年から大きく増加しないが，開発途上地域は2030年で約73億人，2050年で約85億人と，今後も大きな増加が予測されている（表3-1参照）。

　なお，世界人口に占める開発途上地域の人口の割合は，1950年は約68％であったが，2010年は約82％となっており，さらに2030年は約85％，2050年は約87％になると予測されている。

2．人口の動向がもたらす問題

　世界の人口問題は，開発途上地域における高い出生率および人口増加率が特徴であり，死亡率の低下に伴って多産多死から多産少死へと移行しつつあるが，先進地域のような少産少死にまでは至っていない。

●**世界人口会議**　世界の人口問題の解決のため，1974年に国連はルーマニアのブカ

表 3-1 ● 世界人口の推移と将来予測

	世界全域		先進地域[1]		開発途上地域[2]	
	年央推計人口（100万人）	年平均増加率（%）	年央推計人口（100万人）	年平均増加率（%）	年央推計人口（100万人）	年平均増加率（%）
1950年	2536	…	815	…	1722	…
'55	2773	1.78	864	1.18	1909	2.06
'60	3035	1.81	916	1.17	2119	2.09
'65	3340	1.91	967	1.07	2373	2.27
'70	3700	2.05	1008	0.85	2692	2.52
'75	4079	1.95	1048	0.78	3031	2.37
'80	4458	1.78	1083	0.65	3375	2.15
'85	4871	1.77	1115	0.58	3756	2.14
'90	5327	1.79	1146	0.54	4182	2.15
'95	5744	1.51	1169	0.41	4575	1.80
2000	6143	1.34	1188	0.32	4955	1.60
'05	6542	1.26	1209	0.35	5333	1.47
'10	6957	1.23	1235	0.42	5722	1.41
'15	7380	1.18	1257	0.35	6123	1.36
'20	7795	1.09	1273	0.26	6521	1.26
'25	8184	0.98	1282	0.13	6903	1.14
'30	8548	0.87	1286	0.07	7262	1.02
'35	8888	0.78	1288	0.03	7599	0.91
'40	9199	0.69	1287	△0.01	7911	0.81
'45	9482	0.61	1285	△0.04	8197	0.71
'50	9735	0.53	1280	△0.07	8455	0.62

注：1）ヨーロッパ，北部アメリカ（合衆国とカナダ），日本，オーストラリア，ニュージーランドからなる地域である。
2）先進地域以外の地域である。
3）△はマイナスを示す。
資料／UN：World Population Prospects: The 2019 Revision.

レストで世界人口会議を開催した。この会議は，政府間レベルで人口問題をテーマにした初の国際会議であった。先進国側は，開発を進めるにあたって，出生を抑制して人口急増の弊害を取り除くことが必要だと主張したが，開発途上国側は，経済開発を優先すべきで「開発が最良の避妊薬」と主張して，議論は真っ向から対立した。それでも，人口問題解決のためのガイドラインとなる「**世界人口行動計画**」が採択された。

● **国際人口会議**　その後，1984年にメキシコのメキシコシティで開催された国際人口会議では，様相が異なっていた。開発を進める際は「人口の圧力」を和らげるための増加抑制が必要であることを開発途上国側が認識し，政府代表の演説で「わが

表 3-2 ● 人口1億人以上の国　　　　　　　　　　2020年現在

順位	国名	人口（100万人）	世界人口に占める割合（％）
	世界	7795	100.0
1	中国	1439	18.5
2	インド	1380	17.7
3	アメリカ	331	4.2
4	インドネシア	274	3.5
5	パキスタン	221	2.8
6	ブラジル	213	2.7
7	ナイジェリア	206	2.6
8	バングラデシュ	165	2.1
9	ロシア	146	1.9
10	メキシコ	129	1.7
11	日本	126	1.6
12	エチオピア	115	1.5
13	フィリピン	110	1.4
14	エジプト	102	1.3

資料／UN：World Population Prospects: The 2019 Revision（日本含む）

国は家族計画を取り入れる」という発言が相次いだ。その結果，「世界人口行動計画を継続実施するための勧告」が採択された。

● **国際人口開発会議**　これまでの2つの会議では，人口問題を考える際に，地球規模で人口の「数」を見る「マクロの視点」で議論されたが，1994年にエジプトのカイロで開催された国際人口開発会議では，それが大きく転換し，「個人の立場」から考える「ミクロの視点」で議論された。その中心的な概念が，「女性の地位向上とエンパワーメント（力を付けること）」および「リプロダクティブ・ヘルス／ライツ（性と生殖に関する健康／権利）」である。そして，**性と生殖に関する健康／権利**を提唱した行動計画が採択され，「産む性である女性が身体的，精神的，社会的に健康でよく生きるために，自分の身体のことは自身で決める権利が保障される」ことが日本を含む参加国で確認された。各国政府は，この行動計画を踏まえて，人口問題対策と開発政策を進めている。

B わが国における人口の動向

1．わが国の現状と特徴

　2021（令和3）年10月1日現在のわが国の総人口（概数）は1億2550万2000人（男6101万9000人，女6448万3000人）であり，2020（令和2）年10月1日からの1年間に64.4万人減少した。

表 3-3 ● わが国の人口の推移

	総人口[1] (1000 人)	人口増減率[2] (%)	人口密度 (1km²当たり)	人口性比 (女 100 対男)
昭和 25 年 (1950)	83200	1.75	226	96.3
35 ('60)	93419	0.84	253	96.5
40 ('65)	98275	1.13	266	96.4
45 ('70)	103720	1.15	280	96.4
50 ('75)	111940	1.24	301	96.9
55 ('80)	117060	0.78	314	96.9
60 ('85)	121049	0.62	325	96.7
平成 2 ('90)	123611	0.33	332	96.5
7 ('95)	125570	0.24	337	96.2
12 (2000)	126926	0.20	340	95.8
17 ('05)	127768	△0.01	343	95.3
22 ('10)	128057	0.02	343	94.8
27 ('15)	127095	△0.11	341	94.8
令和 2 ('20)	126146	△0.32	338	94.7
3 ('21)	125502	△0.51	…	94.6

注：1）各年 10 月 1 日現在人口（昭和 45 年までは沖縄県を含まない）。令和 3 年は人口推計。
2）人口増減率は，前年 10 月から当年 9 月までの増減数を前年人口で除したもの。
3）人口密度は国勢調査（総務省統計局）による。
4）△はマイナスを示す。
資料／総務省統計局：国勢調査報告．

　今日までの人口の動向をみると，1 年間の人口増減率は，戦中・戦後の混乱期に大きく上下した後は低下し，1960（昭和 35）年には 0.84％となった。その後は上昇し，1970 年代前半には，戦後の第 1 次ベビーブームで生まれた女性が最も出生力の高い年齢にさしかかったことで出生率が上昇し（第 2 次ベビーブーム），人口増減率も 1.4％前後となった。しかし，1973（昭和 48）年をピークとして出生率が低下すると，人口増減率も再び低下に転じ，2005（平成 17）年には－0.01％と，戦後初めての人口減少となった。その後は横ばいから減少傾向が続いている（表 3-3）。

●わが国の人口の将来予測　国立社会保障・人口問題研究所が 2017（平成 29）年に推計した将来人口によると，人口推計の出発点である 2015（平成 27）年のわが国の総人口は約 1 億 2709 万人であった。総人口はすでに減少期に入っており，出生中位・死亡中位推計によると，2045（令和 27）年には 1 億 642 万人となる。さらに 2065（令和 47）年には 8808 万人と，2015 年より 3901 万人の減少となり，現在の 7 割程度の人口規模となるものと推計されている（表 3-4）。

2．人口構造の変化

　2021（令和 3）年 10 月 1 日現在のわが国の総人口に占める年齢 3 区分別人口は，

表 3-4 ● わが国の将来人口（出生中位・死亡中位推計）　　平成 27〜令和 47（2015〜2065）年

	人口（千人）		年齢3区分割合（％）			指数（％）		
	総数	うち65歳以上	0〜14歳	15〜64歳	65歳以上	年少人口	老年人口	従属人口
平成27年（2015）	127095	33868	12.5	60.8	26.6	20.6	43.8	64.5
令和 7　（'25）	122544	36771	11.5	58.5	30.0	19.6	51.3	70.9
令和 17　（'35）	115216	37817	10.8	56.4	32.8	19.2	58.2	77.4
令和 27　（'45）	106421	39192	10.7	52.5	36.8	20.4	70.2	90.6
令和 37　（'55）	97441	37042	10.4	51.6	38.0	20.1	73.7	93.8
令和 47　（'65）	88077	33810	10.2	51.4	38.4	19.8	74.6	94.5

注：年齢3区分割合は，年齢不詳を按分補正した人口を分母として算出している．
資料／国立社会保障・人口問題研究所：日本の将来推計人口，平成29年推計．

　年少人口（0〜14歳）が1478万4000人（11.8％），生産年齢人口（15〜64歳）が7450万4000人（59.4％），老年人口（65歳以上）が3621万4000人（28.9％）となっている。年少人口および生産年齢人口の低下が続く一方，老年人口は2020（令和2）年10月1日からの1年間に約18.7万人（0.3ポイント）増加している。

●**わが国の将来高齢化率**　国立社会保障・人口問題研究所が2017（平成29）年に推計した将来人口によると，高齢化率（老年人口が総人口に占める割合）は，2015（平成27）年には26.6％であったが，2065年には38.4％に上昇すると予想されている。一方，年少人口の割合は，年少人口の減少とともに，2015（平成27）年の12.5％から次第に低下し，2065年には10.2％になると予想されている。また，生産年齢人口の割合は，2015（平成27）年には60.8％であったが，2065年には51.4％となり，長期にわたって低下するとされている。生産年齢人口が扶養する年少人口と老年人口とを合わせた従属人口指数は，2015（平成27）年の64.5％（年少人口20.6％，老年人口43.8％）から2065年の94.5％（年少人口19.8％，老年人口74.6％）まで急速に増加すると予想されており，とりわけ老年人口指数の延びが顕著である（表3-4参照）。

Ⅱ 人口の動向把握に必要な指標

人口静態統計

1．人口静態統計の種類

　人口は絶えず変化しているが，ある一時点での人口の状態を観察したのが**人口静態統計**であり，日本では国勢調査として実施されている。

　国勢調査は，統計法に基づいて，日本に居住しているすべての人および世帯を対象として実施される**全数調査**＊であり，国の最も重要かつ基本的な統計調査である。第1回国勢調査は1920（大正9）年に実施され，基本的には5年ごとに，調査年の10月1日現在の状態を全世帯について調査している。西暦年の末尾が「0」の年は大規模調査が実施され，また西暦年の末尾が「5」の年には簡易調査が実施されている。

　なお，国勢調査によって得られる確定数のほかに，国勢調査人口を基礎に人口動態統計の出生数，死亡数を用いて算出した推計数がある。

2．人口静態統計の調査

　国勢調査では，世帯を対象として，氏名，性別，生年月日，配偶者の有無，国籍，職業，世帯員数などを調べている。第1回国勢調査では5596万人であった人口は，第2次世界大戦後は一貫して増加してきたが，出生率の低下に伴って，2005（平成17）年には戦後初めて減少した。その後は，ほぼ横ばいが続いている（表3-3参照）。

3．人口ピラミッド

　性別・年齢別人口により描かれる図を人口ピラミッドとよぶ（図3-1）。現在の人口ピラミッドには，各時代の社会情勢の影響を受けた出生・死亡の状況が反映されている。1940年代後半および1970年代前半の2度のベビーブームと，その後の出生数の減少傾向により，2021（令和3）年10月1日現在の人口ピラミッドは，72〜74歳および47〜50歳を中心とした2つの膨らみをもち，年少人口がより少ないつぼ型となっている。図3-2に，人口ピラミッドの代表的パターンを示す。

＊**全数調査**：対象者の全員について調査する方法。これに対して，対象者の一部のみを調査するのが標本調査である。

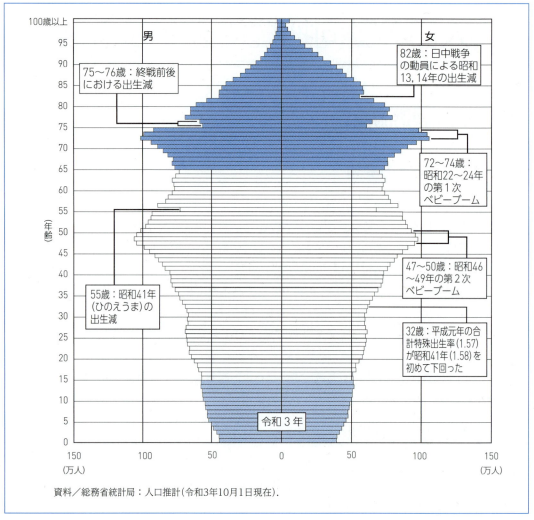

図 3-1 ● わが国の人口ピラミッド

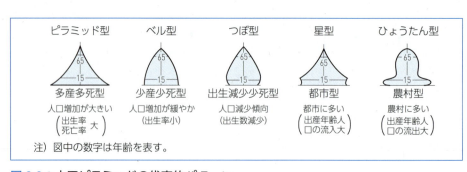

図 3-2 ● 人口ピラミッドの代表的パターン

B 人口動態統計

　一定期間（通常は1年間）での人口の増減を観察するために，出生，死亡，死産，婚姻，離婚の5つの事象について集計したのが**人口動態統計**である。人口動態統計は戸籍法および死産の届出に関する規定に基づいて届けられた内容を集計した業務統計であり，全数調査である。表3-5に人口動態総覧を示す。

表3-5 ● 人口動態総覧

	実数（人，胎，組）			率[1]	
	令和3年	令和2年	対前年増減	令和3年	令和2年
出生	811622	840835	△29213	6.6	6.8
男	415903	430713	△14810	7.0	7.2
女	395719	410122	△14403	6.3	6.5
死亡	1439856	1372755	67101	11.7	11.1
男	738141	706834	31307	12.4	11.8
女	701715	665921	35794	11.1	10.5
（再掲）					
乳児死亡	1399	1512	△113	1.7	1.8
新生児死亡	658	704	△46	0.8	0.8
自然増減	△628234	△531920	△96314	△5.1	△4.3
死産	16277	17278	△1001	19.7	20.1
自然死産	8082	8188	△106	9.8	9.5
人工死産	8195	9090	△895	9.9	10.6
周産期死亡	2741	2664	77	3.4	3.2
妊娠満22週以後の死産	2235	2112	123	2.7	2.5
早期新生児死亡	506	552	△46	0.6	0.7
婚姻	501138	525507	△24369	4.1	4.3
離婚	184384	193253	△8869	1.50	1.57

	令和3年	令和2年
合計特殊出生率	1.30	1.33
年齢調整死亡率[1)2)] 男	13.6	13.3
女	7.4	7.2

注：1）出生・死亡・自然増減・婚姻・離婚・年齢調整死亡率は人口1000対，乳児死亡・新生児死亡・早期新生児死亡率は出生1000対，死産率は出産（出生＋死産）1000対，周産期死亡・妊娠満22週以後の死産率は出産（出生＋妊娠満22週以後の死産）1000対である。
　　2）年齢調整死亡率は，平成27年モデル人口で算出している。
資料／厚生労働省：令和3年人口動態統計（確定数）の概況．

1. 出生

●**粗出生率** ある1年での人口1000に対する出生数を出生率という。後述する合計特殊出生率などと区別するために，**粗出生率**とよぶ場合もある。

$$粗出生率 = \frac{年間出生数}{10月1日現在日本人人口} \times 1000$$

粗出生率は，その人口集団の性別・年齢別人口を考慮していない。2021（令和3）年の出生数は81万1604人で，粗出生率は6.6であった。

粗出生率は，母親の年齢や生まれてくる女子の数の影響を受けるため，これらを考慮した指標として合計特殊出生率（粗再生産率），総再生産率，純再生産率がある。

●**合計特殊出生率** 合計特殊出生率（粗再生産率）は，ある年次について「15〜49歳までの女性の年齢別出生率を合計したもの」である。その年次の年齢別出生率が今後も続いた場合に，その年次に生まれた1人の女子が一生の間に平均して産む子の数に相当する。

$$合計特殊出生率 = \left\{ \frac{年間の母の年齢別出生数}{10月1日現在年齢別女性人口} \right\} 15歳から49歳までの合計$$

合計特殊出生率が2.1〜2.2の場合に将来人口は一定になる。2021（令和3）年の合計特殊出生率は1.30であった。

子を産むのは女性のみであることから，1人の女性が一生の間に女児を産むことを再生産とする考えが導入された。

●**総再生産率** 総再生産率とは，ある年次について「15〜49歳までの女性の年齢別女児出生率を合計したもの」である。その年次の年齢別女児出生率が今後も続いた場合に，その年次に生まれた1人の女子が一生の間に平均して産む女児の数に相当する。

$$総再生産率 = \left\{ \frac{年間の母の年齢別女児出生数}{10月1日現在年齢別女性人口} \right\} 15歳から49歳までの合計$$

2020（令和2）年の総再生産率は0.65であった。

●**純再生産率** 純再生産率は，総再生産率に，生まれた女児の一部が妊娠可能年齢を過ぎるまでに死亡する影響を考慮したものである。

$$純再生産率 = \left\{ \frac{生命表による年齢別女子定常人口}{生命表による0歳の女子生存数} \times \frac{年間の母の年齢別女児出生数}{10月1日現在年齢別女性人口} \right\} 15歳から49歳までの合計$$

純再生産率が1.0の場合に将来定常人口となり，1.0より大きいと人口は将来増加し，小さいと将来減少する。2020（令和2）年の純再生産率は0.64であった。

2. 死亡率・死因

●**粗死亡率** ある1年での人口1000に対する死亡数を死亡率という。後述する年

齢調整死亡率と区別するために，**粗死亡率**とよぶ場合もある。

$$粗死亡率 = \frac{年間死亡数}{10月1日現在日本人人口} \times 1000$$

2021（令和3）年の死亡数は143万9809人で，粗死亡率は11.7であった。

わが国の粗死亡率は，明治から大正にかけては20台で推移したが，昭和に入って20を下回り，1941（昭和16）年には16.0まで低下した。第2次世界大戦後も低下傾向にあり，1979（昭和54）年，1982（昭和57）年に6.0まで低下したが，その後は人口の高齢化の影響により，穏やかな上昇傾向を示している。

● **年齢調整死亡率** 粗死亡率は年齢の影響を受け，高齢者の多い集団ほど粗死亡率は高くなる。そのため，時系列比較や国際比較，都道府県間比較など集団間の死亡率の比較では，**年齢調整死亡率**が用いられる。年齢調整には直接法と間接法の2つの方法があるが，人口統計では直接法が用いられる。直接法による年齢調整死亡率は次の式で算出される。

年齢調整死亡率

$$= \frac{\left\{\begin{bmatrix}観察集団の各年齢\\（年齢階級）の死亡率\end{bmatrix} \times \begin{bmatrix}基準人口集団のその\\年齢（年齢階級）の人口\end{bmatrix}\right\}の各年齢（年齢階級）の総和}{基準人口集団の総数} \times 1000$$

基準人口集団として，厚生労働省では1990（平成2）年の人口動態統計報告から**1985（昭和60）年モデル人口**を使用している。これは，1985（昭和60）年国勢調査日本人人口を基に，ベビーブームなどについて一定の方法で補正したうえで四捨五入により1000人単位にまとめたものである。

年齢調整死亡率は年々低下しており，2019（令和元）年は男4.6，女2.4であった。年齢構成の影響を取り除いた死亡の状況は改善されつつある。

● **主要死因別にみた死亡率** 主要死因別にみた人口10万人に対する粗死亡率（図3-3）と男女別・主要死因別の年齢調整死亡率（図3-4）の年次推移を示す。2021（令和3）年の死因順位は第1位から順に，悪性新生物（腫瘍），心疾患（高血圧性を除く），老衰，脳血管疾患，肺炎，誤嚥性肺炎，不慮の事故，腎不全，アルツハイマー病，血管性および詳細不明の認知症となっている。

1950（昭和25）年までは結核が死因の第1位だったが，抗結核薬の導入などにより著しく低下した。代わって1951（昭和26）年から脳血管疾患が第1位となった。脳血管疾患の死亡率は1965（昭和40）年，1970（昭和45）年をピークとして低下し，1981（昭和56）年から悪性新生物が第1位となった。その後，1985（昭和60）年から心疾患が第2位となり，2011（平成23）年から肺炎が第3位となった。このように1950年代以降，わが国の死因構造の中心は感染症から生活習慣病に大きく変化している。

なお，脳血管疾患の死亡率が低下していくなかで，1995（平成7）年に心疾患の死亡率が大幅に低下し，脳血管疾患の死亡率が増加したために，1995（平成7）年，1996（平成8）年のみ脳血管疾患が第2位，心疾患が第3位と順位が入れ替

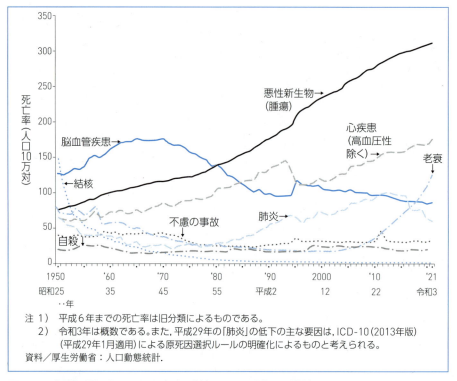

図 3-3 ● 主要死因別にみた死亡率（人口10万対）の推移

注1） 平成6年までの死亡率は旧分類によるものである。
2） 令和3年は概数である。また、平成29年の「肺炎」の低下の主な要因は、ICD-10（2013年版）（平成29年1月適用）による原死因選択ルールの明確化によるものと考えられる。
資料／厚生労働省：人口動態統計．

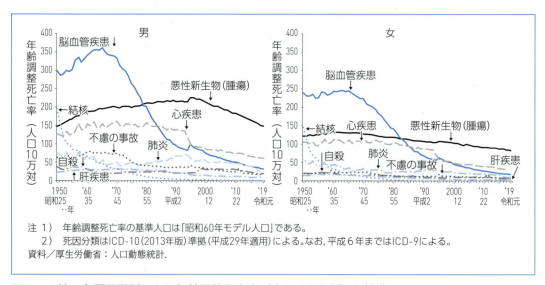

図 3-4 ● 性・主要死因別にみた年齢調整死亡率（人口10万対）の推移

注1） 年齢調整死亡率の基準人口は「昭和60年モデル人口」である。
2） 死因分類はICD-10（2013年版）準拠（平成29年適用）による。なお、平成6年まではICD-9による。
資料／厚生労働省：人口動態統計．

わった。これは1995（平成7）年の**ICD-10**＊の適用に伴って死亡診断書様式が改

＊ICD-10：国際疾病，障害および死因統計分類（International Statistical Classification of Diseases and Related Health Problems；ICD）の第10版である。ICDはWHOが作成，管理しており，ICD-10は1990年に採択された。人口動態統計などの統計調査や医療機関における診療録の管理などに使用されている。

正され，疾患の終末期の状態としての心不全，呼吸不全などを書かないように行政指導が行われたためと考えられ，これらの統計を使用する際には注意が必要である。

●**年齢別死因構造の現状**　死因構造は年齢により異なっている。2021（令和3）年（概数）の第1位は，0歳（乳児）と1〜4歳は先天奇形，変形および染色体異常，5〜9歳，40〜89歳は悪性新生物，10〜39歳は自殺，90歳以上は老衰である。第2位をみると，5〜9歳，15〜24歳は不慮の事故，1〜4歳，10〜14歳，25〜39歳は悪性新生物，40〜49歳は自殺，50歳以上は心疾患である。なお第3位は，15〜24歳，90〜99歳は悪性新生物，30〜49歳は心疾患，55〜84歳は脳血管疾患である。

3．死産，周産期死亡，乳児死亡

人口動態統計でいう**死産**は，死産の届出に関する規定2条に規定する妊娠満12週（第4月）以後の死児の出産であり，自然死産と人工死産に分けている。人工死産とは，胎児の母体内生存が確実なときに人工的処置を加えたことにより死産に至った場合をいい，それ以外はすべて自然死産となる。なお，死産統計では母体保護法による人工妊娠中絶のうち，妊娠満12週から妊娠満22週未満までのものを含んでいる。

●**死産率**　死産率は，通常，出産（出生＋死産）1000に対する率で表される。

$$死産率 = \frac{年間死産数（妊娠満12週以後の死児の出産）}{年間出産数（年間出生数＋年間死産数）} \times 1000$$

2020（令和2）年の死産数は1万7278胎で，死産率は20.1，自然死産率は9.5，人工死産率は10.6であった。

自然死産率は，1950（昭和25）年から上昇傾向を示したが，1961（昭和36）年の54.3をピークとして現在まで低下傾向にある。人工死産率は，1953（昭和28）年から1958（昭和33）年に50を超えた後は低下傾向にあったが，1974（昭和49）年から上昇傾向に転じ，1985（昭和60）年に自然死産率を上回った。その後は細かい増減を繰り返しながら全体としては低下傾向にある。なお，1966（昭和41）年は「ひのえうま」に伴う出生数減少のため自然死産率，人工死産率ともに急増している。

●**死産の原因**　死産の原因には，胎児側と母側の2つの側面がある。胎児側病態からみると，ほとんどが周産期に発生したそのほかの障害である。一方，母側病態からみると，記載のあったものでは，現在の妊娠とは無関係の場合もありうる母体の病態が多い。そのなかでは，母体の感染症および寄生虫症によるもの，母体の腎および尿路疾患によるものが多い。

死産は妊娠満24週未満が多く，特に人工死産のほとんどが妊娠満24週未満である。母の年齢別にみると，自然死産率は25〜29歳で，人工死産率は30〜34歳で最低となっている。

●**周産期死亡率**　妊娠後期の死産と早期新生児死亡はともに母体の健康状態に強く影

響されること，生後まもなく死亡した例が死産扱いになる場合があることなどを考慮して，**周産期死亡**という概念が提唱された。現在は，妊娠満22週以後の死産と生後1週未満の早期新生児死亡を合わせたものが周産期死亡と定義されている。**周産期死亡率**は，1年間の出生数と妊娠満22週以後の死産数の合計1000に対する周産期死亡数の率である。

$$周産期死亡率 = \frac{年間周産期死亡数}{年間出生数 + 年間の妊娠満22週以後の死産数} \times 1000$$

2021（令和3）年の妊娠満22週以後の死産数は2236胎，早期新生児死亡数は505人，周産期死亡率は3.4であった。1979（昭和54）年の21.6から著しく低下している。

周産期死亡全体の原因を胎児側病態からみると，周産期に発生した病態が最も多い。一方，母体側病態からみると，母体に原因のない場合が最も多い。

ICD-10適用に伴う変更前の定義（妊娠満28週以後の死産数に早期新生児死亡を合わせたもの，出生1000対）を用いた国際比較では，わが国の周産期死亡は諸外国と比較しても低率であるが，早期新生児死亡に比較して妊娠満28週以後の死産が相対的に多いのが特徴である。

● **乳児死亡率**　生後1年未満の死亡を**乳児死亡**といい，**乳児死亡率**は，通常，出生1000に対する率で表される。

$$乳児死亡率 = \frac{年間乳児死亡数}{年間出生数} \times 1000$$

乳児の生存は母体の健康状態，養育条件などの影響を強く受けるため，地域の衛生状態の良否，ひいては経済や教育を含めた社会状態を反映する指標の一つとして乳児死亡は重要である。なお，乳児死亡のうち，生後4週未満の死亡を新生児死亡，生後1週未満の死亡を早期新生児死亡（前述）という。

2020（令和2）年の乳児死亡数は1512人で，2021（令和3）年の乳児死亡率は1.7であった。わが国の乳児死亡率は，大正末期までは150以上であったが，1940（昭和15）年に100以下となり，1960（昭和35）年30.7，1980（昭和55）年7.5，2000（平成12）年3.2と急速に改善し，現在は世界的にも有数の低率国である。昭和20年代は新生児期以降の乳児死亡の改善が著しかったが，最近は早期新生児死亡の改善の度合いが大きく反映されている。

乳児死亡の原因の第1位は先天奇形，変形および染色体異常，第2位は周産期に発生した病態，第3位は乳幼児突然死症候群となっている。

4．人口の自然増減

ある国や地域の人口は，出生と転入によって増加し，死亡と転出によって減少する。

人口の自然増減は，年間出生数から年間死亡数を引いたもので，自然増減率は人口1000人に対する率で表される。

$$自然増減率 = \frac{年間自然増減数（年間出生数 - 年間死亡数）}{10月1日現在日本人人口} \times 1000$$

一方，人口の社会増減は，年間入国者数（転入者数）から年間出国者数（転出者数）を引いたものである。

2021（令和3）年の自然増減数は－62万8234人であり，自然増減率は－5.1であった。近年は15年連続でマイナスかつ低下となっている。

5．婚姻と離婚

婚姻や離婚の動向は，社会の様々な要因の変化に応じて推移する。第2次世界大戦の終戦直後は，復員や海外からの引き揚げなどによる人口の移動や当時の世相の混乱を反映して，婚姻，離婚ともに大幅な増加がみられた。

●**婚姻率の推移**　婚姻率は，第2次世界大戦直後の数年間に高値を示してから低下したが，その子どもたち（第1次ベビーブーム）が結婚期に入ると増加して，1971（昭和46）年に第2のピークを示した。それ以後は低下して，第2次ベビーブームの子どもたちが結婚期を迎えた1995（平成7）年前後に漸増したものの，全体として低下傾向にある。2021（令和3）年の婚姻件数は50万1116組で，婚姻率は4.1であった。

$$婚姻率 = \frac{年間婚姻届出数}{10月1日現在日本人人口} \times 1000$$

結婚生活に入ったときの夫婦の平均初婚年齢は夫31.0歳，妻29.5歳で，2000（平成12）年に比較して夫は2.2歳，妻は2.5歳高くなっていた。

なお，2020（令和2）年中に届け出られた婚姻件数のうち，夫が再婚の割合は19.4％，妻が再婚の割合は16.8％であった。

●**離婚率の推移**　離婚件数は，第2次世界大戦後しばらくは横ばいであった。離婚率は1965（昭和40）年まで低下傾向にあったが，そこから上昇傾向になり，1983（昭和58）年に第1のピークを示した。その後の数年間は低下したが，1991（平成3）年から再び上昇傾向になり，2002（平成14）年に戦後最高となる第2のピークを示した。それ以後は低下傾向にある。2021（令和3）年の離婚件数は18万4386組で，離婚率は1.50であった。

$$離婚率 = \frac{年間離婚届出数}{10月1日現在日本人人口} \times 1000$$

C　生命表と平均寿命

1．生命表

生命表は，ある期間における死亡状況（年齢別死亡率）が今後も変化しないと仮

表3-6 ● 生命表の作成に必要な諸関数

死亡率 $_nq_x$	x歳ちょうどの者がx＋n歳に達しないで死亡する確率
生存数 l_x	10万人の出生者が，上記の死亡率に従って死亡していく場合，x歳に達するまで生き残る人数の期待値
死亡数 $_nd_x$	x歳における生存数（l_x）のうちx＋n歳に達しないで死亡する人数の期待値
定常人口 $_nL_x$	毎年10万人の出生者があり，かつ上記の死亡率が一定不変の場合における定常状態（人口集団の年齢構造が一定の型に収束した状態）のx歳以上x＋n歳未満の人口
定常人口 T_x	x歳以上の定常人口

定したときに，ある年齢の者が平均してあと何年生きられるか（平均余命），定常状態の人口構成がどのようになるかなどを，死亡率，生存数，定常人口などの生命関数によって表現したものである。

生命表の作成には年齢別死亡率が必要であり，人口静態統計（国勢調査）と人口動態統計により計算される。5年ごとの国勢調査年に作成される完全生命表と，それ以外の年に作成される簡易生命表があり，さらに近年では，都道府県別，市区町村別の生命表も作成されている。

生命表の作成に必要な諸関数の意味は表3-6のとおりである。

2．平均余命，平均寿命

x歳ちょうどの生存者が，その後に平均して何年生きられるか，その期待値をx歳の**平均余命**という。上記の諸関数を用いて T_x / l_x と計算される（図3-5）。そのうち，0歳の平均余命を特に**平均寿命**という。平均寿命は，全年齢の死亡状況を集約したものであり，保健福祉水準の総合的指標として広く活用されている。

●**平均余命の推移**　平均余命の推移を図3-6に示す。2020（令和2）年の平均寿命は男性81.56年，女性87.71年であり，男女とも世界トップクラスの長寿国となっている（表3-7）。

●**平均寿命の推移**　日本人の平均寿命は，明治，大正期を通じて低い水準にあったが，昭和期に入ると延び始めた。第6回生命表（1935（昭和10）・1936（昭和11）年）では男46.92年，女49.63年であったが，第8回生命表（1947（昭和22）年）では男50.06年，女53.96年と，男女とも50年を超えた。さらに，1950（昭和25）年には女が60年を超え，1951（昭和26）年には男が60年を超えた。以後も着実に改善しており，女は1960（昭和35）年に70年，1971（昭和46）年に75年，1984（昭和59）年に80年，2002（平成14）年に85年を超えた。男も1971（昭和46）年に70年，1986（昭和61）年に75年，2013（平成25）年に80年を超えた。

2020（令和2）年簡易生命表によると，65歳まで生存する者の割合は男で89.7％，女で94.6％である。同様に，75歳までは男で76.0％，女で88.4％，90

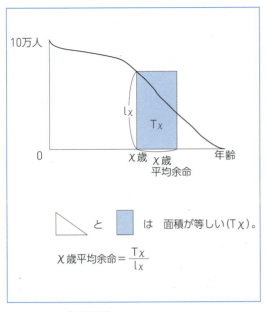

図 3-5 ● 生命表関数

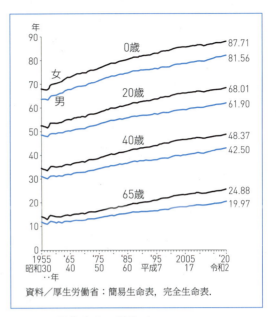

図 3-6 ● 平均余命の推移

表 3-7 ● 平均寿命の国際比較　　　　　　　　　　　　　　　　　　　（単位　年）

	男	女	作成期間
日本	81.56	87.71	2020
カナダ	79.82	84.11	2018-2020
アメリカ合衆国	74.5	80.2	2020
フランス	79.10	85.12	2020
ドイツ	78.64	83.40	2018-2020
イタリア	79.672	84.395	2020
スイス	81.0	85.1	2020
イギリス	79.04	82.86	2018-2020

資料／当該政府からの資料によるもの．

歳までは男で 28.1%，女で 52.6% が生存する．

●**平均寿命の延び**　特定の死因を除去した場合（ある死因が克服された場合）の平均寿命の延びをみると，2020（令和 2）年の男では悪性新生物（腫瘍）で 3.57 年，心疾患で 1.45 年，脳血管疾患で 0.71 年であり，女では悪性新生物（腫瘍）で 2.87 年，心疾患で 1.26 年，脳血管疾患で 0.66 年である．

　日本の平均寿命の延びは，昭和 20～30 年代は乳児死亡率の低下および 20 歳代の結核死亡率の低下が最大の要因となっていた．近年は男女とも 60 歳以上の死亡率の低下によるところが大きい．今後の平均寿命は，中高年齢層における生活習慣病による死亡率の動向に左右される時代が当分続くと思われる．

3. 健康寿命

　少子高齢化を迎えた先進諸国では，生きてはいるが心身機能の障害のために介護を要する高齢者が増加するという問題が生じてきた。そこから寿命の長さのみならず，寿命の質に対する関心が高まってきたことから，新しい健康指標として**健康寿命**が考えられた。

- **健康寿命**　健康寿命とは，あるレベル以上の健康状態での期待生存年数と定義される。したがって様々なレベルが考えられるが，一般的には日常生活動作（Activities of Daily Living；ADL）の遂行に障害のない平均余命を健康寿命としている。つまり，「あと何年，自立して健康に生きられるか」ということである。

- **障害調整平均余命**　世界保健機関（WHO）は，「2000年版世界保健報告」で全加盟国の健康度を表す新しい指標として**障害調整平均余命**（Disability-Adjusted Life Expectancy；**DALE**）を発表した。2013（平成25）年測定値によると，日本人の健康寿命は75年（男女平均）と世界第1位であった。また，平均寿命と健康寿命との差，すなわち不健康な状態での生存期間は9年で，世界第12位であった。ただし，平均寿命が80年以上であった24か国に限ると第3位であった。

- **健康日本21**　日本では，厚生労働省が2000（平成12）年度から展開している**健康日本21**（第1次計画：2000～2012［平成12～24］年度，第2次計画：2013～2022［平成25～令和4］年度）において，基本的方向として健康寿命の延伸が位置づけられている。なお，健康日本21における健康寿命は，国民生活基礎調査の回答に基づいて算出された「日常生活に制限のない期間の平均」であり，2019（令和元）年の健康寿命は男72.68年，女75.38年となっている。ちなみに同年の平均寿命は男81.41年，女87.45年であり，健康寿命との差は男8.73年，女12.07年であった。WHOの障害調整平均余命とは定義が異なっているため，数値も異なっている点には注意が必要である。

　疾病予防と健康管理を進めることにより，平均寿命の延び以上に健康寿命を延ばして，不健康な状態での生存期間を短縮することが課題である。

III　少子高齢化の問題と公衆衛生

人口の高齢化と公衆衛生

1. わが国の高齢化の現状

　わが国において**高齢化率**（老年人口が総人口に占める割合）が7％（**高齢化社会**

表 3-8 ● 高齢化進展の国際比較

	65 歳以上人口割合の到達年次		所要年数
	7%	14%	
日本	1970	1994	24
アメリカ	1945	2015	70
イギリス	1930	1965	35
旧西ドイツ	1930	1975	45
フランス	1865	1995	130
スウェーデン	1890	1975	85

資料／United Nations：The Aging of Population and its Economic and Social Implications, 1956.
Demographic Yearbook, World Population Prospects, 1988.

とよばれる水準）から 14％（**高齢社会**とよばれる水準）に倍増するのに要した年数は，1970（昭和 45）年（7.1％）から 1994（平成 6）年（14.1％）までの 24 年で，西欧諸国よりかなり短く，急速に高齢化が進んできたことがわが国の高齢化の特徴である（表 3-8）。そして 2021（令和 3）年 10 月 1 日現在のわが国の高齢化率は 28.9％であり，21％（**超高齢社会**とよばれる水準）を大きく超えている（21％に達したのは 2007（平成 19）年）。

● **わが国の高齢化の要因** わが国の高齢化が急速に進んでいる要因として，後述する少子化のみならず，死亡率の低下が関連している。粗死亡率，年齢調整死亡率，乳児死亡率，65 歳以上死亡数の死亡総数に対する割合の国際比較を表 3-9 に示す。年齢調整死亡率，乳児死亡率ともに，世界で最も低い値を示している。また，65 歳以上死亡数の死亡総数に対する割合についてみると，日本は世界でも有数の高い割合であるが，これは 65 歳未満で死亡する割合が少ないことを示している。以上より，日本の保健水準が世界的にも高いものであることがわかる。

ただし，今後については必ずしも楽観を許さないとする予測もある。わが国の粗死亡率（人口 1000 対）は 1990（平成 2）年は 6.7，2021（令和 3）年は 11.7 であった。しかし，2017（平成 29）年の国立社会保障・人口問題研究所「日本の将来推計人口」の中位推計によると，2030 年には 13.5，2050 年には 15.7 となっている。さらに，年齢階級別人口割合（年少人口，生産年齢人口，老年人口）および高齢化率，従属人口指数などの指標の動向についても注意が必要である。

2．高齢社会の公衆衛生

高齢社会における公衆衛生では，後述する世帯構造の変化に加えて，就業構造の変化，疾病構造の変化，要介護者の増加などの背景を十分に考慮する必要がある。

たとえば，高齢化による公衆衛生の課題を検討する場合，労働力人口（就業者および完全失業者）の動向は社会の活力を判断するうえで重視すべき指標である。

また，高齢化に伴い，要介護高齢者対策が重要になってくる。寝たきり・認知症・

表3-9 ● 粗死亡率・年齢調整死亡率・乳児死亡率・65歳以上死亡数の死亡総数に対する割合の国際比較

	粗死亡率[1] (人口10万対)	年齢調整死亡率[2] (人口10万対)	乳児死亡率 (出生1000対)	65歳以上死亡数の死亡総数に対する割合（%）
日本	('20) 1112.5	('20) 277.3	('20) 1.8	('20) 90.8
カナダ	('19) 755.8	('19) 352.4	('19) 4.4	('19) 80.8
アメリカ合衆国	('16) 849.3	('16) 475.2	('19) 5.6	('19) 74.2
フランス	('16) 897.0	('16) 353.7	('19) 3.6	('19) 84.2
ドイツ	('19) 1152.6	('19) 410.6	('20) 3.1	('19) 85.6
イタリア	('17) 1074.7	('17) 340.0	('19) 2.8	('19) 89.3
オランダ	('18) 885.7	('18) 363.1	('20) 3.8	('19) 85.6
スウェーデン	('18) 906.6	('18) 352.9	('19) 2.1	('19) 88.6
イギリス	('16) 909.7	('16) 401.7	('19) 3.9	('19) 84.3
オーストラリア	('18) 635.9	('18) 319.8	('19) 3.3	('19) 81.7
ニュージーランド	('16) 669.1	('16) 364.0	('20) 4.0	('20) 80.5

注：1）死亡数を人口で除したいわゆる死亡率のことで，年齢調整死亡率と対比して粗死亡率としたものである．
　　2）年齢調整死亡率の基準人口は世界標準人口による．日本も同様である．
　　3）年齢不詳は，データに含めていない．
　　4）カナダ，アメリカ合衆国，フランスの人口は，「Demographic Yearbook」のデータを使用している．

資料／厚生労働省：人口動態統計．WHO：Health statistics and health information systems「Mortality Database」．United Nations：Demographic Yearbook.

虚弱高齢者数の将来推計を図3-7に示す．これらへの対応は国民的課題として取り組む必要があり，住まい・医療・介護・予防・生活支援が一体的に提供される地域包括ケアシステムの構築が喫緊の課題である．

高齢化は医療需要の増大にも関連する．**後期高齢者医療費**（2007（平成19）年度までは老人医療費）は，図3-8に示すように，2020（令和2）年度は16.6兆円で，1985（昭和60）年の約4倍になっている．国民医療費に占める後期高齢者医

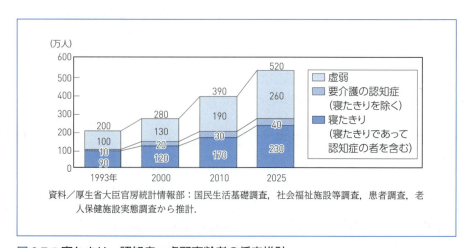

資料／厚生省大臣官房統計情報部：国民生活基礎調査，社会福祉施設等調査，患者調査，老人保健施設実態調査から推計．

図3-7 ● 寝たきり・認知症・虚弱高齢者の将来推計

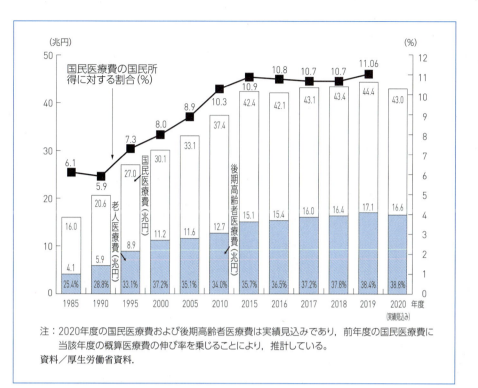

図 3-8 ● 国民医療費の推移

療費の割合も 1985（昭和 60）年は約 25％であったが，2020（令和 2）年は約 39％である。国民医療，特に高齢者医療の充実を考えるにあたり，医療費の問題は，単に高齢化に伴う経済的問題にとどまらず，生涯を通じた健康管理体制の推進を図る公衆衛生の理念と実践に関係してくる。

Ⓑ 少子化と公衆衛生

1．わが国の少子化の推移と状況

　わが国においては，急速に少子化が進行している。出生数と合計特殊出生率の推移を図 3-9 に示す。第 2 次世界大戦直後の数年は，結婚の増加により第 1 次ベビーブームとなり，合計特殊出生率は 4 を超えていたが，すぐに急速に低下した。1956（昭和 31）年には 2.22 となり，初めて**人口置換水準**＊を下回った。1966（昭和 41）年には「ひのえうま」の影響で一時的に 1.58 に下がった。1970 年代前半の第 2 次ベビーブームには 2.1 程度で推移したが，1975（昭和 50）年に 2 を下回った。その後は 1980 年代前半を除き低下傾向が続き，2005（平成 17）年に過

＊**人口置換水準**：ある死亡の水準のもとで，人口が長期的に増えも減りもせずに一定となる出生の水準。1956（昭和 31）年には 2.24 であったが，現在はおおむね 2.07 となっている。

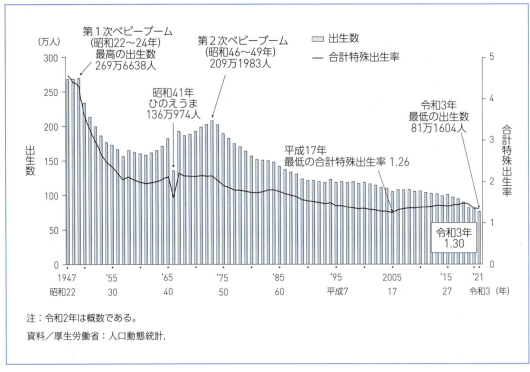

図3-9 ● 出生数と合計特殊出生率の推移

去最低の1.26を記録した。
　その後はゆるやかな上昇傾向を示してきたが，最近は2020（令和2）年1.34，2021（令和3）年1.30と低下傾向がみられる。

2．少子化の原因

　少子化の原因としては，未婚・晩婚化の進行および出生児数の減少があげられる。
　婚姻率の低下および平均初婚年齢の上昇は前述（本章-Ⅱ-B-5「婚姻と離婚」参照）のとおりであるが，**未婚率**は1975（昭和50）年頃から20歳以上のすべての年齢層において上昇しており，特に25～29歳の年齢層についてみると，1980（昭和55）年の未婚率が女性で24.0％，男性で55.1％であったものが，2015（平成27）年には女性で61.3％，男性で72.7％と大幅に上昇している。
　2021（令和3）年に実施された第16回出生動向基本調査によれば，完結出生児数（夫婦の最終的な平均出生子ども数）は1.90人と，前々回，前回調査に引き続き2人を下回った。合計結婚出生率（夫婦の出生率）も1990年代以降は2.0を下回っていることから，合計特殊出生率の低下には，夫婦の出生児数の減少による部分も大きい。なお，近年の合計特殊出生率の低下傾向は，主に晩婚化の進行に伴う20歳代の出生率の低下によるものであり，近年の年齢5歳階級別の出生率をみると，30歳代では上昇傾向が，20歳代では低下傾向がみられる。母の年齢階級別にみた出生率では，30～34歳が最も高くなっている（図3-10）。

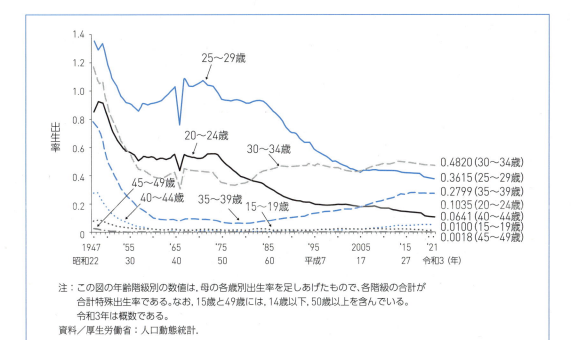

図 3-10 ● 母の年齢階級別出生率の推移

● **母親の出生年齢** また，出生順位別の母親の平均年齢をみると，2020（令和2）年は第1子30.7歳，第2子32.8歳，第3子33.9歳であり，1980（昭和55）年と比較すると，第1子は4.3歳，第2子は4.1歳，第3子は3.3歳高くなっている。さらに，父母が結婚生活に入ってから第1子を出生するまでの平均期間は，2020（令和2）年は2.47年で，1980（昭和55）年より0.86年延びている（**表 3-10**）。

3．少子化対策

わが国では，1990（平成2）年に合計特殊出生率が1.57まで低下したことを契機として，少子化が大きな問題として認識された。

● **エンゼルプラン** 1994（平成6）年には「今後の子育て支援のための施策の基本的方向について」（**エンゼルプラン**）が策定されて，今後のおおむね10年間をめどとして取り組むべき基本的方向と重点施策が盛り込まれた。重点施策の一つが保育サービスの拡充であり，同年に「当面の緊急保育対策等を推進するための基本的考え方」（緊急保育対策等5か年事業）が策定されて，計画的に保育サービスの整備が進められた。しかし，都市部を中心とした利用希望者の増加などのため，待機児童問題の解消には至らなかった。

● **新エンゼルプラン** 1999（平成11）年には「少子化対策推進基本方針」が決定された。これを踏まえて，同年に「重点的に推進すべき少子化対策の具体的実施計画について」（**新エンゼルプラン**）が策定されて，2004（平成16）年度に達成すべき数値目標を定め，各種施策を推進することとした。

表 3-10 ● 出生順位別にみた母の平均年齢と第1子出生までの平均期間の推移

	母の平均年齢（歳）				平均期間[1]（年）
	総数	第1子	第2子	第3子	
昭和25年（'50）	28.7	24.4	26.7	29.4	…
35　（'60）	27.6	25.4	27.8	29.9	1.79
45　（'70）	27.5	25.6	28.3	30.6	1.81
55　（'80）	28.1	26.4	28.7	30.6	1.61
平成2　（'90）	28.9	27.0	29.5	31.8	1.66
12　（2000）	29.6	28.0	30.4	32.3	1.89
17　（'05）	30.4	29.1	31.0	32.6	2.09
22　（'10）	31.2	29.9	31.8	33.2	2.24
27　（'15）	31.8	30.7	32.5	33.5	2.41
令和2　（'20）	32.0	30.7	32.8	33.9	2.47

注：1）父母が結婚生活に入ってから出生順位第1子出生までの平均期間である。
　　2）総数は第4子以上が含まれた平均年齢である。
資料／厚生労働省：人口動態統計．

●**少子化社会対策基本法**　その後，少子化の主たる原因として，晩婚化に加え，夫婦出生力の低下という新たな現象が認められたことを踏まえて，2002（平成14）年に厚生労働省は，もう一段の少子化対策である「少子化対策プラスワン」を発表した。これを踏まえて，2003（平成15）年に少子化対策推進関係閣僚会議で「次世代育成支援に関する当面の取組方針」が決定され，同年に**少子化社会対策基本法**が成立した。同法に基づいて内閣府に少子化対策会議が設置されて，2004（平成16）年に少子化対策の基本方針として「少子化対策大綱」が閣議決定されるとともに，そこに盛り込まれた施策の実施計画として，「少子化対策大綱に基づく重点施策の具体的実施計画について」（**子ども・子育て応援プラン**）が策定された。今後の5年間の具体的な施策内容と目標を掲げるとともに，それらの施策を通じておおむね10年後を展望した「目指すべき社会の姿」が提示された。

エンゼルプランや新エンゼルプランは保育サービスの計画的整備が中心であったが，それだけでは少子化の流れは止まらず，子ども・子育て応援プランでは，若者の自立や仕事と家庭の両立支援（ワークライフバランス）なども含めた幅広い分野の施策が必要との視点から目標が掲げられた。

●**次世代育成支援対策推進法**　また，2003（平成15）年に成立した**次世代育成支援対策推進法**では，次世代育成支援策について，国が定める指針に基づき，地方公共団体や企業においても行動計画を策定し，取り組みを進めていくことが定められた。

●**子ども・子育て支援法**　2010（平成22）年には「**子ども・子育てビジョン**」が閣議決定された。2012（平成24）年には，子ども・子育て関連の制度，財源を一元化して新しいしくみを構築するために，**子ども・子育て支援法**が成立した。これは，幼児期の学校教育・保育，地域の子ども・子育て支援を総合的に推進するために，

認定こども園制度の改善，認定こども園・幼稚園・保育所を通じた共通の給付（施設型給付）および小規模保育等への給付（地域型保育給付）の創設，地域の子ども・子育て支援の充実，子ども・子育て会議の設置などを内容とするものである。この新制度は 2015（平成 27）年度から実施されている。

少子高齢化の公衆衛生的課題

　わが国の少子高齢化は，単に子どもが減って高齢者が増えるだけではなく，世帯構造や生活環境なども急速に変貌しているという特徴がある。

　国民生活基礎調査によれば，65 歳以上の者のいる世帯数は，1989（平成元）年の 1077 万 4000 から 2019（令和元）年の 2558 万 4000 と 30 年間で約 2.4 倍になり，全世帯に占める割合も 27.3% から 49.4% に増加した。これを世帯構造別にみると，夫婦のみの世帯が 225 万 7000（20.9%）から 827 万（32.3%），単独世帯が 159 万 2000（14.8%）から 736 万 9000（28.8%）と増加しているのに対して，三世代世帯は 438 万 5000（40.7%）から 240 万 4000（9.4%）と大きく減少している（表 3-11）。また，国立社会保障・人口問題研究所による世帯数の将来推計（2018［平成 30］年）によれば，今後も 2040（令和 22）年まで，単独世帯，夫婦のみの世帯，ひとり親と子からなる世帯の割合が拡大する一方で，夫婦と子からなる世帯とその他の世帯の割合が縮小する。

　つまり，かつては三世代同居を基本としていたわが国の家族は，急速に核家族化・単独世帯化が進んでいる。それに伴って様々な問題が生じているが，その一つが高齢化に伴って増加する要介護高齢者対策である。かつてのわが国では家族（世帯）や地域社会が助け合って育児や介護を行っていたが，それが核家族化・単独世帯化により難しくなってきている。

　そのため，2000（平成 12）年 4 月から実施された**介護保険制度**は，介護を国民全体で支え合うという考え方のもとに，保健，医療，福祉にわたって総合的に介護サービスを提供するしくみとして創設された。市町村を保険者として 40 歳以上の者を被保険者とする社会保険方式を採用している。

●**少子高齢化の課題**　少子高齢化のもとで，活力ある社会を構築するためには，これまで潜在的な能力を十分に生かせる環境が整備されていなかった高齢者および女性が意欲と能力に応じて働き，社会参加できるようにすることも重要な課題である。少子化によって，労働力人口の減少による経済への悪影響や，社会保障分野における現役世代の経済的な負担増大が懸念される。そのため，性別，年齢に関係なく，個人が意欲と能力に応じて社会に参画できる環境を整備することは，結果的に総人口に占める働く人の割合を高めることになり，少子高齢化による経済面での負担を軽減することにつながると考えられる。

表 3-11 ● 世帯構造別にみた 65 歳以上の者のいる世帯数の推移

	全世帯数	65 歳以上の者のいる世帯							
		総数	全世帯に占める割合 (%)	単独世帯	夫婦のみの世帯	親と未婚の子のみの世帯	三世代世帯	その他の世帯	(再掲) 65 歳以上の者のみの世帯
推計数（千世帯）									
平成元 ('89)	39417	10774	27.3	1592	2257	1260	4385	1280	3035
4 ('92)	41210	11884	28.8	1865	2706	1439	4348	1527	3666
7 ('95)	40770	12695	31.1	2199	3075	1636	4232	1553	4370
10 ('98)	44496	14822	33.3	2724	3956	2025	4401	1715	5597
13 ('01)	45664	16367	35.8	3179	4545	2563	4179	1902	6636
16 ('04)	46323	17864	38.6	3730	5252	2931	3919	2031	7855
19 ('07)	48023	19263	40.1	4326	5732	3418	3528	2260	8986
22 ('10)	48638	20705	42.6	5018	6190	3837	3348	2313	10188
25 ('13)	50112	22420	44.7	5730	6974	4442	2953	2321	11594
28 ('16)	49945	24165	48.4	6559	7526	5007	2668	2405	13252
令和元 ('19)	51785	25584	49.4	7369	8270	5118	2404	2423	14856
構成割合（%）									
平成元 ('89)	—	100.0	—	14.8	20.9	11.7	40.7	11.9	28.2
4 ('92)	—	100.0	—	15.7	22.8	12.1	36.6	12.8	30.8
7 ('95)	—	100.0	—	17.3	24.2	12.9	33.3	12.2	34.4
10 ('98)	—	100.0	—	18.4	26.7	13.7	29.7	11.6	37.8
13 ('01)	—	100.0	—	19.4	27.8	15.7	25.5	11.6	40.5
16 ('04)	—	100.0	—	20.9	29.4	16.4	21.9	11.4	44.0
19 ('07)	—	100.0	—	22.5	29.8	17.7	18.3	11.7	46.6
22 ('10)	—	100.0	—	24.2	29.9	18.5	16.2	11.2	49.2
25 ('13)	—	100.0	—	25.6	31.1	19.8	13.2	10.4	51.7
28 ('16)	—	100.0	—	27.1	31.1	20.7	11.0	10.0	54.8
令和元 ('19)	—	100.0	—	28.8	32.3	20.0	9.4	9.5	58.1

注：1）平成7年の数値は兵庫県を除いたものである。平成28年の数値は熊本県を除いたものである。
　　2）「親と未婚の子のみの世帯」とは，「夫婦と未婚の子のみの世帯」および「ひとり親と子のみの世帯」をいう。
資料／厚生労働省：国民生活基礎調査（大規模調査）．

演習課題

1. 世界の人口の動向がもたらす問題と，その対策について考えてみよう。
2. わが国における人口の動向により生じる問題について考えてみよう。
3. 人口静態統計の現状と，今後の課題について考えてみよう。
4. 人口動態統計で使用される各種の指標の定義および動向を整理してみよう。
5. 平均余命，平均寿命および健康寿命の定義および動向を整理してみよう。
6. 少子高齢化の現状，原因，これまでの対策について整理しながら，今後の対策について話し合ってみよう。

第1編 公衆衛生の理解

第4章
健康と保健統計

この章では
- 保健統計の基本的な考え方について理解する。
- 代表的な健康指標，傷病統計の例を学ぶ。

I 保健統計の基本的な考え方

A 保健統計の意義

　公衆衛生活動の役割は，地域社会の組織的な取り組みを通じて，疾病を予防し，集団の健康の増進を図ることにある。公衆衛生活動を進めるには，その集団の健康レベルを的確に把握することが不可欠である。また，生じている健康課題に関する原因分析や予測される健康課題の推定をするとともに，科学的な根拠に基づいた対策を立案し，その効果について評価を行っていくことが重要である。本章では，わが国の主な保健統計について述べる。

B 保健統計の歴史

1. 世界の歴史

　保健統計は**ジョン・グラント**（Graunt, J. 1620～1674）が1662年に出版した『死亡報告書における自然的および政治的観察（Natural and Political Observations Made upon the Bills of Mortality）』が始まりといわれている。グラントは死亡報告書の分析から死亡率や出生率の地域差について考察を加え，生命表の作成を初めて行った。また，**ウィリアム・ファー**（Farr, W. 1807～1883）は，イギリス・ウェールズの統計局において，その資料を分析し，様々な公衆衛生上の状況説明や推測を行ったことで知られている。

2. わが国の歴史

　わが国でも孝徳天皇が645（大化元）年に**戸籍制度**を作り，医制が発布された1874（明治7）年には出生や死亡の届け出が定められるようになった。1875（明治8）年には日本最初の**死因分類**が制定されている。
　上記のように現在では，様々な保健統計調査が国内外で実施され，公衆衛生活動に利用されている。

C 保健統計の種類

　わが国では現在，様々な目的，方法で保健統計に関する調査が行われている（表

表 4-1 ● 代表的な保健統計の例

調査名	調査目的	調査対象／単位	調査事項
人口動態調査	わが国の出生，死亡，婚姻，離婚および死産など人口動態の把握	各種根拠法により届け出られた出生，死亡，婚姻，離婚および死産の全数	出生，死亡，死産，婚姻，離婚
国民生活基礎調査	国民の保健，医療，福祉，年金，所得などの生活の基礎的な事項の把握	全国の世帯　世帯員（抽出）	世帯，健康，介護，所得および貯蓄に関する事項（簡易調査では世帯，所得のみ）
患者調査	患者の傷病状況の把握	全国の医療施設を利用する患者（抽出）	患者の性別，出生年月日，傷病名，診療費などの支払方法などの受療の状況
受療行動調査	患者の受療の状況やその満足度の把握	全国の一般病院を利用する患者（抽出）	来院の目的，病院を選んだ理由，診察時間，診察・治療・検査などの内容，満足度など
国民健康・栄養調査	国民の身体状況，栄養素などの摂取量および生活習慣の把握	全国の世帯　世帯員（抽出）	身体状況，栄養摂取状況および生活習慣
食中毒統計調査	食中毒の患者ならびに食中毒死者の発生状況の把握	全国の保健所	原因となった家庭・業者・施設などの所在地，発病年月日，原因食品名・物質，患者数，死者数
全国がん登録	がんの罹患，診療，転移などの状況の把握	すべての病院および指定された診療所	がんの患者数，罹患率，生存率，治療効果など
医療施設調査	医療施設の分布および診療機能の把握	静態調査：全国の医療施設 動態調査：医療法に基づく開設・廃止などの届け出をした医療施設	所在地，診療科目および患者数，設備，従事者の数，診療および検査の実施状況など
医師・歯科医師・薬剤師調査	医師，歯科医師および薬剤師について性・年齢および従事場所などの分布の把握	すべての医師，歯科医師，薬剤師	性別，年齢，業務の種別，従事場所など
病院報告	全国の病院，診療所における患者の利用状況および従業者の状況の把握	すべての病院，療養病床を有する診療所	在院患者数，新入院患者数，退院患者数，外来患者数および医師，歯科医師，薬剤師，看護師の数など
衛生行政報告例	都道府県，指定都市および中核市における衛生行政の実態を把握	都道府県・指定都市・中核市	精神保健福祉関係，栄養関係，衛生検査関係，生活衛生関係，食品衛生関係，医療関係，薬事関係，母体保護関係，特定疾患など
地域保健・健康増進事業報告	地域住民を対象とした健康の保持および増進を目的とした保健施策の展開状況の把握	保健所・市区町村	関連健康増進事業における職員の配置状況および事業実施状況など
国民医療費	保険診療の対象となり得る傷病の治療に要した診療費などの推計	全国の医療機関	患者生年月日，性別，制度区分，入院・外来別，各種診療医療費，薬局調剤医療費など

〈次ページにつづく〉

表 4-1 （つづき）

調査名	調査目的	調査対象／単位	調査事項
学校保健統計調査	学校における幼児，児童および生徒の発育および健康状態の把握	全国の学校（抽出）	在学者の発育状態および健康状態など
社会医療診療行為別統計	医療の給付の受給者に係る診療行為の内容，傷病の状況，調剤行為の内容，薬剤の使用状況の把握	全国の保険医療機関および保険薬局から提出された診療報酬明細書および調剤報酬明細書	傷病名，診療実日数，診療行為別点数・回数，薬剤の使用状況など

4-1）。ここでは代表的な統計調査について目的別に概説する。

1．健康状態を知るための統計調査

1 人口動態調査

人口動態調査は，全国民を対象とした出生，死亡，死産，婚姻，離婚に関する調査である。戸籍法および死産の届け出に関する規定により市区町村に届け出られた内容を市区町村，保健所，都道府県を経由し，厚生労働省において集計される。

2 国民生活基礎調査

国民生活基礎調査は，国民の保健，医療，福祉，年金，所得などの国民の生活の基礎的な事項について世帯および世帯員を対象として実施されている。**層化無作為抽出**＊された地区の世帯および世帯員が対象となる。大規模調査が3年ごと，その中間の年に簡易調査が行われている。

3 患者調査

患者調査は，層化無作為抽出した医療機関を利用する患者を対象に，患者の性別，出生年月日，傷病名，診療費等支払方法ほかの受療状況に関する事項を把握する目的で3年ごとに行われる。

4 受療行動調査

受療行動調査は，医療施設を利用する患者について，受療の状況や受けた医療に対する満足度などを把握する。層化無作為抽出した一般病院を利用する患者を対象とし，来院の目的，病院を選んだ理由，診察時間，診察・治療・検査などの内容，満足度などについて調査を行う。

5 国民健康・栄養調査

国民健康・栄養調査は，国民の身体状況，栄養素などの摂取量および生活習慣の状況を明らかにすることを目的として毎年実施される。国民生活基礎調査により設定された地区から無作為抽出された世帯および世帯員を対象とし，身体状況，栄養摂取状況および生活習慣について調査を行う。

＊**層化無作為抽出**：母集団について，目的のためのグループである「層」に分け，各層から無作為に標本を抽出する方法。性，年齢および地域などが典型的な層別基準としてあげられる。

6 感染症発生動向調査・食中毒統計調査

　感染症発生動向調査は，「感染症法」に基づく施策として位置づけられた調査である。1～5類に分類された感染症について基準に応じた届け出を行っている。

　食中毒統計調査は，食中毒の患者ならびに食中毒死者の発生状況について把握することを目的として，全国の保健所を対象として行われている。

7 全国がん登録・地域疾病登録事業

　全国がん登録・地域疾病登録事業は，がんの罹患や転移に関する状況を把握するために行われる。すべての病院および指定された診療所よりがんの患者数や罹患率，生存率，治療効果の把握などが各都道府県を経由し全国がん登録データベースとして集約される。

　また同様に脳卒中を対象とした地域疾病登録事業も都道府県などの自治体で取り組まれている。

2．医療資源を知るための統計調査

1 医療施設調査

　医療施設調査は，すべての医療施設を対象として，その分布および診療機能を把握するため，所在地，診療科目および患者数，設備，従事者の数，診療および検査の実施状況などについて調査する。3年ごとに行う静態調査と医療施設の開設・廃止などの届け出があった都度行われる動態調査がある。

2 医師・歯科医師・薬剤師調査

　医師，歯科医師および薬剤師について，性別，年齢，業務の種別，従事場所などによる分布を明らかにするために行われる。届け出義務者である医師，歯科医師および薬剤師から提出された届出表を，保健所でとりまとめて厚生労働省に提出する。

3 病院報告

　病院報告は，全国の病院，診療所における患者の利用状況および病院の従事者の状況を把握するために行われる。在院患者数，新入院患者数，退院患者数，外来患者数および医師，歯科医師，薬剤師，看護師などの数が毎年報告される。

3．衛生行政機関の活動状況の調査

1 衛生行政報告例

　衛生行政報告例は，都道府県，指定都市および中核市を調査対象として，衛生関係諸法規の施行に伴う衛生行政の実態を把握するものである。精神保健福祉関係，栄養関係，衛生検査関係，生活衛生関係，食品衛生関係，乳肉衛生関係，医療関係，薬事関係，母体保護関係，特定疾患（難病）関係，狂犬病予防関係について報告される。

2 地域保健・健康増進事業報告

　地域保健・健康増進事業報告は，地域住民の健康の保持および増進を目的とした保健施策の展開状況などを保健所および市区町村ごとに把握するものである。

本調査は,「保健所運営報告」として1954(昭和29)年に発足したもので,その後法改正を経て1999(平成11)年度から「地域保健・老人保健事業報告」として実施されていた。さらに,2008(平成20)年度「老人保健法」改正に伴い,「地域保健・健康増進事業報告」に名称を改正し,実施されている。

4．そのほかの保健医療関係の調査

1 国民医療費

医療機関などにおける保険診療の対象となり得る傷病の治療に要した診療費,薬局調剤医療費,入院時食事・生活医療費,訪問看護医療費などの費用を推計するものであり,医療保険制度,医療経済における重要な指標となる。

2 学校保健統計調査

学校における幼児,児童・生徒の発育および健康の状態を把握することを目的とする。あらかじめ抽出された調査実施校の在学者が調査対象となり,発育状態および健康状態などが調査される。

II 健康指標

個人,集団および地域の健康水準を測定する指標は健康指標とよばれる。個人,集団および地域の特性についての指標であり,その健康水準を数量的,質的ならびに時間の経過も踏まえて表すものである。

1．個人の健康指標

個人の健康水準を示す指標としては,身体測定結果や検査値,抑うつ状態の尺度といった身体および精神の各機能に対応した指標,特定の疾患や障害の重症度や進行度を示す指標,主観的健康度や生活の質に関することなど多くの指標が用いられている。

2．集団・地域の健康指標

集団・地域の健康水準を示す指標の代表例としては,人口動態を示す出生率,合計特殊出生率,粗死亡率,性年齢階級別死亡率,乳児死亡率,周産期死亡率,50歳以上死亡比率(Proportional Mortality Indicator；PMI),健康状態の指標として有病率,受療率,有訴率,要介護率などがあげられる。**平均余命**は,各年齢の人が平均してあと何年生きられるかを示し,0歳平均余命は**平均寿命**とよばれる。平均寿命は健康水準の代表的な指標として,国際比較などにおいても活用されている(表4-2)。近年,平均寿命が著しく延びる一方で,疾病や傷害による介護が必要な時間も長くなっていることから,死亡事象だけでなく生活の質に着目した新しい健康指標として健康寿命が注目されている。**健康寿命**は「健康日本21」において「健

表 4-2 ● 平均寿命の国際比較

(単位：年)

	男	女	作成期間
日本	81.56	87.71	2020
カナダ	79.82	84.11	2018 − 2020
アメリカ合衆国	74.5	80.2	2020
フランス	79.10	85.12	2020
ドイツ	78.64	83.40	2018 − 2020
イタリア	79.672	84.395	2020
スイス	81.0	85.1	2020
イギリス	79.04	82.86	2018 − 2020

資料／当該政府からの資料によるもの．

康上の問題で日常生活が制限されることなく生活できる期間」と定義され，その延伸に向けて様々な取り組みが行われている。

III 傷病統計

A 傷病統計の定義

傷病とは疾病と傷害を総称したものであり，国民生活基礎調査では次のように定義されている。「身体又は精神が異常状態になったため，なんらかの治療処置をした場合又は治療処置はしないが床に就くか，1日以上日常の業務を中止した場合」。すなわち傷病は，疾病や傷害などにより正常な身体機能，精神機能が損なわれた状態を表しており，わが国では，傷病の構造とその影響を把握するために様々な調査が行われている。

B 傷病統計の配慮点

疾患に関する国民の健康状態や健康に関連する国民の状態，さらにこれらに関連する施設やその従事者などの実態を明らかにするための調査・統計は多数存在する。

このような統計を利用するときに注意しなければならないことがいくつかある。まず，それぞれの統計の対象，データ収集方法，その統計で使用されている用語などを十分に理解したうえで利用することが重要となる。また経年的な変化を観察す

る場合には調査事項やその分類の変更などがあるため，十分に留意し分析を行うことが必要である。

傷病統計の指標

1．罹患率

罹患率は，ある集団におけるその疾患の発生割合をいう。一定期間における発生頻度をみるものであり，その期間以前にすでに患者になっていたものの数は含まれない。

$$罹患率 = \frac{一定の観察期間にその集団のなかで新たにその疾患にかかった数}{その集団のなかでその疾患に罹患する可能性のある人口の延べ観察時間合計}$$

ただし，多くの保健統計においては，その集団の人口を分母とし，下記に示す式のように一定期間中にその疾患にかかった数（罹患数）を1000人，または10万人当たりの人数にしている。

$$罹患率 = \frac{一定の観察期間にその集団のなかで新たにその疾患にかかった数}{その集団のなかでその疾患に罹患する可能性のある人口の延べ観察時間合計} \times 1000（または10万）$$

罹患率はその疾患に罹る危険の大きさを示しており，疾患の発生状況を把握するうえで重要な指標の一つである。発症（罹患）の把握がしやすい急性疾患や感染症の状況を表すのに適しており，食中毒統計調査や結核登録者情報調査などで用いられている。

2．有病率

疾患の発生状況を把握する指標として罹患率のほかに，**有病率**がある。

$$有病率 = \frac{ある時点における集団内でその疾患にかかっているものの数}{その集団の人数}$$

有病率はある時点における集団内でその疾患にかかっているものの割合を示し，特定の時点での集団における疾患の広がりを示す。その集団における健康問題の大きさを表し，ニーズの測定や計画の策定の際に有用となる。特に，発症（罹患）の把握が困難な慢性疾患の状況を表すのに適している。

なお，有病率調査に該当するものとして国民生活基礎調査における**有訴者率*** や通

***有訴者率**：有訴者とは，世帯員（入院者を除く）のうち病気やけがなどで自覚症状のある者をいい，人口1000人に対する有訴者数の割合を「有訴者率」という。

院者率，患者調査の**受療率**＊などがある。

3．有病期間

有病期間は，ある疾病に罹患している期間を表す。ある疾患について，その発生や経過が一定であると仮定すると次の関係式が成り立つ。

有病率＝罹患率×有病期間

有病期間を示す調査としては，患者調査における退院患者平均在院日数や病院報告における平均在院日数などがある。

国際疾病分類

保健統計で国際的に用いられている傷病分類に世界保健機関（WHO）が作成した**疾病および関連保健問題の国際統計分類**（International Statistical Classification of Diseases and Related Health Problems；ICD）がある。この分類は死亡や疾病の記録，分析および比較を行うことを目的としたものであり，1900年に国際死因分類として制定され，以降，ほぼ10年ごとに改訂されている。

現在使用されている分類は第10回の改正版であり，ICD-10として知られている。ICD-10ではアルファベットと数字で構成されたコードが用いられ，そのコードによって疾病，傷害および死因などを表すことができる（図4-1）。

1．ICDの使用

わが国では，ICDは**統計基準**＊の一つに定められており，様々な保健統計の作成に活用されている。たとえば人口動態統計では，死亡診断書（死体検案書）に記載された内容をコードに基づき分類した死因調査を公表している。また，患者調査，国民生活基礎調査，社会医療診療行為別統計などにおける傷病分類コードとして広く利用されている。さらに，国民健康保険などに関連する電子レセプトや，疾病分類別統計においてもICDに基づく分類を使用している。

2．ICDの問題点（ICD-11改訂に向けて）

ICDは前述したように1900年に第1版が勧告されて以後，おおむね10年ごと

＊**受療率**：すべての医療施設を対象として，ある特定の日に疾病治療のために入院あるいは通院，または往診を受けた患者数と人口10万人との比率を「受療率」という。患者調査によって，病院あるいは診療所に入院または外来患者として治療のために通院した患者の全国推計患者数を把握し，「受療率」を算出する。

＊**統計基準**：統計法第28条第1項に基づき定められた公的統計の作成に際し，その統一性または総合性を確保するための技術的な基準。2009（平成21）年に「疾病，傷害および死因の統計分類」，「日本標準産業分類」および「日本標準職業分類」が統計基準として設定されている。

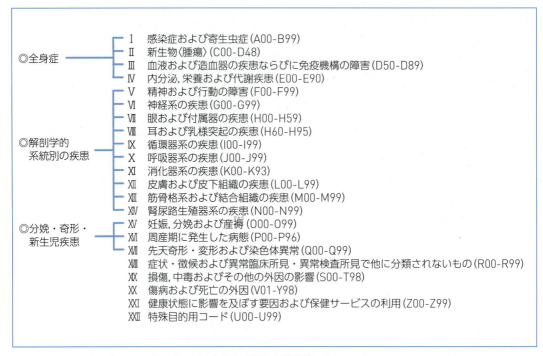

図 4-1 ● ICD-10（2013［平成 25］年版）準拠の分類体系

に改訂が行われている。現在使われている ICD-10 は 1990 年の第 43 回世界保健総会において採択されたものであるが，医学の発展や社会情勢の変化に伴い改訂の必要性が高まってきている。

　WHO は 2007 年より，ICD-11 への改訂に着手し，基礎医学，臨床医学，公衆衛生分野における新たな知見の導入を図るべく検討を進めている。この改訂において，伝統医学といった新たな章の追加，疾患概念を含めた新しいコンセプトの導入，コード構成の変更などが予定されている。改訂前後の比較分析においては，これらの変更点に十分に配慮して行う必要がある。

傷病統計の実際

　国民生活基礎調査では，2019（令和元）年の有訴者は人口 1000 人当たり 302.5 となっている。症状別に見ると男性では腰痛での有訴者率が最も高く，女性では肩こりが最も高かった。傷病で通院している者（通院者）は人口 1000 人当たり 404.0 となっている。傷病別では男女ともに高血圧症での通院者率が最も高くなっている。

　2020（令和 2）年の患者調査における受療率（人口 10 万対）は入院受療率 960，外来受療率は 5658 であり，調査日に人口の約 1.0％が入院しており，約 5.7％が外来を受診したことを示している。傷病分類別に見ると，入院では精神お

よび行動の傷害，循環器系の疾患などが高く，外来では消化器系の疾患，循環器系の疾患などが高い。年次推移としては，全体としては近年緩やかな低下傾向にある。

Ⅳ 保健医療資源統計

1. 医療施設統計

わが国の医療施設は，「**医療法**」に基づく分類で病床数 20 以上の病院および病床数 19 床以下の診療所に分類されている。

病院，診療所の実態を把握するため，医療施設調査および病院報告が行われている（表 4-3）。

2020（令和 2）年の医療施設数は 17 万 8724 施設，病床数は 159 万 3633 床であり，前年に比べ施設数，病床数は減少している。種類別にみると，病院，有床診療所が減少している一方で，無床診療所は増加している。

表 4-3 ● 医療施設の種類別にみた施設数の推移

各年 10 月 1 日現在

	平成 14 年 (2002)	17 ('05)	20 ('08)	23 ('11)	26 ('14)	29 ('17)	令和 2 ('20)
総数	169,079	173,200	175,656	176,308	177,546	178,492	178,724
病院	9,187	9,026	8,794	8,605	8,493	8,412	8,238
精神科病院	1,069	1,073	1,079	1,076	1,067	1,059	1,059
結核療養所	2	1	1	1	―	―	―
一般病院	8,116	7,952	7,714	7,528	7,426	7,353	7,179
療養病床を有する（再掲）	3,723	4,374	4,067	3,920	3,848	3,781	3,554
一般診療所	94,819	97,442	99,083	99,547	100,461	101,471	102,612
有床	16,178	13,477	11,500	9,934	8,355	7,202	6,303
療養病床を有する一般診療所（再掲）	2,675	2,544	1,728	1,385	1,125	902	699
無床	78,641	83,965	87,583	89,613	92,106	94,269	96,309
歯科診療所	65,073	66,732	67,779	68,156	68,592	68,609	67,874
有床	59	49	41	38	32	24	21
無床	65,014	66,683	67,738	68,118	68,560	68,585	67,853

注）2006（平成 18）年に「精神病院」は「精神科病院」に改められた。
資料／厚生労働省：医療施設調査．

2. 医療関係者統計

国民の医療を担当するものとされる職種には、医師、歯科医師、薬剤師、保健師、助産師、看護師、歯科衛生士、歯科技工士などがある。その活動については、**医師・歯科医師・薬剤師調査**、**病院報告**、**医療施設調査**および**衛生行政報告例**など様々な調査報告が行われており、その概況は表4-4のとおりである。看護師、保健師などの活動については、衛生関係諸法規の施行に伴う各都道府県、指定都市および中核市における衛生行政の実態を把握する衛生行政報告例として就業者数、就業場所、雇用形態などが調査されている。2020（令和2）年末現在の就業保健師は5万5595人、就業看護師は128万911人で、前回（2018［平成30］年）に比べいずれも増加している。一方で、就業准看護師は28万4589人で、前回に比べ減少している。就業場所別にみると、保健師は「市区町村」が、助産師、看護師および准看護師は「病院」が最も多くなっている。

3. 国民医療費統計

国民医療費は、2019（令和元）年度は前年度に比べ9946億円増加し44兆3895億円で、人口1人当たり国民医療費は35万1800円であった。

国民医療費の国民所得に対する割合は昭和30年代の3％台からほぼ一貫して上昇傾向を示しており、2019（令和元）年度は11.06％であった（図4-2）。

表 4-4 ● 届出・就業医療関係者数と率（人口10万対）

2020（令和2）年12月31日現在

	実数（人）	率（人口10万対）
医師	339,623	269.2
歯科医師	107,443	85.2
薬剤師	321,982	255.2
保健師	55,595	44.1
助産師	37,940	30.1
看護師	1,280,911	1,015.4
准看護師	284,589	225.6
歯科衛生士	142,760	113.2
歯科技工士	34,826	27.6
あん摩マッサージ指圧師	118,103	93.6
はり師	126,798	100.5
きゅう師	124,956	99.1
柔道整復師	75,786	60.1

注）医師・歯科医師・薬剤師数以外は就業者数である。
資料／厚生労働省：医師・歯科医師・薬剤師調査，衛生行政報告例．

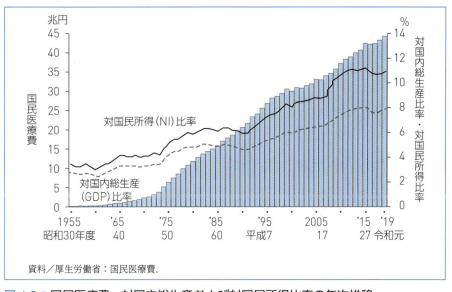

図 4-2 ● 国民医療費・対国内総生産および対国民所得比率の年次推移

4.生活環境統計

　わが国では戦後急速な経済成長を遂げた一方で大気汚染，水質汚濁といった環境汚染や公害による健康被害が大きな社会問題となった。生活環境と健康の関連について十分に把握し，課題への対応を図るのも公衆衛生活動の重要な役割の一つである。生活環境の状態を把握するための統計情報として，食中毒統計調査などの傷病統計のほかに大気汚染，水質汚濁，騒音，振動，地盤沈下などの自然環境に関する統計，上下水道，廃棄物処理施設などの環境衛生施設に関する統計，環境保健サーベイランス調査などの資料を的確に収集し，検討していくことが必要であろう。

V　保健医療統計情報システムの発展

　地域においては，保健統計を含む様々な情報の連携と統合を図るシステム化が進んでいる。国のシステムとして結核・感染症発生動向調査システムや都道府県における救急医療情報システムなどの多くの保健医療情報システムが稼働している。また母子保健や要介護高齢者に関して，保健・医療・福祉関係者間で情報共有を図り，適切な支援を提供するための独自システムを用いている市町村も少なくない。

　近年，健康・医療・介護などの分野におけるICT（Information and Communication Technology）化が推進されている。「日本再興戦略改訂2016」（2016［平成28］年6月閣議決定）においては，医療・介護などの分野におけるICT化の徹

底のための項目として,医療分野におけるIDの導入,**ビッグデータ***活用によるイノベーション促進,医療現場や政策への活用,個人の医療・健康等情報の統合的な活用があげられている。今後さらに**レセプト情報***や健診情報の分析を通じたエビデンスに基づく政策立案,取り組みへの活用が推進されていくであろう。

公衆衛生における保健統計を含む情報の活用に大きな期待が寄せられているなかで保健医療関係者は,情報システムに集約される情報の意義について十分に理解したうえで,あふれる統計情報に翻弄されることなく,公衆衛生活動に役立てていくことが求められる。

演習課題

1 罹患率(りかん)と有病率の違いを整理してみよう。
2 わが国の「患者調査」がどのようにして行われるか調べておこう。
3 国民生活基礎調査の結果から現代人の健康状態について考えてみよう。

---

*ビッグデータ:ICT(情報通信技術)の進展により生成,収集,蓄積などが可能・容易になる多種多量のデータのことである。このデータを活用することにより,ニーズに即したサービスの提供,事業の効率化や新産業の創出が可能になるとされている。保健医療分野においては様々な健康指標,受療行動,診療情報などのビッグデータの活用へ向けた取り組みが始まっている。

*レセプト情報:患者が受けた保険診療について,1か月単位で医療機関が保険者に請求する診療報酬明細書に関する情報で,疾病名,診療実日数,その月に行った投薬,処置,検査などの点数が記載されている。

第1編 公衆衛生の理解

第5章 疫学

この章では
- 疫学とは何か，疫学の基本的な考え方を理解する。
- 疾病発生の要因，因果関係の考え方を理解する。
- 疫学調査とはどのようなものか，どのような調査方法があるか理解する。
- 疾病の頻度を示す疫学指標の種類と特徴を理解する。

Ⅰ 疫学の概念

疫学とは

1．疫学の定義

●**疫学という言葉**　疫学は公衆衛生学の中核となる学術体系分野である。疫学のことを英語ではEpidemiologyという。epiは「upon（〜の上）」を意味する接頭語であり，demiは「people（人々）」，ologyは「学問」を意味する接尾後である。すなわち人々の上で何が起こっているのかを明らかにする学問である。

　実際，疫学は人間集団を対象とし，傷病の分布状態や保健指標の分析による水準の把握などを行うことによって公衆衛生上の問題点を明らかにし，問題となる原因を探求し，さらに問題解決の方策を選択する科学として発展してきた。

●**疫学の対象の変化**　疫学を「疫病」，"疫＝はやり"の"病＝やまい"という言葉に関連させ伝染病の研究分野と考えていた段階もあった。環境の改善，生活水準の向上，予防接種の普及や抗菌薬の開発に伴い急性伝染病の多くは激減し，疫学の対象は急性伝染病から，結核や性病などの慢性伝染病へ，さらに，がんや心臓病，脳卒中などのいわゆる生活習慣病，事故や自殺，原因不明の難病など幅広い分野を対象とするようになった。

　21世紀に入ると，健康寿命の延伸や生活の質（Quality of Life）の向上など，健康の疫学という体系をも併せもち，疾患の医療経済への影響，患者数予測，疾病の予防対策，健康づくり対策などに必要不可欠な学問となった。そして現在は，疫学は疾病の流行現象のみならず，健康の流行現象＊も対象とするようになった。保健医療福祉の領域においては，人間集団の疾病や健康にかかわる事象の発生要因を解明するための取り組みが行われている。

　疫学は疾病を主として発展してきた学問であるが，現在では，疾病も含め人の健康にかかわる出来事を取り扱っており，人の健康にかかわる様々な出来事のことを健康事象あるいは健康現象という。

●**国際疫学会による定義**　疫学の定義は様々あるが，国際疫学会（International Epidemiological Association）の「A Dictionary of Epidemiology」では，疫学を

"The study of the distribution and determinants of health-related status

---

＊**健康の流行現象**：「疾病の流行」に対し「健康の流行」という表現を用いるようになった。「健康の流行」には，健康にかかわる物や行為，思想などがあり，日常生活，介護，健康状態，健康食品やダイエット，運動，健康に対する考え方，生き方など様々な出来事が取り扱われる。

or events in specified populations, and the application of this study to control of health problems."

> 日本語に訳すと：特定の人間集団において，健康に関連する状態あるいは事象の分布およびその規定要因に関する研究であり，健康問題を制御するためにこの研究を応用すること

と定義している。

●**日本疫学会の定義**　日本疫学会では，疫学について，「明確に規定された人間集団の中で出現する健康関連のいろいろな事象の頻度と分布とそれらに影響を与える要因を明らかにして，健康関連の諸問題に対する有効な対策樹立に役立てるための科学」と定義している。

　この定義を整理すると，疫学は，①明確に規定された人間集団を対象とし，②健康関連のいろいろな事象の頻度と分布を記述し，③健康関連のいろいろな事象に影響を与える要因を分析し，④健康関連の諸問題に対する有効な対策樹立に役立てる，ための科学である[1]。基本的な概念を理解するために，本書では日本疫学会による定義を用いる。後述の疫学調査はこの定義に基づいて実施される。

2. なぜ看護で疫学を学ぶのか

　疫学も看護学も人間を対象とした学問である。図 5-1 は，看護実践の場を病院と地域，看護の対象を「個人」「家族」「グループ」「人間集団」に区分し，その場で展開される臨床看護と地域看護では対象への焦点のあて方が異なることを示している。医学において臨床医学が患者，疫学が人間集団を対象とするように，看護学において臨床看護は患者個人，地域看護は人間集団に焦点をあてた看護活動の割合が高いという特色がある。

●**疫学の看護学への応用**　病気や健康にかかわる様々な出来事は個人に発生する。臨床看護の現場では，個人に発生した健康問題をアセスメントし，個別性を重視した看護ケアを提供する。しかし，同じ問題が複数の人に起きている場合，あるいは何

---

column

疫学と免疫学を整理する

　一般的に疫学は知らなくても免疫という言葉を知っている場合があり，初めて疫学という言葉を耳にしたとき，免疫学と混同してしまうことがある。以下のように整理するとわかりやすい。

　疫学：病気のはやり（流行）を研究する学問
　免疫学：はやりを免れるしくみを研究する学問

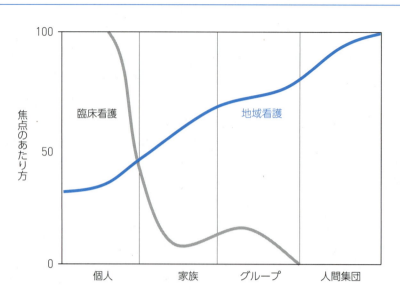

出典／Figure Difference in client focus between basic nursing and community health nursing (Judith AA, Barbara WS : Community Health Nursing) を一部改変.

図 5-1 ● 看護実践の場と対象の関係性

らかの共通性が感じられる場合には，看護単位で解決の糸口を探り，対策を講じることとなる。

　たとえば，臨床看護の現場では，入院時に転倒・転落のリスクアセスメントが行われる。転倒・転落は個人に発生する事象であるが，入院中の転倒・転落は受傷，回復の遅延や日常活動動作の低下など，今後の生活に大きな影響を及ぼすことが考えられる。そのため，年齢や既往歴，機能障害，認識力，薬剤使用などから算出される評価スコアに基づき，転倒・転落防止のための看護計画が作成される。このような臨床での事故防止対策の背景には，人間集団を対象とした研究が繰り返し行われているのである。

　主として個人を対象とする臨床看護においては，人間集団を取り扱う疫学に馴じみにくさがある。しかし，医療が病院から地域へとシフトし，健康に関する問題が複雑化している現在，疫学は医学の一分野であるが，看護学にとっても必要な一分野である。

●**看護実践における疫学**　フローレンス・ナイチンゲール（Nightingale, F.）は，"近代看護の創始者"とよばれているが，優れた統計学者でもあった。彼女は，戦地におけるイギリス陸軍兵士の衛生問題全般の改善を求めるために，数々の統計資料を作成した。そして，クリミア戦争における陸軍兵士の死亡率が同年代の民間人の死亡率と比較して高いこと，戦闘により受傷した兵士の死因が傷そのものよりも，病院内の衛生環境上の問題によることのほうが大きいことを統計学的手法を用いて証明した。彼女の貢献により，病院内の衛生環境の重要性が陸軍組織に認知されるこ

ととなり，その改善が図られた。

　わが国においては，1955（昭和 30）年に食の安全性が問われる重大な事件が発生した。森永ヒ素ミルク中毒事件である。この事件の被害者はヒ素が含まれたドライミルクを飲んだ乳児であった。当初，後遺症の心配はほとんどないとして全員が治癒したものと判定された。しかし，大阪の保健婦（現在は保健師）は，被害児の異常を察知し，追跡訪問調査を行っていた。1969（昭和 44）年の公衆衛生学会において被害児の追跡調査結果が「14 年目の訪問」として報告されたことによって，被害の実態が公のものとなり，ようやく事実の追究と健康被害に対する対策が講じられるようになった。この活動は，「公」が「衆（国民）」の「生を衛る（生活と命をまもる）」公衆衛生活動の本質を示したといわれている。

　顕在化した健康課題はもちろん，潜在的な健康課題を見出すことによって，対応策を講ずることが可能となる。しかし，個人を観察するだけでは疫学にはならない。看護学においても人間集団を観察する疫学的な考え方が必要といえる。

3．疫学における倫理的配慮

- **疫学の広がり**　疫学の基本的な考え方は応用範囲が広く，予防，臨床，看護，介護の分野，また，心理学，社会科学，政策学などの文化系の分野において，幅広い専門職種に必要な学問となってきた。そのため，臨床疫学，社会疫学，政策疫学など新たな学問分野も開拓されている。
- **疫学における倫理的配慮**　疫学研究における倫理的配慮は，どの学問分野の専門職種においても共通認識されなければならない。疫学は人間の健康にかかわる様々な出来事を対象としており，より高い倫理意識が必要である。疫学の基本的な考え方を理解し，また，人間集団を対象とした研究を進め，倫理的な配慮を理解するために，厚生労働省・文部科学省の合同委員会による「疫学研究に関する倫理指針」（表 5-1）と日本疫学会の「疫学研究を実施するにあたっての倫理宣言」（表 5-2）を示す。

B　疫学における疾病発生要因の考え方

　疾病発生に関連する要因がわかれば，疾病の予防対策，健康増進対策，QOL の向上に向けた対策などを検討することが可能となる。そのため，何が原因で疾病が発生したのかを明らかにする必要がある。たとえば，介護保険の介護区分における"要介護"の原因となる高齢者の転倒について考えてみる。この場合は，疾病発生ではなく，転倒という出来事（健康事象）の発生を取り扱うこととなる。高齢者の転倒の発生頻度と分布を明らかにすること，また転倒に関連する要因を明らかにすることで，介護予防対策を検討することができる。

- **危険因子と曝露**　疫学では，疾病（健康事象を含む）が発生する確率をリスクといい，疾病発生を高める要因のことを**危険因子（Risk Factor）**という。また，疾病

表 5-1 ● 疫学研究に関する倫理指針

前文
　疫学研究は，疾病のり患を始め健康に関する事象の頻度や分布を調査し，その要因を明らかにする科学研究である。疾病の成因を探り，疾病の予防法や治療法の有効性を検証し，又は環境や生活習慣と健康とのかかわりを明らかにするために，疫学研究は欠くことができず，医学の発展や国民の健康の保持増進に多大な役割を果たしている。
　疫学研究では，多数の研究対象者の心身の状態や周囲の環境，生活習慣等について具体的な情報を取り扱う。また，疫学研究は医師以外にも多くの関係者が研究に携わるという特色を有する。
　そこで，研究対象者の個人の尊厳と人権を守るとともに，研究者等がより円滑に研究を行うことができるよう，ここに倫理指針を定める。
　この指針は，世界医師会によるヘルシンキ宣言や，我が国の個人情報の保護に関する法律等を踏まえ，疫学研究の実施に当たり，研究対象者に対して説明し，同意を得るなど個人情報の保護を原則とする。また，疫学研究に極めて多様な形態があることに配慮して，この指針においては基本的な原則を示すにとどめており，研究者等が研究計画を立案し，その適否について倫理審査委員会が判断するに当たっては，この原則を踏まえつつ，個々の研究計画の内容等に応じて適切に判断することが求められる。
　また，個人情報の保護に関しては，研究を行う機関においては，民間企業，行政機関，独立行政法人等の区分に応じて適用される個人情報の保護に関する法律（平成 15 年法律第 57 号），行政機関の保有する個人情報の保護に関する法律（平成 15 年法律第 58 号），独立行政法人等の保有する個人情報の保護に関する法律（平成 15 年法律第 59 号）及び地方公共団体において個人情報の保護に関する法律第 11 条第 1 項の趣旨を踏まえて制定される条例を遵守する必要があることに留意しなければならない。
　疫学研究が，社会の理解と信頼を得て，一層社会に貢献するために，すべての疫学研究の関係者が，この指針に従って研究に携わることが求められている。同時に，健康の保持増進のために必要な疫学研究の実施について，広く一般社会の理解が得られることを期待する。

第 5　用語の定義
　(1) 疫学研究
　明確に特定された人間集団の中で出現する健康に関する様々な事象の頻度及び分布並びにそれらに影響を与える要因を明らかにする科学研究をいう。

出典／厚生労働省・文部科学省合同委員会：疫学研究に関する倫理指針

発生以前に疾病の原因と推定されるものを保有することを曝露（ばくろ）という。危険因子を探すこと，曝露の影響を変化させ，疾病発生の確率を下げることが疫学において重要な課題である。

1. 車輪モデルと疫学三角形

　疫学では，疾病発生の要因を，宿主要因（Host）と環境要因（Environment）とに分けることができる。この宿主と環境との関係を示しているのが**車輪モデル**である。車輪（Wheel）のこしき（Hub）として宿主（人間）があり，こしきの中心に遺伝の核がある。この宿主の周りを環境（生物的環境，社会的環境，物理的・化学的環境）が取り囲んでおり，このモデルは宿主と環境とを明確に区別し，人間の健康は宿主と環境関係から成っていることを示している（図 5-2）。
　疾病発生にかかわる要因を，①病因，②宿主要因，③環境要因の 3 種類に分類したものを疫学の 3 要因という。**疫学三角形**は，疾病が 3 要因の交互作用によって発生することを示したモデルである（図 5-3）。

表 5-2 ● 疫学研究を実施するにあたっての倫理宣言

　今日に至るまで疫学研究は，健康の増進，疾病の予防，寿命の延長，生活の質の向上などを通じて，人類の福利厚生の向上を目指して実施されてきた。結核をはじめとする感染症対策，がんや循環器疾患などの慢性疾患の予防，難病対策，環境問題など，わが国においても多くの面で社会的貢献をしてきたことは，周知の事実である。そして，これらの疫学研究の多くは，その時代に則した方法で対象者の人権を最大限に尊重して実施されてきている。

　今後とも，疫学研究を遂行するにあたり，対象者の人権を保護するなど，倫理面に十分配慮した研究の必要性は，改めて指摘するまでもない。しかしながら，昨今のプライバシーの権利に関する意識の向上や，個人情報保護の社会的動向などに鑑み，日本疫学会として疫学研究の倫理原則を提示しておくことは，今後の疫学研究を円滑に遂行するために必要なことと判断した。

　日本疫学会会員は疫学研究を遂行するにあたり，次の5項目を遵守することを，ここに再確認する。

1. 真理の追究を目的とした研究であること
　疫学研究は他の学術研究と同様に，真理追究を目的としたものである。また，疫学研究は人類の福利厚生の向上に資するべきである。
2. 対象者の人権を尊重した研究であること
　疫学研究の対象は人であり，個々の対象者の人権を尊重した研究を行う必要がある。そのためには，（1）可能な限り対象者のインフォームド・コンセントを得ること，（2）個人情報の保護に万全を期すること，（3）計画段階で倫理審査委員会など第三者の評価を受けること，などが重要となる。
3. 目的を達成するために最も適切な方法を用いた研究であること
　疫学研究が当初の目的を達成するために，方法と得られる結果の重要性を比較衡量して，研究実施時点の知見に照らし合わせて最も合理的な方法を採用するべきである。また，対象者の健康を損なうことがないよう，研究方法は安全性に十分配慮したものとする。
4. 社会規範に反しない研究であること
　重要な社会規範である法律を遵守した研究を実施するべきである。生命倫理に反する研究も認められない。また，既存の医学研究や疫学研究を遂行するにあたっての規範を最大限に尊重する必要がある。
5. 常に社会に開かれた研究であること
　以上の点が勘案された上で研究が実施されているかどうかの評価を，社会から受けることが出来るようにする。そのためには，研究の内容や結果の公表などを通じて，常に社会に対して責任を持って研究を公開するように，努める必要がある。

出典／日本疫学会：疫学研究を実施するにあたっての倫理宣言，2002年1月25日．

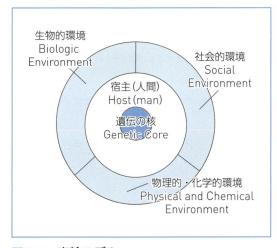

図 5-2 ● 車輪モデル

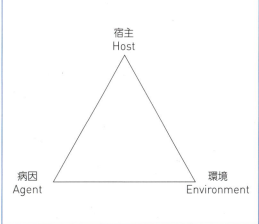

図 5-3 ● 疫学三角形

車輪モデルでは，病因を環境要因の一つとしているが，疫学三角形では，病因と環境を分離しているのが特徴である．結核は，結核菌の存在（病因），個人の免疫性（宿主），結核菌への曝露（環境）の3条件が整って発病する．疫学三角形は，疫学の領域が感染症に限られていた時代に機能した古典的モデルである．

2．多要因モデル

疫学の領域が感染性疾患だけでなく，がん，脳卒中，虚血性心疾患，糖尿病などのような非感染性の疾患，社会的不適応や自殺，難病のような原因不明の疾患，さらには健康寿命や生活の質などのように積極的な健康の追求にも適用されるようになると，多くの要因から発生をとらえる考え方へと発展した．これが**多要因モデル（多要因原因説）**である．このモデルでの各要因は危険因子とよばれ，疾病発生を高めるものとしてとらえられている．

また，疾病発生の要因は複数あるだけではなく，それぞれが互いに関係しあっている．要因の一つ一つは疾病発生への寄与が小さくても，複数の要因が同時に存在することで疾病発生のリスクが高まることがある．危険因子と疾病発生との間にほかの危険因子と疾病との連鎖があり，多様な要因の絡みを**因果の綾**（Web of Causation）という．

3．因果関係の推論

因果関係とは，原因とそれによって生じる結果の関係を示すものである．疾病発生要因モデルで示したように，原因と結果が1対1の関係で導かれるものはほとんどない．

- **感染症の因果関係**　疫学の歴史をみると感染症の分野では，ヘンレ・コッホの4条件，①その病原体は純培養の分離によりその疾患の全患者に存在する，②その病原体はほかの疾患の患者からは発見されない，③分離された病原体は動物実験により疾患を再現することができる，④実験により疾患を発症した動物から病原体が再発見できる，が知られている．しかし，非感染性の疾患の原因特定には利用できない．
- **非感染性疾患の因果関係**　慢性非感染性の疾患において因果関係があるかどうかを判断するための基準として，次のような項目がある．
    ① 関連の時間性（Temporal Relationship）：時間的に，要因曝露のあとに結果としての事象が発生している．
    ② 関連の一致性（Consistency）：異なった状況にある異なった集団を対象としても繰り返し同じ結果が得られる．
    ③ 関連の強固性（Strength of Association）：相対危険またはオッズ比*で測定

＊**オッズ比**：要因曝露と疾病発生との関連の強さを示すため相対危険が用いられる．しかし，症例対照研究の場合は相対危険を算出することができないため，相対危険の近似値としてオッズ比を用いる．いずれも曝露により疾病発生のリスクが何倍になるかを表している．

され，この値が大きいほど関連性が強い。このほかに量 - 反応関係が成立すれば，その強固性はさらに強くなる。
④ 関連の特異性（Specificity）：結果としての事象が発生する前に要因曝露があるという必要条件と，要因曝露があると事象が発生するという十分条件が

> ### column
> ### これだけは知っておきたい疫学の歴史〜ジョン・スノウ〜
>
> 　1849年にロンドンのセント・ジェームス教区で大量のコレラ患者が発生した。現在では，コレラの病原体がコレラ菌であることは知られているが，当時は不明であり，コレラは頻繁に流行していた。
> 　1854年にロンドンのブロード街でコレラの大流行があった際に，イギリス人医師ジョン・スノウ（Snow, J. 1813〜1858年）は，コレラの発生状況を詳細に調査した。まず死亡者の居住地を地図上（図）に記載したところ，特定の共同井戸の付近に死亡者が集中していることを発見した。共同井戸の水の飲用者と非飲用者に分けて分析すると，非飲用者からは死亡者がほとんどなかった。コレラで亡くなった人の家を訪ね聞き取りを行うと，この地区の居住者でなくてもこの共同井戸の水を飲用した者がコレラで死亡していたことがわかった。さらに，近くの住居の便所の排水管と共同井戸とがつながっていること，その家ではコレラ患者が発生していたことなどから，排水管と井戸との連絡が井戸水の汚染の原因であるとし，水を介してコレラの流行が起こっていることを突き止め，井戸を封鎖した。
> 　コッホ（Koch, R.）によってコレラ菌が発見されたのは1884年のことである。スノウは，コレラがコレラ菌によって起こることを知らないにもかかわらず，コレラ流行の伝播様式を解明した。古典的な事例ではあるが，現在の疫学調査の基本となるものであり，これによりスノウは「疫学の父」とよばれている。
>
> **疫学の歴史：ジョン・スノウのコレラ研究**
>
>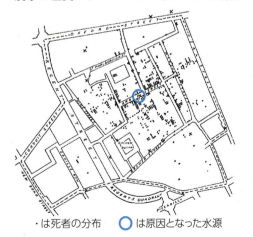
>
> ・は死者の分布　　〇は原因となった水源

⑤ 関連の整合性（Coherence）：これまでに確立している理論や生物学的知見，既知の医学的知見と矛盾点がなく説明できる。
⑥ 量 - 反応関係（Dose-Response Relationship）：要因への曝露量（ばくろ）が増えると結果としての事象発現率が高くなる。
⑦ 生物学的妥当性（Biological Plausibility）：生物学的，生化学的，生理学的な常識に照らして矛盾点なく説明できる。

このうち，①〜⑤は1964年にアメリカ公衆衛生局長諮問委員会が「喫煙と健康（Smoking and Health）」の報告で採用した5基準として知られている。すべての基準項目を満たしていないと因果関係が成り立たないわけではない。逆に，因果関係が認められる場合でもこれらすべての条件を満たしているわけではない。しかし，原因が結果よりも先行する時間の関連性については，因果関係を判定するうえで必須の条件である。因果関係の推論を行う際にはこれらの基準項目が目安として利用されている。

column　これだけは知っておきたい疫学の歴史〜高木兼寛〜

わが国における疫学の先駆者は，高木兼寛（たかぎかねひろ）（1849〜1920年）である。現在では脚気の原因はビタミンB₁不足であることは知られている。しかし，19世紀後半は細菌学全盛の時代であり，国民病といわれていた脚気の原因も細菌によるものと考えられ，病原菌が同定できれば解決すると考える学者もいた。

1872（明治5）年，海軍の軍医に着任した高木は，海軍病院の診療で脚気患者の多さに悩まされた。1875（明治8）年，ロンドンのセント・トーマス病院医学校に留学し，その帰国後，イギリス海軍に脚気患者はいないのに日本海軍では問題となっていること，貧困層に少なく富裕層に多いこと，貧困農家出身の元気な若者が海軍に入ると脚気に罹る（かかる）のに刑務所の服役囚では発生がきわめて少ないことなどから，食事に注目した。高木は脚気の発生が多い集団の食事が白米に依存していることに目をつけ，大麦，大豆，牛肉を多くする食事を推奨した。1883（明治16）年太平洋航海の演習艦龍驤（りゅうじょう）で大量の脚気患者と死者が出た。その帰途，肉や野菜を食事に加えたところ，患者は全員回復した。翌年，演習艦龍驤と同じ航路を，食事（麦飯を導入）だけを変えて再び演習艦筑波に航海させ，脚気による死亡者を1人も出さずに帰還させることに成功した。

脚気に治療効果を示す物質（ビタミンB₁）が米糠（ぬか）から発見されたのは1911（明治44）年のことである。高木は脚気の原因がビタミンB₁不足によるものであることを知らなかったにもかかわらず，海軍における脚気問題を克服した。脚気克服への功績から「ビタミンの父」とよばれている。

資料／日本疫学会監修：はじめて学ぶやさしい疫学，改訂第2版．

Ⅱ 疫学調査

疫学調査とは

● **疫学調査の目的**　疫学調査の目的の一つは，人間集団のなかで起きている健康関連のいろいろな事象を観察し記述することである。「**時間（Time）**」「**場所（Place）**」「**人（Person）**」は，疫学調査を行ううえでの3要素といわれ，When（いつ），Where（どこで），Who（だれが）の3つの基本的な問いに対応している。"いつ""どこで""だれが"から健康事象の概略や特徴を明らかにし，健康関連のいろいろな事象に影響を与える要因（What）を探し出し，なぜその要因が問題になるか（Why）を追究する。すなわち，When, Where, Who, What, Why を順次追究していくことが，発生要因を解き明かすカギとなる。以上の過程から，疫学調査は「5つの W に橋をかけること（5-W-Bridge）といわれる（図 5-4）。

　疫学調査は，発生要因を解明することができたらそれで終わりではない。疫学の定義に，「健康関連の諸問題に対する有効な対策樹立に役立てる」の記載があることを忘れてはならない。人間集団を対象とした健康関連の諸問題に対する有効な対策樹立に役立てる，すなわち**人類の福利厚生の向上**（表 5-2 日本疫学会「疫学研究を実施するにあたっての倫理宣言」参照）に対してどのような貢献ができるのかまで検討すべきものである。

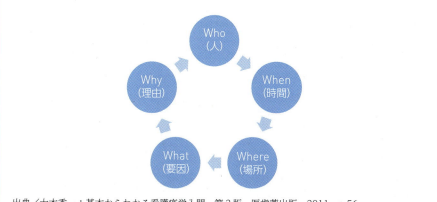

出典／大木秀一：基本からわかる看護疫学入門，第 2 版，医歯薬出版，2011, p.56.

図 5-4 ● 疫学調査の "5-W-Bridge"

Ⓑ 疫学調査の基本的方法

1. 疫学のサイクル

　疫学調査において，疾病の発生状況の把握から疾病発生機序の解明までの流れは，第1段階（現象論），第2段階（実体論），第3段階（本質論）の3段階の作業から成り立っている。これを**疫学のサイクル**という（図5-5）。

- **第1段階（現象論）**　集団における健康現象の発生状況を観察し，人・時間・場所の3要素について頻度・分布を記述する。発生要因に関する疫学的仮説を設定するためのプロセスである（**記述疫学**）。
- **第2段階（実体論）**　健康現象が発生する要因に関する疫学的仮説の検定を行う。要因と健康現象との因果関係を推理するプロセスである（**分析疫学**）。
- **第3段階（本質論）**　仮説を検証するために，要因の有無が健康現象の発生に関係があるのかを，要因を意図的に操作する（介入する）ことで因果関係を検証するプロセスである（**介入研究**）。
- **疫学サイクルの意味**　すべての疫学調査が，第1段階から開始されるわけではなく，また，すべての段階を経なければならないものでもない。すでに明らかになっている状況に応じて，途中の段階から進めることもあれば，第2段階でとどまることもある。第3段階で得られた成果から新たなる課題が導かれる。

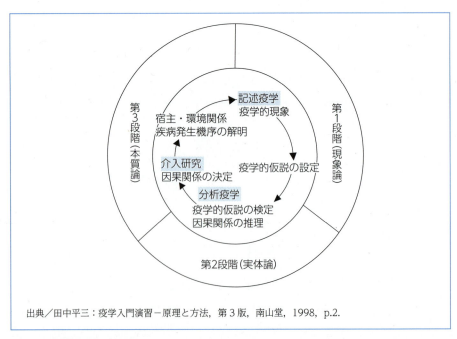

出典／田中平三：疫学入門演習－原理と方法，第3版，南山堂，1998, p.2.

図5-5●疫学のサイクル

2．疫学調査方法の分類

疫学調査の方法は種々あるが，ある特定の人間集団に起きている事象を観察する**観察研究**と，疾病発生に影響を与える要因を意図的に操作する**介入研究**に分けることができる（図5-6）。この2つの違いは，観察研究では，研究者はありのままを観察し（要因操作なし），介入研究では，曝露状況を研究者の介入によって変化させる（要因操作あり）ことである。

●**観察研究の種類**　観察研究は，記述研究と分析研究に分けられる。記述研究は，集団における健康事象の頻度と分布を明らかにする。性，年齢，地域分布，時間的分布などを記述したものは，記述研究に分類される。分析研究は，健康事象が発生する要因に関する分析を行い，因果関係の有無についての推理を行う。

●**分析研究の種類**　分析研究は生態学的研究，症例対照研究，横断研究，コホート研究に分けられる。それぞれの研究方法の利点と限界を理解し，研究の目的に応じて最適な方法を選択することが重要である。

●**介入研究の種類**　介入研究は，個人を対象とした臨床試験（無作為化比較試験）と集団を対象とした地域介入がある。臨床試験では患者が対象となり，地域介入では地域住民が対象となる。因果関係の検証には最も優れた研究方法であるが，人を対象に意図的な介入を行う実験的研究デザインであるため，研究を実施する場合は準備と倫理的配慮に十分な検討が必要である。

1　記述研究

記述研究は疫学サイクルの第1段階であり，発生要因に関する疫学的仮説を設定するため健康事象の発生状況を観察し，人・時間・場所の3要素について頻度・分布を記述する。疾病に関しては，その発生頻度を人の特性（性，年齢，人種など）

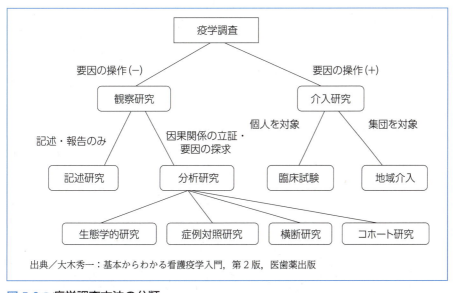

図 5-6 ● 疫学調査方法の分類

から，だれが罹患しているのかを観察する（人），発生は，発生頻度別に地域を観察する（場所），疾病の発生はいつ起きたのかを観察する（時間），これら3要素について詳細かつ正確な観察・記述を行い，それに基づいて発生要因の仮説（疾病との関連を疑いうる要因）の設定が行われる。

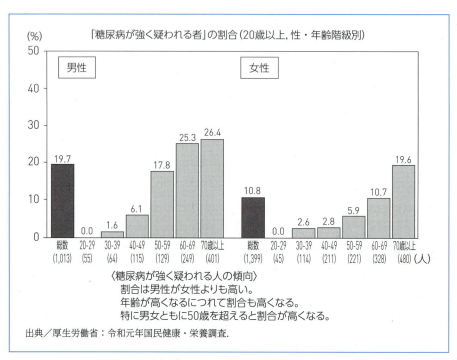

図 5-7 ● "人" に関する記述の例

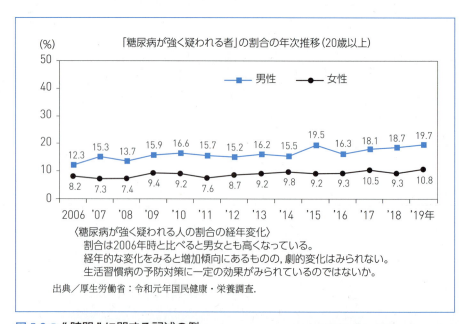

図 5-8 ● "時間" に関する記述の例

また，図に示す場合，どのような人が病気になるのか，いつ発生したのか（どのような変化があるのか），どこで発生したのかについて，それぞれの要素を横軸に示すとわかりやすい（図5-7，8）。

2 分析研究

分析研究は疫学サイクルの第2段階であり，要因と健康事象との因果関係を推理するプロセスである。分析研究の種類で述べたが，因果関係があるかどうかを判断するためには，いくつかの判断基準を踏まえながら，研究方法を選定していくことが重要である。

因果関係を推理していく際には，原因が結果よりも先行する時間の関連性については，因果関係を判定するうえで必須の条件である。また，関連の強固性，量-反応関係を評価するために，統計学的有意性の検定や相関係数などの統計的手法，推測統計学の手法を用いた分析が行われる。以下では分析研究の方法と，その利点や欠点を説明していく。

● **生態学的研究**　生態学的研究は，研究の対象が市町村，都道府県，国などの行政単位のデータを用いて，異なる地域間の疾病発生状況，曝露（ばくろ）と疾病発生頻度との比較を行う。一般的には，既存の資料やデータを用いることが多いので，研究に要する時間が少なくてすむこと，経済的であること，多くの要因や疾患を取り扱うことができること，逆に稀な事象や要因を取り上げることも可能であること，などの利点がある。

しかし，既存の資料であるため，曝露の程度が不明であること，集団で認められた結果が個人単位では認められないことなど，曝露と疾病発生との因果関係の立証は困難である。

図5-9は，ある地区を18地域に分類し，各地域における産後うつ傾向の有症者

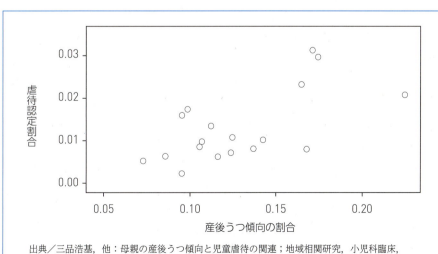

出典／三品浩基，他：母親の産後うつ傾向と児童虐待の関連；地域相関研究，小児科臨床，66(1)：100，2013.

図5-9 ● 生態学的研究の例

	疾病あり（症例群）	疾病なし（対照群）
要因あり	A	B
要因なし	C	D
合計	A＋C	B＋D

この対象集団の過去における要因の有無の状況を比較する

<目的>
　ある疾病を有している人たち（症例群）と疾病のない人たち（対照群）を対象集団として設定し，過去にさかのぼって2つの群の要因（曝露）の有無を比較することで，要因と疾病（健康事象）との関係を明らかにする。

<評価の指標>
$$\text{オッズ比 (Odds Ratio)} = \frac{\text{症例群のオッズ}=[A/(A+C)]/[C/(A+C)]}{\text{対照群のオッズ}=[B/(B+D)]/[D/(B+D)]} = \frac{A \times D}{B \times C}$$

1＜オッズ比　　：要因と疾病発生には強い関連がある，要因は疾病発生のリスクを高める
オッズ比＝1　　：要因と疾病発生には関連がない
0＜オッズ比＜1：要因があると疾病発生が減少する，要因が疾病発生のリスクを低くする

図 5-10 ● 症例対照研究の概要

の割合と要保護児童対策地域協議会で認定された児童虐待件数の相関を評価した研究で，産後うつ傾向を有する母親が多い地域ほど，被虐待児の認定数が多かったことを示している。

- **症例対照研究**　症例対照研究は，ある疾病発生の原因を探るために，すでにある疾病を有する症例群と，その患者一人ひとりに性・年齢などを対応させた対照（コントロール）群をとり，過去にさかのぼって原因と疑われる要因に曝露された割合を比較する。症例群が対照群よりも要因曝露率が明らかに高いとき，その要因が原因の一つと推定できる。症例対照研究における患者の割合は，研究の段階で研究者が任意に決めるため，一般集団における患者の割合を反映していない。そのため，直接罹患率を算出することができないが，相対危険の近似値であるオッズ比を求め，因果関係の推定を行う（図5-10）。なお，オッズ比が相対危険の近似値として有効となるのは，①疾病の頻度がある程度低い，②症例群・対照群ともに母集団を代表している，の2条件を満たしている場合である。

- **横断研究**　横断研究は，曝露に関する情報も疾病発生の情報も同じ時点で調べる方法である。ある時点での曝露状態と有病状態を測定することになるので，時間的な関係が明らかでない場合は，因果関係の推定は難しい（図5-11）。

- **コホート研究**　コホート研究は，健康者を対象に，現時点における要因の有無を調査し，疾病の発生状況を長期にわたり観察し，あらかじめ設定した集団の健康状態が年々どのように変化していくかを調べるものである。相対危険および寄与危険を直接計算することを目的としている（図5-12）。

3 介入研究

　介入研究は，疫学サイクルの第3段階であり，分析疫学による因果関係の推論で

要因あり・なしの分布も，疾病あり・なしの分布も同じ時点での調査結果である

	疾病あり(有病者)	疾病なし	合計
要因あり	A	B	A ＋ B
要因なし	C	D	C ＋ D
合計	A ＋ C	B ＋ D	A＋B＋C＋D

＜目的＞
　ある1時点における要因(曝露)の有無と疾病(有病)との関係を明らかにする。
＜評価の指標＞
　カイ2乗検定，相関・回帰

図 5-11 ● 横断研究の概要

この集団を一定期間追跡し，目的とする疾病発生の状況を比較する

	疾病発生あり	疾病発生なし	合計
要因あり(曝露群)	A	B	A ＋ B
要因なし(非曝露群)	C	D	C ＋ D

＜目的＞
　目的とする疾病に罹患していない人たちを対象とした集団から，特定の要因を有している集団(曝露群)と有していない集団(非曝露群)を抽出し，追跡調査を行い疾病への罹患状況を比較することで，要因と疾病(健康事象)との関係を明らかにする。

＜評価の指標＞

相対危険＝　　曝露群での発生割合　　＝　A／(A＋B)
(Relative Risk)　非曝露群での発生割合　　　C／(C＋D)
　　＊要因への曝露によって疾病発生のリスクが何倍になるかを示す

寄与危険(Attribute Risk)＝曝露群での発生割合－非曝露群での発生割合
　　＊要因への曝露によって疾病発生がどれだけ増えるかを示す

図 5-12 ● コホート研究の概要

　得られた仮説を検証するために，要因を意図的に操作する（介入する）ことで因果関係を検証する。
　介入研究は一種の追跡調査で，介入群と対照群を一定期間観察しアウトカム（疾病の罹患率，死亡率，予後率などの指標）を比較する。たとえば，あるワクチンを接種群と非接種群で疾病罹患率を比較し，接種群の罹患率が明らかに低率であれば，そのワクチン接種の効果があったことになる。このように集団を対象にして意図的に計画的に原因を与える群と与えない群とに分けて生じる状態を調査する研究である。

● **介入研究の種類** 個人に対する介入（臨床試験など）と集団に対する介入（地域介入など）がある。臨床試験では患者が対象となる。研究対象者を介入群と対照群に分ける方法として，無作為に2群に分ける方法があり，無作為化を行った介入研究を**無作為化比較試験**（Randomized Controlled Trial；RCT）という。

　また，研究参加者が介入群と対照群のどちらの群に入ったかを知ってしまうと，結果に影響を及ぼす可能性がある。これを防ぐため，たとえば医薬品の効果判定などを行う場合には，判定する薬品を投与する群と偽薬（プラシーボ）を投与する群とをあらかじめ設定して，参加者がどちらの群に入ったかわからないようにする。このことを**ブラインド法（盲検法）**という。さらに，研究参加者だけでなく，研究者自身にもわからないようにすることを**二重ブラインド法（二重盲検法）**という。

　地域介入では地域住民が対象となる。介入研究の目的は，要因に対する介入が，疾病の発生予防に有効であるといえるか否か，効果を確認するものである。

● **介入研究の注意点** 介入研究，特に無作為化比較試験は，疫学研究のデザインのなかで，因果関係に関する能力が最も高いとされている。しかし，いずれの種類の介入研究も人を対象とした実験的研究であるため，研究を実施する場合には特に慎重な準備と倫理的配慮が重要である。

III　疫学指標

　疫学では，様々な人間集団での疾病の発生を観察し，一定観察期間中の患者数，発生の状況を記述し，その状況について共通言語を用いて表す。疫学調査では，ある疾病がどのくらい発生しているのか，その頻度を表現することから始める。

1．疾病頻度の指標

　疫学では，集団のなかで発生する疾病の頻度を，①割合（Proportion），②比（Ratio），③率（Rate）を用いて記述する。疾病頻度の指標は分数で示され，それ

> **column**
>
> ### コホート（Cohort）の語源
>
> コホートとは古代ローマの歩兵隊の単位を示すもので，その隊員の構成人員が戦地でどのように少なくなっていくかを調査したことからコホート研究という名がついた。疫学では，共通の因子をもったものの集まりという意味で使われている。

ぞれの分子と分母が何であるか，またその関係性が重要な意味をもつ．
①割合（Proportion）：分子が分母の一部として含まれているため，1を超えない（図5-13）．ある一時点ないしは一定の期間を前提として用いられる．

$$\frac{A}{(A+B)}$$

②比（Ratio）：分子が分母に含まれない．異なる2つの関係を表す（図5-14）．

$$\frac{A}{B}$$（AとBとは互いに包含関係にはない）

③率（Rate）：ある一定の観察期間を設定し，分母に人・時間（人・年）をとる．これは，各人について対象となった期間（年）を総計したもので，その期間の延べ人数に相当する．分子は分母で設定したのと同じ期間に新規に発生した健康現象の人数を用いる（図5-15）．

2．有病率*と罹患率

　疫学には，動きを測定する指標（Incidence）と静止の状態を測定する指標（Prevalence）がある．動きとは，ある集団においてある一定の観察期間内に対象とする疾病に新たに罹る（罹患）ことであり，静止の状態は，ある時点で病気の状態にある（有病）ことを意味する．

●**罹患率とは**　罹患率（Incidence Rate）は，疾病の発生を表す指標で，疾病の罹

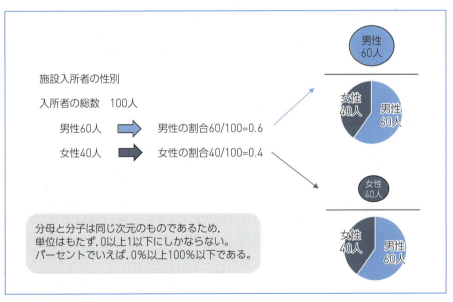

図 5-13 ● 割合（Proportion）

＊**有病率（有病割合）について**：疾病頻度の指標は割合，比，率で示される．有病率は，ある一時点での患者数をその時点での人口で割り算したものであり，本来的には有病割合とよぶのが正しい．しかし，国家試験出題基準等において，有病率という名称が用いられているため，本書でも有病割合を有病率と表記している．

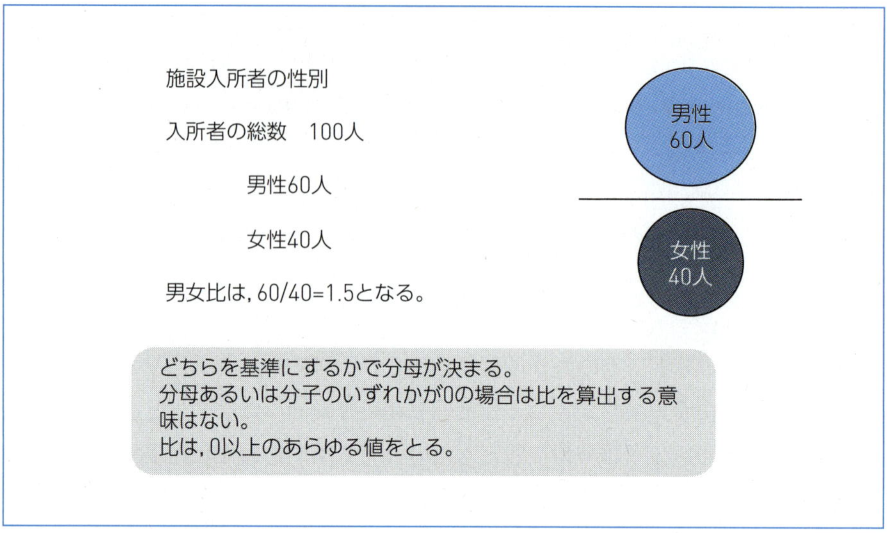
施設入所者の性別
入所者の総数　100人
男性60人
女性40人
男女比は，60/40=1.5となる。
男性
60人
女性
40人
どちらを基準にするかで分母が決まる。
分母あるいは分子のいずれかが0の場合は比を算出する意味はない。
比は，0以上のあらゆる値をとる。

図 5-14 ● 比（Ratio）

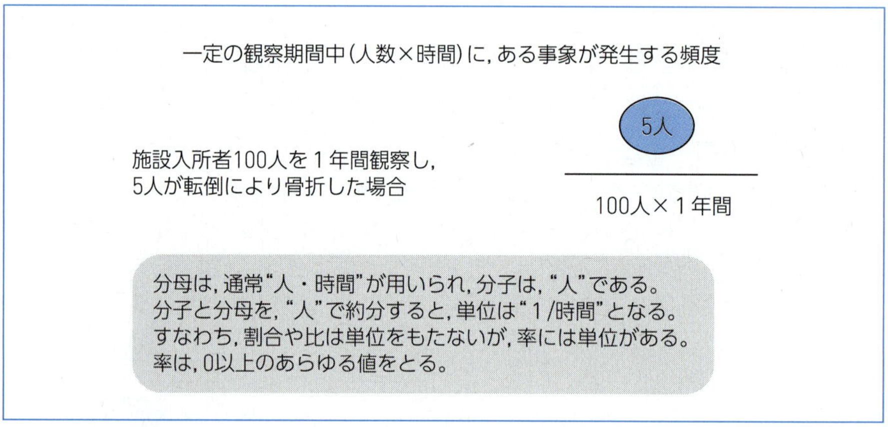
一定の観察期間中（人数×時間）に，ある事象が発生する頻度
施設入所者100人を１年間観察し，
5人が転倒により骨折した場合
5人
100人×１年間
分母は，通常“人・時間”が用いられ，分子は，“人”である。
分子と分母を，“人”で約分すると，単位は“１/時間”となる。
すなわち，割合や比は単位をもたないが，率には単位がある。
率は，0以上のあらゆる値をとる。

図 5-15 ● 率（Rate）

りやすさ，疾病に罹（かか）るリスクを知ることができる（図 5-16）。式で示すと以下のようになる。

$$\text{罹患率（りかん）} = \frac{\text{一定の観察期間内に新発生した患者数}}{\text{危険曝露（ばくろ）人口一人ひとりの観察期間の総和（人・期間あるいは人・年）}}$$

●**累積罹患率とは**　また，一定期間内に患者発生の割合を累積罹患率（Cumulative Incidence Rate）という，式で示すと以下のようになる。

$$\text{累積罹患率（累積患者率）} = \frac{\text{一定の観察期間内に新発生した患者数}}{\text{観察対象集団の観察開始時点の人数}}$$

●**有病率とは**　有病率（有病割合）は，観察対象集団において，一時点あるいは一定期間内に疾病を有している状態にあった人の割合を示すもので，公衆衛生上の問題の大きさを知ることができる（図 5-17）。式で示すと以下のようになる。

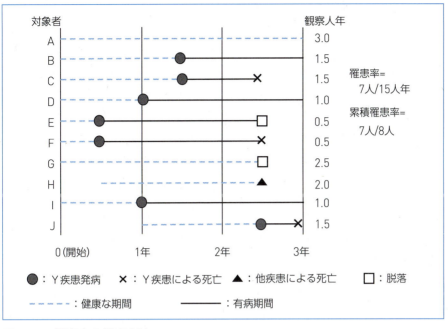

図 5-16 ● 罹患率の算出方法

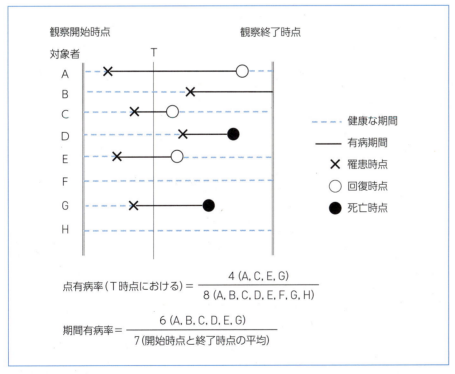

図 5-17 ● 有病率の算出方法

点有病率（有病割合）（Point Prevalence）

$$= \frac{\text{ある集団のある一時点において当該疾病を有する者の数}}{\text{その集団のその時点における危険曝露人口}}$$

期間有病率（期間有病割合）（Period Prevalence）

$$= \frac{\text{ある集団のある期間内当該疾病を有していた者の数}}{\text{その集団のその期間中の平均的な危険曝露人口}}$$

　有病率は，疾病の発生頻度と有病期間に依存する。罹患率と有病率との間には，平均有病期間がほぼ一定である場合に，以下の式で示すことができる。

　　有病率＝罹患率×平均有病期間

　罹患率がわからない場合に，平均有病期間が比較的一定のものであれば，有病率と平均有病期間から，罹患率を算出することができる。急性伝染病のような平均有病期間がほぼ一定な場合に活用することができる。しかし，生活習慣病などのように平均有病期間のばらつきが大きい場合には，適用できない。

　罹患率は，疾病に罹るリスクを示す指標であり，罹患率の低下は，第1次予防の効果の指標となる。

　表 5-3 に有病率と罹患率の特徴を示した。

3．死亡の指標

　死亡は，観察集団内の各個人が一定の観察期間内に死亡する危険の大きさを示す指標であり，集団の健康状態や衛生水準を総合的に表すといわれている。死亡に関する指標には，死亡率，粗死亡率，PMI，PMR，乳児死亡率，新生児死亡率，周産期死亡率，妊産婦死亡率，死因別死亡率，年齢調整死亡率，標準化死亡比など数多くある。死亡の状況は年齢によって差があり，全年齢の死亡数と全人口の比である死亡率は人口の年齢構成に大きく影響される。そのため，死亡状況の年次推移や国際比較，都道府県別の比較には，年齢調整死亡率，標準化死亡比のように年齢構成の歪みを補正（標準化）した指標が必要になる。

表 5-3 ● 有病率（有病割合）と罹患率の特徴

	有病率（有病割合）	罹患率	累積罹患率
概念	静的な観察	動的な観察	動的な観察
観察期間	時点	延べ観察期間	特定の期間
利点	一時点の調査で把握できるため容易に実施できる	疾病の発生を直接示すことができる	疾病発生の時点の特定が難しい場合に利用できる
欠点	疾病の発生を直接示すことができない 有病期間の短い疾患（すぐに治癒あるいは死亡する疾患）には適さない	観察期間中の全期間を通した観察が必要である	累積罹患割合が同じでも，対象となる期間により意味合いが異なる

死亡率，年齢調整死亡率，標準化死亡比については第3章で説明をするため，ここでは，致命率と生存率について紹介する。

● **致命率** 致命率は，ある疾病に罹った人がその疾病で死亡する割合を示しており，主として急性疾患の重篤度を示す指標である。式に示すと以下のようになる。なお，がんなど慢性疾患の予後を評価するには，生存率のほうが有効である。

$$致命率 = \frac{ある期間内のその疾病による死亡者の数}{ある期間中にその疾病に新たに罹患した者の数}$$

● **生存率** 生存率は，ある疾病に罹った人が，一定観察期間内に死亡から免れる確率で以下のように示される。単位期間ごとに生存率が算出できるため，がんなどの予後の評価に用いられる。

$$生存率 = 1 - 死亡率$$

4．スクリーニング

スクリーニングとは，検査などのある基準によって対象のふるい分けを行うことである。特定の疾病を対象とした場合には，無自覚あるいは無症状な段階で疾病に罹患している可能性のある人とない人にふるい分けることを目的として行われる。

疾病の2次予防である早期発見・早期治療に欠かせないものであり，自覚症状が表れてから医療機関を受診する場合よりも早い段階で対応することにより，疾病を軽症で治癒させる，あるいは重症化や死亡の発生を防止しようとするものである。一般的にスクリーニングは，健康な集団を対象として行われる"検診"を指すことが多く，検査で陽性と判定された場合には確定診断のために精密検査を実施する。

1 疾病の自然史

スクリーニングの原則を知るためには，まず疾病の自然史について理解する必要がある。疾病の自然史とは，何らかの医学的な措置を加えない状態で推移する疾病の経過をいう。通常，その疾病に罹っていない時期があり，その後，何らかの理由で疾病に罹患するが，臨床症状がない時期（前臨床期という），臨床症状が現れ疾病と診断される時期（臨床期という）というように経過していく。スクリーニングは，前臨床期に検査を行うことによって，第1段階のふるい分けを行うが，最終的な目的は，疾病の重症化や死亡を予防することにあるので，有効な検査が行われなければならない。

2 スクリーニング検査の評価

● **検査の有効性** 効果的にスクリーニングが行われるためには，有効な検査法の存在が前提となる。有効な検査法とは，疾病に罹患している人を陽性と判定し，罹患していない人を陰性と判定することであり，両者の確率が高い検査を指す。図5-18，19に検査結果と疾病の有無との関係性を示した。検査の有効性を示す指標として，敏感度と特異度がある。「疾病のある人を陽性と判定する割合」を敏感度，「疾病のない人を陰性と判定する割合」を特異度という。両者の値が高い検査が有効性の高

スクリーニング検査結果	疾病の有無	
	あり	なし
陽性	真陽性	偽陽性
陰性	偽陰性	真陰性
合計	有病者	非有病者

$$敏感度(ST: Sensitivity) = \frac{真陽性}{有病者}$$

$$特異度(SP: Specificity) = \frac{真陰性}{非有病者}$$

$$陽性反応適中度(PVP: Predictive Value Positive) = \frac{真陽性}{検査陽性}$$

$$陰性反応適中度(PVN: Predictive Value Negative) = \frac{真陰性}{検査陰性}$$

図 5-18 ● スクリーニング検査結果

スクリーニング検査結果	乳がん	
	あり	なし
陽性	24	12
陰性	6	458
合計	30	470

ある地域で500人を対象に乳がん検診を行い、その後確定診断を行った。
スクリーニング検査の評価指標を計算すると以下のようになる。

敏感度　　　　　24／30＝80.0％

特異度　　　　　458／470＝97.4％

陽性反応適中度　24／36＝66.7％

陰性反応適中度　458／464＝98.7％

図 5-19 ● スクリーニングの結果例（乳がん検診仮想例）

い検査といえる。

●**検査の妥当性**　スクリーニングが連続した値をとる検査の場合、判定の基準を設定する必要がある。この基準値をカットオフ値という。疾病あり群となし群の分布の山が重ならなければ、カットオフ値は中間のどこかに設定することができ、敏感度と特異度はともに100％となる（図 5-20）。

しかし，実際はほとんどの疾病で検査結果の数値はオーバーラップし，カットオフ値の設定で敏感度も特異度も変化する（図 5-21）。同じ検査法である限り敏感度と特異度の関係は，一方を高くすると，もう一方は低くなるというトレードオフの関係にあり，この関係を示すものが ROC 曲線（Receiver Operating Characteristic Curve）である（図 5-22）。ROC 曲線は縦軸が敏感度，横軸が（1 －特異度）で描かれ，曲線の頂点が左上に近い検査ほど優れた検査である。敏感度と特異度によりスクリーニングの妥当性が決まる。

3 スクリーニングを行うための条件

現在，わが国で実施されているスクリーニング検査の代表的なものとして，新生児マススクリーニングやがん検診などがある。スクリーニングは，基本的に無自覚な時期に集団を対象として行うことが原則であり，実施の条件として集団に対して

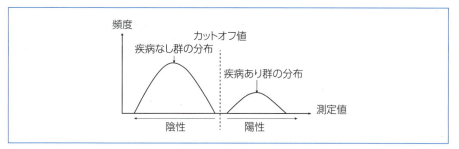

図 5-20 ● 疾病の有無と検査値の分布（理想的な検査の場合）

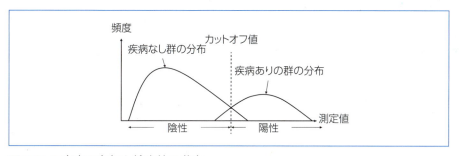

図 5-21 ● 疾病の有無と検査値の分布

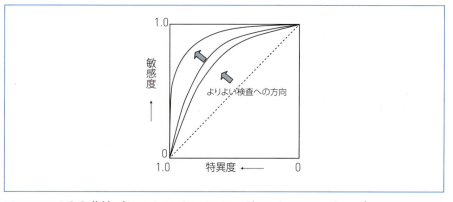

図 5-22 ● ROC 曲線（Receiver Operating Characteristic Curve）

実施可能であること，侵襲性を伴わない安全かつ簡便で有効な検査法があること，対象とする疾病の罹患率や死亡率が高い重要な健康問題であることがあげられる。しかし，先天性代謝異常のように稀な疾病であっても，早期に発見し治療されなければ非常に重大な結果となる場合も対象となる。健康問題としての重要性には，個人の立場と社会としての立場の2つの側面がある。

そのほかに，疾病の自然史で説明したように，検査によって診断が可能な時期が存在すること，早期発見によって早期治療の効果が期待できること，精密検査により確定診断を行う施設があること，治療法が確立されていること，疾病予防対策の効率向上が期待されることなどがあげられる。

スクリーニング検査には，偽陰性や偽陽性があることは避けられない。スクリーニング検査結果の陰性は健康であることの証明ではないこと，逆に陽性であることが病気の診断ではないことなど，検査を受ける者に対し，スクリーニングの内容や判定の意味を十分に説明し理解されることが重要である。

演習課題

1. 疫学の定義をまとめてみよう。
2. 疾病発生要因の考え方を整理してみよう。
3. 因果関係の判定基準をあげてみよう。
4. 疫学調査の種類と方法を整理してみよう。
5. 症例対照研究とコホート研究の利点と欠点をあげてみよう。
6. 有病率と罹患率を算出してみよう。
7. スクリーニング検査の実施条件をあげてみよう。

文献
1) 日本疫学会監修：はじめて学ぶやさしい疫学，改訂第2版，南江堂，2015, p.1.

参考文献
・大木秀一：基本からわかる看護疫学入門，第2版，医歯薬出版，2011.
・事件を語りつぐ保健師・養護教諭・ソーシャルワーカーたち編：公害救済のモデル恒久救済，森永ひ素ミルク中毒事件から学ぶ，せせらぎ出版，2014.
・田中平三：疫学入門演習，原理と方法，第3版，南山堂，2001.
・中村好一：基礎から学ぶ楽しい疫学，第2版，医学書院，2006.
・日本疫学会監修：はじめて学ぶやさしい疫学，改訂第2版，南江堂，2015.
・久常節子，島内節編著：地域看護学講座⑪，情報・保健統計と疫学，医学書院，1997.
・柳川洋編集：疫学マニュアル，第5版，南山堂，2000.

第1編 公衆衛生の理解

第6章
予防と健康保持増進

この章では
- 健康教育の基本的な考え方を理解する。
- 健康教育の対象および対象によってどのような教育が必要かを知る。
- 健康教育の進め方（企画・実施・評価）を理解する。
- わが国における感染症対策体制を理解する。
- 非感染性疾患への予防策を疾患ごとに理解する。
- 不慮の事故の特徴を理解する。
- 地域で行われている事故予防策を理解する。

I 予防と健康増進とは

1. 予防とは

　予防というと，どのような言葉が思いうかぶだろうか。かぜ予防，生活習慣病予防，介護予防，自殺予防など，様々な場面で予防という言葉が用いられている。予防医学の分野では，1953年にアメリカのリーヴェル（Leavell, R. H.）とクラーク（Clark, E. G.）が，第1次予防，第2次予防，第3次予防という3段階に分類し，今日でもその概念が広く用いられている。通常，疾病の予防は第1次予防，第2次予防と考えられ，第3次予防は医学的リハビリテーションとして位置づけられている。

2. 健康増進とは

　健康増進とはどういうことだろうか。健康増進（Health Promotion）の考え方は，もともと1946年にWHO（世界保健機関）が提唱した「健康とは単に病気でない，虚弱でないというのみならず，身体的，精神的そして社会的に完全に良好な状態を指す」という健康の定義から出発している。その後，前述のリーヴェルとクラークらによって，健康増進は第1次予防と位置づけられた。この時代の健康増進は感染症予防における一般的な抵抗力の強化や，健康教育によって感染機会を避けることに主眼が置かれていた。

　1970年代になると，種々の新しい治療法が開発される一方で，医療費の高騰などの問題が生じ，1978年のアルマアタ宣言では，医療の重点をこれまでの高度医療中心から予防を含む1次医療，すなわち「プライマリヘルスケア」に転換するよう提唱された。この時代，健康増進は，疾病とは対比した理想的な状態すなわち健康を想定し，それをさらに増強することを意味する概念的な定義がなされた。さらに，1986年のオタワ憲章では，ヘルスプロモーションを「人々が自らの健康とその決定要因をコントロールし，改善することができるようにするプロセス」と定義し，個人の生活習慣の改善だけでなく，環境の整備を合わせたものとして改めて提唱された。

●**わが国の健康増進対策**　戦後は栄養改善のための施策が中心であったが1964（昭和39）年の東京オリンピック終了後，健康・体力づくりに目が向けられるようになり，積極的な健康増進を図るための施策が講じられるようになる。1978（昭和53）年には第1次国民健康づくり対策が始まり，現在は第4次国民健康づくり対策が行われている。健康寿命の延伸と健康格差の縮小などが目標となっている。

Ⅱ 健康診断・診査と健康管理

　健康診断・診査は，疾病や異常の早期発見（2次予防）の機会として重要であるが，疾病を予防する1次予防のための保健指導につなげる機会としても意義がある。
　健康診断・診査と健康教育について，対象別にみてみる。

1．母子を対象とする場合

　母子における健康診査は，**母子保健法**の第12条・13条で定められており，市町村は1歳6か月児および3歳児の健康診査のほか，必要に応じて妊産婦や乳児，幼児に対して健康診査の実施，および健康診査を受けることを勧奨することになっている。3～4か月児を対象とした乳児健診においては，予防接種に関することや乳児の事故予防，生活リズム，離乳食などについて保健師，栄養士，歯科栄養士などが協力しながら健康教育を実施している。1歳6か月児健診や3歳児健診においては，月齢に見合った発達・発語・会話がみられるかを問診等にて確認し，必要に応じて個別相談や専門機関への橋渡しなどを行っている。

2．児童生徒を対象とする場合

　学校で行われる健康診断には，就学時の健康診断，児童生徒などの定期・臨時の健康診断，職員の定期・臨時の健康診断があり，**学校保健安全法**などに基づいて実施されている。学校保健では養護教諭が中心となり，健診の結果を踏まえて健康教育を実施している。たとえば，近視の児童が全国平均に比べて多いということがわかった場合には，教室の照度を測定して環境を整えたり，視力検査の機会を増やして早期に対応できるようにしたりといった取り組みが行われている。

3．成人を対象とする場合

　成人の場合，会社などで働いている場合には，会社員の家族も含め事業場が健康診断の機会を設ける。一般健康診断は，雇入時，定期，特定業務従事者，海外派遣労働者，給食従業員検便の5種類が**労働安全衛生規則**に定められている。また，粉塵作業や放射線業務などに携わる場合には，特殊健康診断が実施される。自営業などで国民健康保険に加入している40～74歳の人は，自治体などが行っている特定健康診査を受けることになる。特定健康診査は**高齢者の医療の確保に関する法律**に明記されている。さらに，がん検診を，**健康増進法**に基づく健康増進事業として市町村が実施している。健診の結果によっては，健診後に保健師などが個別または集団を対象に健康教育や保健指導を実施し，早期治療や生活習慣の改善につなげている。

4. 高齢者を対象とする健康診査

75歳以上の高齢者は，**高齢者の医療の確保に関する法律**により健康診査を受けることができる。定期的に健康診査を受け，健康管理をしていくことが健康寿命の延伸，介護予防につながる。また，自治体では日常生活圏域ニーズ調査などをとおして主に生活機能の面から地域に在住する高齢者の生活状況を把握し，高齢者の生活状態に合った介護（予防）サービスなどの提供に努めている。具体的には「転倒予防教室」や脳トレなどを取り入れた「認知症予防教室」などの健康教育が行われている。

Ⅲ 健康教育への取り組み

A 健康教育の基本的考え方

1. 健康教育のあゆみ

社会情勢や疾病構造の変化に伴い，健康教育のねらいや方法も年代により変遷している（図6-1）。1940年代は，結核が猛威を振るっていた時代である。1940（昭和15）年に，未成年者の体力向上と結核予防を目標とした「国民体力法」が制定

	1940年代	1950・60年代	1970年代	1980年代	1990年代	2000年代〜
社会情勢	劣悪な生活環境	戦後復興・ベビーブーム	高度経済成長・老年人口急増		少子高齢化	IT普及・自殺者数増加
主な対策	急性伝染病対策	慢性伝染病対策	成人病予防・生活習慣病予防 →		メンタルヘルス対策 → 育児支援 → 健康危機管理 → 介護予防 →	
取組の傾向	知識の普及		知識・態度 行動の変容 →		主体性の重視	

出典／佐々木明子，他監：DVD公衆衛生看護活動における健康教育〈続・地域看護活動とヘルスプロモーション　第1巻〉，丸善出版，2013．より抜粋．

図6-1 ● 健康教育の変遷

された。この後，長期にわたってわが国の結核対策の基本となった手法であるツベルクリン反応検査・X線検査の集団検診方式が採用された。集団検診では健康教育を実施する絶好の機会であり，結核などに関する知識の普及が図られた。

1950～1960年代には，住民の健康意識が高まる一方で，生活様式も多様化し，健康課題が複雑になってきた。知識の普及にとどまらず，各個人が健康のために好ましい態度を形成できるような支援が必要になった。

1970年代からは，個人の病気への不安や恐れなど，主観的な個人の心理と対処行動に焦点を当てた働きかけに基づく健康教育信念モデルなどを用いて，知識の普及から行動変容につながる健康教育が実施されるようになった。

1980年代に入り生活環境に起因する疾病へと疾病構造が変化したのに伴い，健康教育の目標は疾病対策から，よりよい健康を目指した保健行動を身につけるための，生活習慣病予防対策などへ変わっていった。

1990年代には，ヘルスプロモーションや保健プログラムの企画・評価モデルであるプリシード・プロシードモデルが登場し，個人だけではなく環境へも介入する教育が行われ，地域全体で健康づくりに取り組む動きが出てきた。

2．現代の健康教育のあり方

2000年代に入り，生活習慣病に加えてメンタルヘルスなど，人々の健康課題はますます多様化している。専門家が指導して，住民が学ぶという一方的な教育ではなく，住民自身が自分の健康課題に気づけるような参加型学習が注目されている。健康教育の方法も，一同を集めて講義を行うといった一方通行的なものに限らず，グループディスカッションを取り入れて相互学習を促したり，インターネットのアプリを活用して，継続的に専門家のサポートを受けながら自己効力感を高めていく方法など，今後も時代に合わせて，さらなる発展が期待される。

3．健康教育の対象と方法

健康教育の対象は，乳幼児から高齢者まで実に様々である。年齢に合わせて，健康教育の内容を決定することはもちろんであるが，対象の人数・規模によっても必要な援助技術は変わってくる。

1　対象が個人の場合

面接や家庭訪問，電話などの教育方法が用いられる。この場合，教育内容は個人の目的に合わせて設定が可能であり，コミュニケーション技術などが重要になってくる。

2　対象が小集団の場合

グループワークや演習などを取り入れる。共通するテーマについて話し合いの時間をもったり，演習をしたりすることにより，必要な技術・知識を身につけることができる。また，当事者どうしが集まって話し合いの場をもつこともある。グループワークや演習を行う際には，保健師などの専門職が主導するのではなく，できる

3 対象が大集団の場合

　講演会のような形式をとることが多くなる。多くの人が興味をもてるようなテーマ設定や，プレゼンテーション方法が重要になってくる。一方通行的な教育にならないように，会場の参加者から意見を聞いたり，途中でクイズや寸劇を取り入れたりといった工夫が必要である。

　このほかにも，地域で行われる健康祭りや商店街のイベントなどで，保健師や栄養士，歯科衛生士などが健康教育を実施する場合がある。テーマや内容に興味・関心のある人が集まるので，参加者の理解を深めるよい機会になる。しかし，健康教育の周知や開催方法を工夫しないと，企画しても参加者が少ない，参加者が限られるという場合があるので，事前の準備や実施方法の検討を十分に行い，効果的な広報や参加人数を予測することが重要になる。

4 知識の普及啓発の場合

　健康教育は，リスクの高い人向けに実施するだけではなく，多くの人に広く知識を普及啓発したい場合にも用いられる。その一例として，受動喫煙防止やむし歯予防，乳がん予防，エイズ予防などがある。受動喫煙については，世界保健機関（WHO）が毎年5月31日を世界禁煙デーと定めていることから，この前後でポスターを掲示したり，パンフレットを配布したりして受動喫煙防止を進めている。

　また日本循環器学会をはじめとする禁煙推進学術ネットワークは，「毎月22日は"禁煙の日"。スワンスワン（吸わん吸わん）で禁煙を！」をスローガンに，毎月22日を「禁煙の日」に制定して活動をしている。乳がん予防については，ピンクリボン運動が有名である。わが国では，10月1日をピンクリボンデーとして，東京都庁や東京スカイツリー，東京タワー，名古屋，姫路城などがピンク色にライトアップされる。この前後で多くのキャンペーンが実施され，乳がん検診の受診勧奨や乳がん自己検診の方法についての教育などが行われている。

B 公衆衛生における健康教育

1．公衆衛生における健康教育の意義

　健康教育は，保健，医療，教育，心理などにおける様々な専門職者が実施している。そのなかでも公衆衛生においては，住民の健康や暮らし，価値観や行動の特性などについて，疫学調査などのデータも取り入れながら，個人・家族・集団・地域全体の健康と生活に関する課題を見つけ出し，住民と共に健康な地域づくりを目指していくところが大きな特徴である。同じ地域に住む住民は，健康に関する価値観や食生活など行動における共通性が高いため，住民を一つの生活集団として把握し，地域ぐるみの組織的な活動とすることが重要である。

2. 期待すべき健康教育

　健康教育の目的は，健康に関する「知識の普及」→「知識の習得と理解」→「態度の変容」→「行動の変容」を促すことによって疾病の予防，健康の保持・増進を推進することである。正しい知識をもつことはもちろん大切であるが，その知識が最終的に行動変容に結びつかないと目的は達成できない。「わかってはいるんだけど，やめられない…」といった言葉をよく耳にするが，それを「わかったから，やめられた！」にするためにはどうしたらよいか。専門職者が主導するのではなく自らが課題に気づいて行動を起こせるように，セルフケア能力を高める働きかけ，同じ課題をもった住民が互いに助け合い励まし合える環境づくり，適切な目標設定をして変化（アウトカム）を目に見えるような形にする，といった工夫も必要である。

　さらに，健康教育に参加して行動変容ができた住民が，同じような課題を抱えて困っている住民に自分たちの経験を伝え，行動変容できるようにサポートしていくという波及効果が生まれることが期待される。

Ⓒ 健康教育の進め方

　健康教育を実施する際には，企画・実施・評価のそれぞれの時点で工夫・注意しなければいけないことがある。下記に集団を対象とした健康教育の具体例をあげる。

1. 企画

　健康教育の企画の際には，下記の点に留意する。
- 対象となる人や地域の健康と生活に関する様々な情報を集める。
- 課題を明確にする。課題が複数ある場合には，優先順位をつける。
- 目的，目標，方法，内容などを検討する。目的・目標は抽象的なものではなく，評価をしやすいように具体的な表現にする。開催日時や場所については，より多くの人たちが参加できるような設定にする。

表 6-1 ● 健康教育のテーマ例

×悪い例：「脂質異常を指摘された方への食事指導教室」
⇒脂質異常という言葉になじみがない，または指導という言葉に抵抗を感じる場合がある。
○良い例：「おなかのたるみが気になり始めた方必見！おいしい食事で楽しく減量しましょう」
⇒ポジティブな表現を使うことにより，これなら実践できると思える。

表 6-2 ● 企画書の項目例

- テーマ
- 目的，目標
- 対象者（年代，属性，人数など）
- 実施予定日
- 実施場所
- 実施方法　会場見取り図
- 使用する媒体，準備物品
- プログラム内容，タイムスケジュール
- 評価方法

など

- 目的，内容に合ったテーマにする。テーマは，健康教育に参加が望まれる人たちが関心をもつような魅力的なものにする（表 6-1）。
- 企画書を作成する。表 6-2 に企画書に含めるとよい項目について示す。

2. 実施

健康教育の実施の際には，下記の点に留意する。
- 参加者の表情，行動，質疑応答の発言状況などから学習状況を確認する。
- 一方通行の講義にならないように，クイズをいれたり，グループ討議の時間を設けたりする。
- 健康教育が設定した時間内に終わるように，時間調整をする。企画書どおりに進まないことも多いが，参加者の状況に応じて調整することが必要である。
- 参加者の様子を見ながら，必要に応じて休憩を入れる。
- 健康教育実施中に，転倒などの事故が起きないように安全に配慮する。
- 健康教育の内容が理解できていない様子の人，初めての参加で仲間に入りにくそうにしている人などをフォローする。
- 参加者や実施状況に合わせて，媒体を効果的に用いる。健康教育で用いる媒体には表 6-3 のようなものがある。

---

column

健康教育の実施を植物の成長に例えると…

健康教育の実施について，植物の成長に置き換えて考えてみよう。

〈種まき〉　何もないところには芽も出ないので，まずは土（個人）に種（知識）をまくことによって，知識の普及を図る。

〈発芽→成長〉　種（知識）をまいても，そこから上手に成長していけるかは個人の努力と同様に，まわりの環境も重要になってくる。植物の成長には適切な光・温度・水などが必要であるが，健康教育において知識が定着し態度が変容するためには，正しい情報・周囲のサポートが必要である。

〈つぼみ→開花〉　芽が出てもつぼみをつける前に枯れてしまうこともある。きれいな花を咲かせるためには，やはり適切な環境が重要である。健康教育においては，行動の変容がみられ，疾病の予防・健康の維持増進につながったときに初めて，健康教育の目的が達成できる。成長過程と同様に，適切な支援が必要である。

〈新しい種〉　植物は花を咲かせた後に種ができて子孫を残す。健康教育も同様で，目的を達成できた個人がその成果を知識・経験として周囲に伝えることで，同じような課題をもった人への波及効果が期待できる。

表 6-3 ● 健康教育で用いる媒体

◇写真
◇ポスター
◇紙芝居
◇模型
◇人形（パペット）
◇パネルシアター
◇動画
◇パンフレット
　　　　　　　　など

3．評価

健康教育の評価は下記のような視点で，健康教育の実施直後や，行動変容を確認する場合などは必要に応じて少し時間をおいてから行う。

・今回の企画は参加者が期待している内容に合っていたか。
・参加人数，出席回数はどうか。
・健康教育が効果的・効率的に実施されたか。
・時間配分は適切だったか。
・期待された成果（目的・目標）を達成できたか。
・参加者の理解度，満足度はどうか。

4．まとめ

健康教育は実施して終わりではなく，実施前の企画から実施後の評価までの一連の流れを十分に吟味することで，より良い効果に結びつけることができる。同じテーマで健康教育を企画しても，対象や場所により方法・内容を変える必要もあるので，教育媒体などを上手に用いながらいろいろな教育パターンを考えておくとよい。この章では，公衆衛生における健康教育を中心に述べてきたが，これらの内容は，医療機関などで患者への生活習慣改善や栄養指導などを行う際にも役立つものである。

IV 感染性疾患への対策

感染性疾患の発生状況

感染性疾患は疫学が大きな力を発揮する分野の一つである。感染性疾患の対策を考えるにあたってその分布状況，発生要因など実態を把握し対策を考えることは重

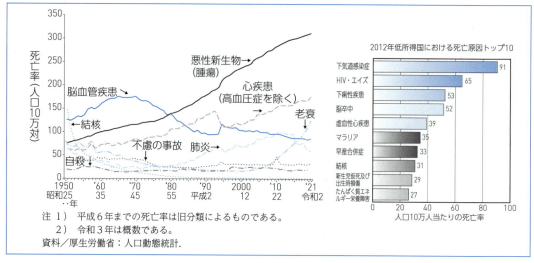

図 6-2 わが国の死亡原因の推移

要である。わが国では，1950（昭和25）年まで結核が死亡原因の第1位であり，感染症がわが国の健康問題において最優先課題であったが，現在は悪性新生物や脳血管系疾患の割合が高くなり，相対的に死亡原因として感染症疾患は減少している。一方でWHOによると，低所得国においては下気道感染症，HIV・エイズ，下痢性疾患，マラリアおよび結核による死亡が死亡原因全体の約3分の1を占め，まだまだ多くの人が感染症によって命を落としている（図6-2）。

　わが国では，死亡原因に占める割合は減少しているものの，例年冬季のインフルエンザは流行し，乳幼児のRSウイルス感染，ノロウイルスの集団胃腸炎などいまだに感染症は国民の健康を脅かす問題である。また，医療機関内で感染を起こす院内感染対策は患者，医療従事者両者を守るために重要である。

　さらには，近年は世界的に人，もの，動物の行き来もより盛んになり，日本ではみられなかった感染症が伝播するリスクも高まっている。重症急性呼吸器症候群（SARS）などはその典型例であり，新型インフルエンザ対策など感染症対策は国際的な視点で対策を考える重要性が増している。

Ⓑ 感染性疾患予防の原則

　感染性疾患の予防は，疫学的対策の基本である病因（病原体），感受性のある主体（宿主），および感染経路などの環境の3つの要因に着目することから始まる。病原体を明らかにしてそれを除くこと，病原体があっても宿主たる人間に到達するまでの感染経路を遮断，または環境を改善すること，また，たとえ感染が起こっても，発病しないよう人間の抵抗力を強めることの3つが予防の原則となる。

　結核を例にとれば，排菌患者から排出される結核菌による空気感染であり，感染

性が高い場合は隔離を行い，医療従事者や介護者はN95マスク（微粒子用マスク）を着用するなど，その感染経路を意識した対策をとる必要がある。また，近年わが国での結核発症患者の半数以上は70歳以上の高齢者であるが，それは結核感染発症が宿主の免疫状態に影響していることを表している。

わが国の感染症対策体制

1．感染症法による対策

わが国における感染症対策には，感染症の予防および感染症の患者に対する医療に関する措置を定めた感染症法がある。感染症法では，対象とする感染症を感染力や罹患した場合の重篤性などに基づき，危険性が高い順に，1類感染症から5類感染症に分類している（表6-4，5）。また，1〜5類感染症に分類されていない感染症や新たな感染症等のまん延に迅速に対応できるように新型インフルエンザ等感染症，指定感染症および新感染症の区分が用意されている。

感染症の発生を早期に発見し対策を講じるため，患者または疑わしい死者が発生したときは，世帯主などの受診，届出義務が規定されており，1〜4類感染症や新型インフルエンザ等感染症の患者または無症状病原体保有者および新感染症の疑いのある者を診察，または死体の検案を行った医師は直ちに，5類感染症のうち，後天性免疫不全症候群，梅毒そのほか厚生労働省令で定めるものの患者を診断したときは7日以内に，最寄りの保健所長を経由して都道府県知事に届ける届出義務を課している。この届出により行政機関は重要な感染症の発生動向を常に把握して，迅速な対策がとれる体制を整備している。

感染症法では医師は，患者を診断した場合または死体を検案した場合，届出に先立ち，その家人に消毒方法を指示し，患家などにはその消毒方法および清潔方法を実施する義務がある。必要に応じて市町村長に対して，平常時，流行時期などにネズミ族・昆虫駆除を行う義務が規定され，汚染物件の使用を制限し，病毒伝播のおそれのある物件の出入り制限，停止・廃棄そのほかの処分，病毒伝播の媒介となる飲食物の販売授受の禁止・廃棄などの処分，井戸，上水，下水，溝渠などに対する新設・改善および使用禁止の命令，漁労，遊泳などの禁止が規定されている。

2．そのほかの法律および規則

1 検疫法

検疫法は国外から外来感染症が入ってくるのを食い止めるための法律である。外来感染症（検疫感染症）とは，国内には常在しない病原体が外国から持ち込まれて流行する感染症である。外来感染症は，国外からの船舶や飛行機などに一定の検査が行われることによって持ち込みが阻止される。検疫法で定められているのは，わ

表 6-4 ● 感染症法における分類一覧

分類	実施できる措置等	分類の考え方
一類感染症	・対人：入院（都道府県知事が必要と認めるとき）等 ・対物：消毒等の措置 ・交通制限等の措置が可能	感染力，罹患した場合の重篤性等に基づく総合的な観点からみた危険性が極めて高い感染症
二類感染症	・対人：入院（都道府県知事が必要と認めるとき）等 ・対物：消毒等の措置	感染力，罹患した場合の重篤性等に基づく総合的な観点からみた危険性が高い感染症
三類感染症	・対人：就業制限（都道府県知事が必要と認めるとき）等 ・対物：消毒等の措置	感染力や罹患した場合の重篤性などに基づく総合的な観点からみた危険性は高くないものの，特定の職業に就業することにより感染症の集団発生を起こしうる感染症
四類感染症	・動物への措置を含む消毒等の措置	人から人への伝染はほとんどないが，動物，飲食物などの物件を介して人に感染し，国民の健康に影響を与えるおそれのある感染症
五類感染症	・発生動向調査	国が感染症発生動向調査を行い，その結果に基づき必要な情報を国民や医療関係者などに提供・公開していくことによって，発生・拡大を防止すべき感染症
新型インフルエンザ等感染症	・対人：入院（都道府県知事が必要と認めるとき）等 ・対物：消毒等の措置 ・政令により一類感染症相当の措置も可能 ・感染したおそれのある者に対する健康状態報告要請，外出自粛要請　等	人から人に伝染すると認められるが一般に国民が免疫を獲得しておらず，全国的かつ急速なまん延により国民の生命及び健康に重大な影響を与えるおそれがある感染症
指定感染症	一類から三類感染症に準じた対人，対物措置（延長含め最大2年間に限定）	既知の感染症の中で，一から三類及び新型インフルエンザ等感染症に分類されないが同等の措置が必要となった感染症（延長含め最長2年）
新感染症　症例積み重ね前	厚生労働大臣が都道府県知事に対し，対応について個別に指導・助言	人から人に伝染すると認められ，既知の感染症と症状等が明らかに異なり，その伝染力及び罹患した場合の重篤度から危険性が極めて高い感染症
新感染症　症例積み重ね後	一類感染症に準じた対応（政令で規定）	

資料／厚生労働省：感染症の範囲及び類型について．

が国に常在しない感染症（1類感染症：エボラ出血熱，クリミア・コンゴ出血熱，痘そう，南米出血熱，ペスト，マールブルグ病，ラッサ熱），新型インフルエンザ等感染症（新型インフルエンザ，再興型インフルエンザ，新型コロナウイルス感染症，再興型コロナウイルス感染症），政令で定める疾病（デング熱，マラリア，鳥インフルエンザ（H5N1およびH7N9），チクングニア熱，中東呼吸器症候群

表 6-5 ● 感染症法の対象となる感染症　　　　　　　　　　　　　　　　2021（令和3）年3月現在

分類	感染症の疾病名等
一類感染症	【法】エボラ出血熱，クリミア・コンゴ出血熱，痘そう，南米出血熱，ペスト，マールブルグ病，ラッサ熱
二類感染症	【法】急性灰白髄炎，ジフテリア，重症急性呼吸器症候群（SARS），結核，鳥インフルエンザ（H5N1），鳥インフルエンザ（H7N9），中東呼吸器症候群（MERS）
三類感染症	【法】腸管出血性大腸菌感染症，コレラ，細菌性赤痢，腸チフス，パラチフス
四類感染症	【法】E型肝炎，A型肝炎，黄熱，Q熱，狂犬病，炭疽，鳥インフルエンザ（鳥インフルエンザ（H5N1，H7N9）を除く），ボツリヌス症，マラリア，野兎病 【政令】ウエストナイル熱，エキノコックス症，オウム病，オムスク出血熱，回帰熱，キャサヌル森林病，コクシジオイデス症，サル痘，重症熱性血小板減少症候群（SFTS），腎症候性出血熱，西部ウマ脳炎，ダニ媒介脳炎，チクングニア熱，つつが虫病，デング熱，東部ウマ脳炎，ニパウイルス感染症，日本紅斑熱，日本脳炎，ハンタウイルス肺症候群，Bウイルス病，鼻疽，ブルセラ症，ベネズエラウマ脳炎，ヘンドラウイルス感染症，発しんチフス，ライム病，リッサウイルス感染症，リフトバレー熱，類鼻疽，レジオネラ症，レプトスピラ症，ロッキー山紅斑熱，ジカウイルス感染症
五類感染症	【法】インフルエンザ（鳥インフルエンザおよび新型インフルエンザ等感染症を除く），ウイルス性肝炎（E型肝炎およびA型肝炎を除く），クリプトスポリジウム症，後天性免疫不全症候群，性器クラミジア感染症，梅毒，麻しん，メチシリン耐性黄色ブドウ球菌感染症 【省令】アメーバ赤痢，RSウイルス感染症，咽頭結膜熱，A群溶血性レンサ球菌咽頭炎，感染性胃腸炎，急性出血性結膜炎，急性脳炎（ウエストナイル脳炎，西部ウマ脳炎，ダニ媒介脳炎，東部ウマ脳炎，日本脳炎，ベネズエラウマ脳炎及びリフトバレー熱を除く。），クラミジア肺炎（オウム病を除く。），クロイツフェルト-ヤコブ病，劇症型溶血性レンサ球菌感染症，細菌性髄膜炎，ジアルジア症，侵襲性インフルエンザ菌感染症，侵襲性髄膜炎菌感染症，侵襲性肺炎球菌感染症，水痘，性器ヘルペスウイルス感染症，尖圭コンジローマ，先天性風しん症候群，手足口病，伝染性紅斑，突発性発しん，破傷風，バンコマイシン耐性黄色ブドウ球菌感染症，バンコマイシン耐性腸球菌感染症，百日咳，風しん，ペニシリン耐性肺炎球菌感染症，ヘルパンギーナ，マイコプラズマ肺炎，無菌性髄膜炎，薬剤耐性アシネトバクター感染症，薬剤耐性緑膿菌感染症，流行性角結膜炎，流行性耳下腺炎，淋菌感染症，急性弛緩性麻痺（急性灰白髄炎を除く），カルバペネム耐性腸内細菌科細菌感染症，播種性クリプトコックス症
新型インフルエンザ等感染症	【法】新型インフルエンザ，再興型インフルエンザ，新型コロナウイルス感染症，再興型コロナウイルス感染症
指定感染症	政令で1年間に限定して指定される感染症
新感染症	政令で症状等の要件指定をした後に1類感染症と同様の扱いをする感染症

（MERS），ジカウイルス感染症）である。全国80か所の海港，30か所の空港に検疫所が設置されており，外来感染症の水際・国際空港作戦がなされるとともに，食品などの輸入に関する諸対策が食品衛生法の規定を含めてとられている。また，検疫の強化策として，海外からの渡航者に対して，有症者の自主的申告，早期受診，および行政サービスの向上を目的として，1991（平成3）年10月以降，空港検疫所に健康相談室が順次設置されている。

2 国際保健規則

　国際保健規則は，世界保健機関（WHO）が感染症などによる国際的な健康危機に対応するために定めた規則である（図6-3）。その目的は，疾病の国際的伝播を

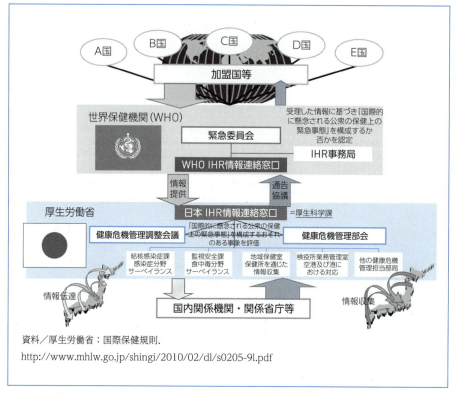

図6-3 ● 改正国際保健規則（IHR2005）に基づく主な情報の流れ概要図

最大限防止し，国際交通に与える影響を最小限に抑えることとしている。

これは，交通・流通の国際化により，疾病の発生地での初期対応の遅れが世界的な被害拡大につながる危険性を増していることなどがある。そのため，現在では「原因を問わず，国際的に公衆衛生上の脅威となりうる，あらゆる健康被害事象」を対象としている。さらに自然に発生した感染症だけでなく，テロや不慮の事故で漏出した化学物質・放射性物質による疾病の集団発生なども対象としている。

D 国際的に課題となっている感染症疾患の取り組み

1．エイズ対策

後天性免疫不全症候群（acquired immunodeficiency syndrome；AIDS）は，ヒト免疫不全ウイルス（human immunodeficiency virus；HIV）感染によって生じ，適切な治療が施されないと重篤な全身性免疫不全により様々な感染症が発症する疾患である。

わが国の2020（令和2）年末現在の累計届け出状況はHIV感染者2万2489人，

エイズ患者 9991 人である。2020（令和2）年は年間 750 人の新規 HIV 感染者が報告された。2007（平成 19）年以降は年間 1000 件以上の新規報告件数がみられたが，ここ数年は減少傾向にある。2020（令和2）年の国籍および性別では，日本国籍例は 619 件（前年 770 件）で，このうち男性が 598 件（前年 741 件）と大半を占めており，女性は 21 件（前年 29 件）であった。外国国籍例は 131 件（前年 133 件）で，このうち男性が 114 件，女性が 17 件であった。2020（令和2）年の HIV 感染者報告例（750 件）の感染経路は，異性間の性的接触が 96 件（12.8%），同性間の性的接触が 543 件（72.4%）で，性的接触によるものは合わせて 639 件（85.2%）を占めた。

　一方 UNAIDS*によれば，2020 年現在の世界の HIV 感染者はおおよそ 3760 万人と推定され，年間 150 万人の新規感染者と 69 万人のエイズによる死亡者が発生している。世界の新規 HIV 感染者数は徐々に減りはじめており，おおよそ 2000 年当時より 44% 減少し，死亡者数はおおよそ 2005 年より 60% 減っているという。しかしながら，東部・南部・西部・中央アフリカ，アジア太平洋，ラテンアメリカでは感染者数が多く，国際社会における重要な問題であることは間違いない。

　HIV/エイズの治療に関しては治療薬の開発により診断がつけば治療によりウイルスの増殖を抑制することはそれほど難しい時代ではなくなりつつある。しかし，基本的に HIV 感染は感染後数年は自覚症状が乏しいため，病気の発見が遅れることがある。また，いまだ薬物治療のみで完治できないため，一生薬を飲み続けないといけない。そのため，治療薬が国民に対して提供できる先進国においても，ハイリスクの層に対しては自主的な検査を勧めるか，診断された患者に対してはいかにして服薬のコンプライアンスを高め，長期的な予後を改善させるかは重要な課題である。一方で患者の多くを占めるアフリカ，アジアの国では，先進国の抱える問題に加えて，どのようにして医療資源が乏しいなかで患者に適切な治療薬を提供し，それを賄うための財源を確保するかは重要な課題になっている。

2. 結核

　世界中で年間に 1000 万人が新規に結核を発病し，160 万人が結核で死亡している。特に最近では HIV 合併結核や多剤耐性結核が国際的には大きな問題である。HIV のように免疫を低下させる疾患は結核の感染・発症に大きく影響している。多剤耐性結核が生まれる背景としては，結核の治療は最低 6 か月以上の長期間の内服治療が必要で，十分な治療を受けられない場合，または，薬剤の服用が不規則であったり，途中で中断してしまったりすることが影響している。WHO は治療薬を確実に患者さんに服用してもらうために，直接服薬確認治療（directly observed treatment, short-course ; DOTS）とよばれる戦略を打ち出した。主

＊**UNAIDS**：国連合同エイズ計画。HIV/エイズの世界的な感染拡大に対応するため，国連全体としての取り組みを強化する目的で設置された機関。

として，医療従事者が直接患者さんに薬を手渡し目の前で服用を見届けるという方法で，日本でも「感染症法」で「患者が規則的に服薬を完遂するように保健所と主治医が連携して患者を支援すること」が規定されている。

わが国の結核患者は減少傾向にはあるが，いまだ2020（令和2）年の1年間に登録された結核患者は1万2739人（人口10万人対10.1）と，重要な課題の一つとして考えられる感染症である。また，患者の高齢化に伴うほかの合併症への対応，住居不定者や外国人などハイリスクグループへの対応，医療機関や介護施設での集団発生の問題，結核診療経験のある医療者の減少（患者数減少のため）により診断の遅れの問題，結核診療施設の地域偏在など新たな課題も現れている。

3．国際的対応が必要な感染症

新型インフルエンザは，毎年流行を繰り返してきたインフルエンザウイルスとウイルスの抗原性が大きく異なる新型のウイルスが出現することにより，およそ10年から40年の周期で発生する。ほとんどの人が新型のウイルスに対する免疫を獲得していないため，世界的な大流行（パンデミック）となり，大きな健康被害とこれに伴う社会的影響をもたらすことが懸念されている。また，未知の感染症である新感染症のなかでその感染力の強さから新型インフルエンザと同様に社会的影響が大きいものが発生する可能性がある。

これらの国際的な感染症に関する警戒感が特に高まったのは，2003（平成15）年のSARS（重症急性呼吸器症候群）の流行と強毒性の鳥インフルエンザ（H5N1）のヒトへの感染からである。2005（平成17）年には鳥インフルエンザによる感染者の死亡が急増し，WHOの危機管理に関する役割に注目が集まった。それらを背景としてインフルエンザなどの感染症，化学汚染，放射能汚染など，国境を越えて急速に拡大し，人々の健康に重大な影響を及ぼす事案について，加盟国の保健当局がWHOの枠組みのもとで対処するためのネットワークが構築された。加盟国は，こうした事案について48時間以内にWHOに報告することが義務づけられている。

新型インフルエンザなどの被害を最小限に食い止めるためには，まず，ウイルスの変異や新型ウイルスの発生をなるべく早い段階で発見することが重要である。そのため世界各国に対して体系的な情報収集体制と，相当高度な分析能力を準備する必要があると考えられているが，現状では，多くの途上国において，十分な水準の設備と技能が備わっているとはいえず，途上国の公衆衛生状況やウイルスの調査・分析を行う体制を整えることが急務と考えられ日本も支援を行っている。

Ⅴ 非感染性疾患の対策

非感染性疾患の概念

　公衆衛生において，非感染性疾患とは，国際保健機関（WHO）が提唱するNon-Communicable Diseasesの和名で，ヒトからヒトに伝播されない慢性疾患のことをいう。非感染性疾患は，循環器疾患，がん，慢性閉塞性肺疾患ならびに糖尿病の4疾患に大別される。わが国では，この4疾患は，「健康増進法」で生活習慣病として位置づけられている。わが国での呼称が表すとおり，非感染性疾患の主な原因は不健康な生活習慣がもたらす高血圧，高血糖，高脂質，肥満とされ，生活習慣の改善が非感染性疾患の主な予防と対策である。

　WHOは，世界で毎年3800万人が非感染性疾患によって命を奪われており，そのうち約4分の3は低～中所得国の国民であるとして，予防と対策を重視している。わが国でも，がん，心疾患，脳血管疾患は，1950（昭和25）年以降継続して死因の上位を占めており（図6-4），健康増進法に基づく「21世紀における第二次国民健康づくり運動（健康日本21［第2次］）」では，わが国における高齢化の進展および疾病構造の変化を踏まえ，生活習慣病の予防，社会生活を営むために必要な機能の維持および向上などにより，健康寿命の延伸を実現する，としている。

　以下，5つの代表的な非感染性疾患について，わが国における疾病負荷の動向ならびに予防と対策の実施状況について述べる。

非感染性疾患への予防と対策

1．がん

　がんは，発生部位で約200，病理組織学的分類で約2000の組み合わせが存在し，がんの種類によって罹患・死亡の動向，予防方法，対策は異なるので，ここではがん一般について記述する。

- **動向**　がんは，1981（昭和56）年から今日まで，日本人の死因の最も多くを占める（図6-4参照）。罹患数は統計が作成されはじめた1970（昭和45）年代から一貫して増加し，死亡数も戦後一貫して増加を続けている。2021（令和3）年における罹患数は推計約101万人となっており[1]，2021（令和3）年のがん死亡数は約38万1000人であった。罹患数，死亡数とも増加の主な原因は高齢者人口の増加である。これまでは胃がんのようなわが国に多いがんへの対策が中心であったが，

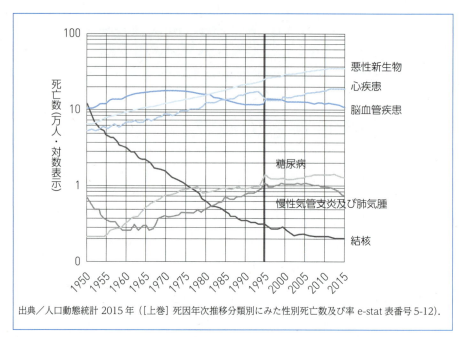

出典／人口動態統計 2015 年（[上巻] 死因年次推移分類別にみた性別死亡数及び率 e-stat 表番号 5-12).

図 6-4 ● わが国における主な非感染性疾患による死亡の動向

近年，罹患数の少ないがん，いわゆる希少がんへの対策に目が向けられている。

●**予防と対策** 日本人におけるがんの要因は，喫煙（男性：29.9％，女性：6.2％），感染（男性 22.8％，女性：17.5％），飲酒（男性 9％，女性 2.5％）と分析されており（数字はそれを原因としてがんになったと考えられる割合）[2]，1 次予防として，これらの生活習慣の改善や感染の防止の対策が行われている。2 次予防すなわちがん検診は，わが国で比較的罹患が多く，有効性の確立した検診手法のある胃がん，大腸がん，肺がん，乳がん，子宮頸がんの 5 つに対して対策的に行われている。3 次予防としては，近年のがんの治療成績の向上によって「がんとの共生」が目標とされ，2015（平成 27）年 12 月に厚生労働省中心に策定したがん対策加速化プランに従って，勤労支援，支持療法の開発・普及，緩和ケアの充実が進められている。

2. 循環器疾患（虚血性心疾患，脳血管疾患）

●**動向** 循環器疾患には，高血圧性疾患，心疾患，脳血管疾患，大動脈瘤および解離などがある。心疾患に含まれる虚血性心疾患と脳血管疾患は代表的な非感染性疾患である。心疾患，脳血管疾患はがんと合わせて日本人における 3 大死因であり，これに肺炎を加えて，日本人の主要 4 死因である。

心疾患（高血圧性を除く）による死亡数は約 21 万 5000 人（2021 [令和 3] 年）で，がんに次いで 2 番目に多く，死亡数全体の 15.0％ を占めている。心疾患による死亡の内訳は，心不全が 41.9％，虚血性心疾患が 31.7％，不整脈および伝導障害が 15.3％ であった。心疾患による死亡は，1995（平成 7）年 1 月施行の新しい死亡診断書における「死亡の原因欄には，疾患の終末期の状態としての心不全，呼

吸不全等は書かないでください」という注意書きの事前周知の影響により1994（平成6）年に減少しているが，それ以降は再び増加傾向にある（図6-4参照）。特に，高齢化の影響から心不全，不整脈および伝導障害が増加しており，虚血性心疾患による死亡数は近年横ばい傾向である。

脳血管疾患による死亡数は約10万5000人（2021［令和3］年）で，死亡数全体の7.3%を占めている。脳血管疾患死亡の55.9%が脳梗塞，30.9%が脳内出血，10.5%がクモ膜下出血によるものである。脳血管疾患全体の死亡数は1960（昭和35）年代後半から減少しており，特に，脳出血の減少は著しい。一方で脳梗塞は1980（昭和55）年頃まで増加し，その後減少している。死因分類の改正によって脳血管疾患死亡は1995（平成7）年に一度増加したが，その後は微減傾向である（図6-4参照）。

●**予防と対策**　循環器疾患発症の危険因子は，高血圧，喫煙，耐糖能異常，多量飲酒，脂質異常症（高脂血症）である。特に，循環器疾患の死亡・罹患と血圧上昇との関連は強く，全心血管死亡の50%，脳血管疾患死亡の52%が高血圧に起因する死亡であると推計されている[3]。喫煙も循環器疾患の重大な危険因子の一つであり，動脈硬化を促進させ心筋梗塞や虚血性心疾患を引き起こす。また，高血圧や喫煙とともに，糖尿病，多量飲酒，脂質異常症（高脂血症）などのほかの危険が重積することで，循環器疾患発症のリスクはより高くなることが明らかとなっている。

循環器疾患対策の基本は生活習慣の改善による発症予防である。健康日本21（第

---

column

「がん登録等の推進に関する法律」について

日本では1950年代から人口動態調査に基づく原死因別死亡数が全数把握されているが，罹患数が全数把握されている非感染性疾患はなかった。がんについては，1951（昭和26）年の宮城県を始まりに，各都道府県が住民のがんの罹患状況を把握する地域がん登録事業を運営して罹患数を把握してきた。また，厚生労働省の研究班が，各都道府県の罹患数から日本全体のがんの罹患数を推計し，報告してきた。しかし，法律に基づかない都道府県事業によるがん罹患数の把握では，全数性や登録手法の都道府県差，複数の県での重複カウントのために，都道府県間の比較や日本全体の罹患数が正確にわからない課題があった。

そんななか，わが国におけるがんによる社会問題が次第に大きくなり，2006（平成18）年のがん対策基本法の成立をきっかけに，がん対策のためにはがん患者の数や生存率を正確に知ることが必要との認識ががん患者を中心に広まった。2012（平成24）年，このことに賛同する国会議員が，所属する党派を越えて地域がん登録の法制化の検討を開始し，ついに2013（平成25）年12月6日に「がん登録等の推進に関する法律」を成立させるに至った。

二次）では，高血圧に関連する栄養・食生活，身体活動・運動，休養，飲酒，喫煙について生活習慣の改善を目指し，食塩摂取量，肥満者の割合や喫煙率などの目標を示している。特定健診では血圧を測定し，高血圧予備軍から生活習慣指導を行う対策が講じられている。たばこ対策では，よりいっそうの充実をもとめ，未成年や妊婦の喫煙率低下，分煙の徹底や禁煙支援プログラムの充実を重点課題としている。発症予防とともに重症化の予防も生活習慣病対策の基本の一つである。循環器疾患死亡率の低下や発症後の生活の質を保つため，2次予防対策として，特定健診等による高血圧や耐糖能異常の早期発見，その後の適切な血圧管理や生活習慣の改善が推進されている。

3. 糖尿病

　糖尿病は大きく1型糖尿病，2型糖尿病，そのほかの特定の機序・疾患によるもの，妊娠糖尿病に分けられ，このうち2型糖尿病が生活習慣病である。糖尿病は，直接死因としてはがんや循環器疾患と比べて少ないが，糖尿病性腎症や糖尿病性網膜症等の合併症は健康寿命の延伸の大きな阻害要因であること，がんや循環器疾患の発症リスクの一つであることから，対策の必要な非感染性疾患と考えられる。

●**動向**　糖尿病による死亡数（2021［令和3］年）は約1万4000人で，死亡数全体の1.0%を占める。死亡数は1950（昭和25）年から1980（昭和55）年の間に急激に増加し，その後も緩やかな増加を続けたが，近年では横ばい傾向となっている（図6-4参照）。糖尿病有病者数は「国民健康・栄養調査」において定期的に推計されており，2016（平成28）年調査では，糖尿病有病者（糖尿病が強く疑われる者）と予備軍（糖尿病の可能性を否定できない者）は合計して約2000万人であった。推計を開始した1997（平成9）年以降増加していたが，2007（平成19）年の約2210万人以降は減少している。しかし，これは主に糖尿病予備軍の減少によるもので，有病者数に減少はみられていない。患者調査によって推計される糖尿病患者数（継続的に医療を受けている者）は，近年，大幅な増加傾向にある。

●**予防と対策**　2型糖尿病の発症危険因子は，肥満，喫煙，過度の飲酒である。そのことから，発症予防は健康な食事，身体活動の増加，禁煙，過度の飲酒の節制が基本である。健康日本21（第2次）では，発症予防とともに，特定健診での空腹時血糖またはHbA1c検査による早期発見，血糖管理，健診受診率の向上による重症化予防，合併症による臓器障害の予防までにかかわる総合的な対策を重視している。厚生労働省は2016（平成28）年，糖尿病性腎症重症化予防プログラムを策定し，重症化リスクの高い患者に対する受診勧奨，保健指導を行うことで人工透析への移行を防止することを目標の一つとしている。

4. 慢性呼吸器疾患

●**動向**　慢性呼吸器疾患とは，気道およびほかの肺組織の慢性疾患で，喘息，慢性閉塞性肺疾患，呼吸器系のアレルギー，肺高血圧症などがある。このうち慢性閉塞性

表 6-6 ● 非感染性疾患の主なリスク因子

疾患名	主なリスク因子
がん	喫煙,飲酒,感染
虚血性心疾患	喫煙,高血圧,脂質異常症(高脂血症)
脳血管疾患	喫煙,多量飲酒,高血圧,耐糖能異常
糖尿病	喫煙,多量飲酒,肥満
慢性閉塞性肺疾患	喫煙

肺疾患(Chronic Obstructive Pulmonary Disease;COPD)は肺の生活習慣病といわれ,慢性呼吸器疾患としては最も発症頻度が高い。2021(令和3)年のCOPDによる死亡数は約1万6000人で,呼吸器疾患全体では死亡数の約9%を占める。2020(令和2)年の患者調査によると,COPDの推計患者数は17万人となっている。しかしながら,医療機関を受診せず,診断を受けていない患者を含めると,実際の患者数はさらに多いことが予想される。

● **予防と対策** COPDの危険因子には,能動喫煙,受動喫煙,大気汚染,職業上の粉塵,化学物質への曝露や呼吸器感染があげられる(表 6-6)。特に,喫煙はCOPDの最大の危険因子であり,たばこの煙に含まれる有害物質の長期間の吸入によって肺や気道の炎症,肺胞の破壊が生じ,これらが進行することでCOPDを発症する。COPDは喫煙者の約15%に発症しているといわれ[4],禁煙は最も重要な予防対策といえる。

また,COPDは発症後も適切な治療によって疾患の進展を遅らせることができる。残された機能を維持し,重症化を防ぐためには,発症の早期発見が重要である。一方で,集団に有効な早期発見手法は確立しておらず,健康日本21(第二次)においては,重症化を防止するために早期発見の重要性が示されるものの,COPDの認知度の向上が目標として掲げられている。

VI 事故予防

1. 不慮の事故の現状

2021(令和3)年の不慮の事故の死亡状況についてみると,死亡数は約3万8000人であり死亡総数の2.7%を占めている。

年齢階級別の不慮の事故による死亡率(人口10万対)は,2020(令和2)年の人口動態統計によると,0歳児では6.9,1~4歳では1.6,5~9歳と10~14歳では1.0と低値である。15~19歳では4.1,20~24歳では4.8と上昇を始め,

表 6-7 ● 年齢階級別にみた不慮の事故による死亡の状況（2020（令和 2）年）

	総数[1]	0歳	1〜4	5〜9	10〜14	15〜19	20〜24	25〜29	30〜34	35〜39
総数	38,133	58	57	49	53	230	286	217	250	280
死亡率[2]	30.9	6.9	1.6	1.0	1.0	4.1	4.8	3.6	3.9	3.9
総死亡数に占める割合（%）	2.8	3.8	12.2	16.0	12.4	18.2	13.1	9.7	8.6	6.4
死亡数										
交通事故	3,718	2	20	22	13	133	162	97	81	100
転倒・転落・墜落	9,585	3	2	3	4	19	31	28	29	37
溺死及び溺水	7,333	6	8	11	24	44	45	34	31	32
窒息	7,841	42	21	4	5	10	10	9	27	37
煙, 火及び火災	903	−	3	6	4	4	1	3	11	6
中毒	493	−	0	1	1	7	16	23	38	37
その他	8,260	5	3	2	2	13	21	23	33	31

	40〜44	45〜49	50〜54	55〜59	60〜64	65〜69	70〜74	75〜79	80〜84	85歳以上
総数	360	600	777	932	1,199	2,110	3,414	4,711	6,262	16,286
死亡率[2]	4.4	6.2	9.1	11.9	16.3	25.8	37.4	67.0	116.3	266.0
総死亡数に占める割合（%）	4.7	4.3	3.9	3.4	3.0	2.9	2.8	2.9	2.9	2.4
死亡数										
交通事故	110	178	216	172	213	313	394	497	466	529
転倒・転落・墜落	45	80	101	161	190	308	485	840	1,355	5,863
溺死及び溺水	49	74	86	142	226	487	930	1,272	1,557	2,270
窒息	36	70	120	167	223	403	625	919	1,310	3,802
煙, 火及び火災	16	22	30	47	56	84	113	111	138	239
中毒	42	43	51	34	31	31	30	21	28	59
その他	62	133	173	209	260	484	837	1,051	1,408	3,506

注 1）年齢不詳を含む。　2）0歳の死亡率は出生10万対，他の年齢階級は人口10万対である。
資料／厚生労働省：人口動態統計．

50歳代以降，高齢になるにつれてさらに上昇し，65歳以上91.4，75歳以上147.0，85歳以上では266.0となっている。

不慮の事故の種類別の総数を多い順からみると，転倒・転落・墜落9585人，窒息7841人，溺死および溺水7333人，交通事故3718人，煙，火および火炎903人，中毒493人，そのほか8260人である。年齢階級別では，0〜4歳では窒息，5〜9歳と15〜59歳では交通事故，10〜14歳と60〜84歳では溺死および溺水，85歳以上では転倒・転落・墜落が最も多い（表6-7）。

2．事故予防における活動

かけがえのない命を不慮の事故で失わないために，また，事故による傷害の発生を未然に防止するために，事故予防は，公衆衛生上の重要な課題の一つである。地域で行われている主な事故予防の活動について，子どもの事故予防を例にみてみる。

1 WHOによる子どもの事故予防

世界保健機関（WHO）では，2005年に，子どもと思春期の事故予防アクションへの国際的な呼びかけを行う報告書を刊行し，子どもや思春期の事故予防に関する啓発活動を活発化させている[5]。さらに，WHOでは，2008年に「world report on child injury prevention」をユニセフと共同で刊行し，交通事故，溺水，火傷，転倒，中毒の5つの不慮の事故に関して，その原因に関する知識を提示し，予防のための行動をとることを推奨している[6]。

2 わが国における事故予防活動

わが国では，21世紀の母子保健の取り組みとして，2000（平成12）年に，「健やか親子21」が策定された。「健やか親子21」は，当初2001（平成13）年から2010（平成22）年までを計画期間とされたが，2014（平成26）年まで延長された。さらに，2015（平成27）年からは，「健やか親子21（第2次）」が開始されている。

2001（平成13）年からの「健やか親子21」においては，乳幼児の事故死の予防などの課題も含まれ，不慮の事故死亡率を半減するなどの目標が設定された。「健やか親子21」の中間評価では改善した目標がみられた。さらに最終評価では改善しつつあるもののまだ目標値に達していない項目もあり，それらについては，さらなる取り組みが必要であるとされた。2015（平成27）年度からの「健やか親子21（第2次）」では，不慮の事故による死亡率などは，参考とする指標として設定され，取り組みが継続されている。

●**地域における事故予防活動** 地域における活動においては，子どもの事故の内容は発達段階により特徴がみられることもあり，その特徴を把握し発生しやすい事故について予防対策を行う必要がある。実際に各地域において保護者への注意啓発や環境づくりの活動への取り組みがされている。その方法としては，母子健康手帳交付時のリーフレットの配布による啓発，新生児訪問やこんにちは赤ちゃん事業などの各種訪問指導時における家庭の実情に応じた事故予防の指導，母親学級，両親学級，1歳6か月児健診や育児学級などにおける集団での健康教育，保健所や保健センターなどにおける子どもの事故予防の啓発コーナーの設置や啓発物の掲示などである。

●**高齢者への事故予防** 高齢者については，溺死および溺水に関連すると考えられる入浴事故は，冬季に自宅で発生しやすい特徴がある。浴室内と脱衣所や居室との温度差を少なくすることによる入浴環境の整備，高温浴を避けるなどの予防，事故の際の早期発見，早期治療に向けた対処方法などの啓発が重要である。

---

column

子どもの事故防止の推進

A区では，子どもの事故防止を推進するため，保健センター内に，家庭で起こりうる事故を想定したリスクを提示するモデルルームを設置し，事故予防の啓発に努めている。さらに月齢に応じた各種健診，育児相談，育児サークルなどで子どもの事故予防に関する健康教育を実施している。このような区全体での子どもの事故防止の取り組みにより，子どものことでヒヤリとする機会が少なくなったとの声が保護者などから多く聞かれるようになった。

このような不慮の事故予防に関する活動は，それぞれの地域の事故に関する情報収集と分析，結果の提示を行い，その対策に積極的に取り組む必要がある。
　これらの活動は保健所，保健センター，医療機関，消防署などの関係機関，自治会，育児グループ，老人クラブなどの地域の組織および関係者との連携とネットワークづくりを行いながら地域ぐるみの活動として推進していく必要がある。

演習課題

1. 健康教育のあり方，対象，方法について話し合ってみよう。
2. 健康教育の企画・実施・評価の方法をまとめてみよう。
3. わが国の感染症対策をまとめてみよう。
4. 非感染性疾患への予防策を疾患ごとに整理しよう。
5. 年齢階級別にみた不慮の事故の特徴についてまとめてみよう。
6. 地域における事故予防の活動についてまとめてみよう。

文献

1) 国立がん研究センターがん情報サービス：がんの統計．https://ganjoho.jp/public/qa_links/report/statistics/index.html（最終アクセス日：2022/11/11）
2) Inoue M, et al.：Attributable causes of cancer in Japan in 2005, Ann Oncol, 23（5）：1362-1369, 2012.
3) Fujiyoshi A, et al.：Blood pressure categories and long-term risk of cardiovascular disease according to age group in Japanese men and women, Hypertension research: official journal of the Japanese Society of Hypertension, 35（9）：947-953, 2012.
4) Fukuchi Y, et al.：COPD in Japan: the Nippon COPD Epidemiology study, Respirology, 9（4）：458-465, 2004.
5) WHO：子どもと思春期の事故予防　アクションへのグローバルな呼びかけ
　　http://apps.who.int/iris/bitstream/10665/43279/1/9241593415_eng.pdf（最終アクセス日：2016/9/16）
6) WHO：事故予防レポート
　　http://apps.who.int/iris/bitstream/10665/43851/1/9789241563574_eng.pdf（最終アクセス日：2016/9/6）

第2編 保健活動

第1章
地域保健

この章では
- 地域保健と地域保健活動の概念を理解する。
- 地域保健活動の基盤となる法律・制度を理解する。
- 地域保健の基盤となる機関・組織を理解する。

地域保健活動とは

1. 地域保健

　地域保健とは，地域住民がその生活基盤のなかで，自らの健康の保持および増進を図ることができるように，地域社会に見合った形で必要な資源や技術を組織的に提供し，人々の生活を支援していく，一連の活動過程をいう．

2. 地域保健活動

　公衆衛生活動のうち，主として事業所に雇用される労働者を対象とした産業保健活動，および主として児童・生徒・学生を対象とした学校保健活動の2つを除いた残りの部分を地域保健活動としているが，明確な定義は難しい．

　しかしながら，地域保健活動，学校保健活動，産業保健活動の三者はそれぞれ独立した組織体系のなかで運営管理されながら展開されているが，一人の人間の一日の生活サイクル，さらには一生にわたるライフサイクルのなかでは連続体としてとらえる必要があり，地域保健と学校保健との連携，地域保健と産業保健との連携が重要である（図1-1）．

　このように，地域住民の健康の保持増進を地域に見合った形で提供し，その健康生活を支援していく地域保健の活動の特性は次のようになる（表1-1）．

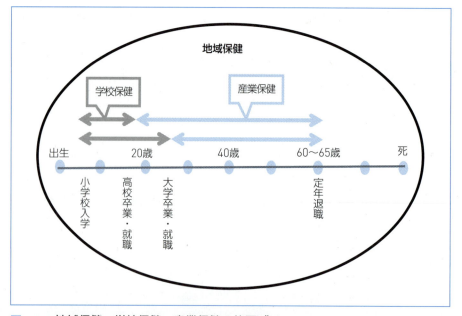

図1-1 ● 地域保健・学校保健・産業保健の位置づけ

表 1-1 ● 地域保健活動の特性

①生涯を通じた住民生活を基盤とすること
②地域特性を重視する必要があること
③時代の社会的な変遷に強く影響を受けること
④住民の意向を反映した対策や活動であること
⑤法令に基づく公共的なサービスが主となること
⑥科学的な根拠（EBM）に基づく健康支援であること
⑦各種の総合的連携が求められる
⑧民間組織や住民組織の協力や協働が必要なこと

B 地域保健活動の基盤となる法律・制度

　地域保健活動は，様々な法律を根拠として設定された施策・事業において展開されている（表1-2）。また，図1-2は，地域保健を中心にして，保健分野，医療分野，福祉分野の主な法律と施策の位置づけを示したものであるが，法律によっては分野間で重複したものもある。

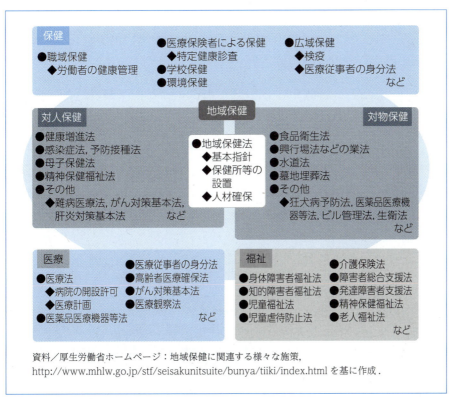

資料／厚生労働省ホームページ：地域保健に関連する様々な施策，
http://www.mhlw.go.jp/stf/seisakunitsuite/bunya/tiiki/index.html を基に作成．

図 1-2 ● 地域保健に関連する様々な施策

表 1-2 ● 地域保健に関する主な関係法規一覧

医事法規	医療職	**保健師助産師看護師法**／医師法／歯科医師法／薬剤師法／栄養士法／診療放射線技師法／臨床検査技師等に関する法律／理学療法士及び作業療法士法／あん摩マッサージ指圧師・はり師・きゅう師等に関する法律／柔道整復師法／歯科衛生士法／歯科技工士法／視能訓練士法／臨床工学技士法／義肢装具士法／救急救命士法／言語聴覚士法／看護師等の人材確保の促進に関する法律
	医療機関	**医療法**／臓器の移植に関する法律／死体解剖保存法
薬事法規	医薬品等	医薬品，医療機器等の品質，有効性及び安全性の確保等に関する法律／毒物及び劇物取締法／麻薬及び向精神薬取締法／大麻取締法／あへん法／覚せい剤取締法
保健衛生法規	健康の保持・増進	**地域保健法**／**母子保健法**／母体保護法／高齢者の医療の確保に関する法律／学校保健安全法／精神保健及び精神障害者福祉に関する法律／精神保健福祉士法／がん対策基本法／健康増進法／食育基本法／自殺対策基本法／ハンセン病問題の解決の促進に関する法律／原子爆弾被爆者に対する援護に関する法律
予防衛生法規	疾病予防	**感染症の予防及び感染症の患者に対する医療に関する法律**／予防接種法／検疫法／狂犬病予防法／新型インフルエンザ等対策特別措置法
環境衛生法規	食品衛生	食品衛生法／食品安全基本法／と畜場法
	生活環境の整備改善	水道法／下水道法／廃棄物の処理及び清掃に関する法律／墓地・埋葬等に関する法律／建築物における衛生的環境の確保に関する法律
	環境衛生についての営業	興行場法／公衆浴場法／旅館業法／理容師法／美容師法／クリーニング業法／生活衛生関係営業の運営の適正化および振興に関する法律
	環境保全	環境基本法／環境影響評価法／大気汚染防止法／水質汚濁防止法／騒音規制法／悪臭防止法／振動規制法／土壌汚染対策法／ダイオキシン類対策特別措置法／循環型社会形成推進基本法／公害健康被害の補償等に関する法律／公害紛争処理法／地球温暖化対策の推進に関する法律
	自然環境の保全	自然環境保全法／自然公園法／温泉法／鳥獣の保護及び狩猟の適正化に関する法律／動物の愛護及び管理に関する法律
社会福祉関係法規	社会生活の維持・向上	**生活保護法**／老人福祉法／**介護保険法**／児童福祉法／母子及び父子並びに寡婦福祉法／障害者基本法／身体障害者福祉法／知的障害者福祉法／障害者自立支援法／身体障害者補助犬法／発達障害者支援法／戦傷病者特別援護法／社会福祉法／児童虐待の防止等に関する法律／高齢者虐待の防止，高齢者の養護者に対する支援等に関する法律／民生委員法／社会福祉士及び介護福祉士法
社会保険関係法規	医療保険	健康保険法／国民健康保険法／高齢者の医療の確保に関する法律／介護保険法
	年金保険	国民年金法／厚生年金保険法
	手当	児童手当法／児童扶養手当法／特別児童扶養手当等の支給に関する法律
労働関係法規	労働権・労働条件・労働衛生	労働基準法／労働安全衛生法／労働者災害補償保険法／雇用保険法／育児休業，介護休業等育児又は家族介護を行う労働者の福祉に関する法律／障害者の雇用の促進等に関する法律／高年齢者等の雇用の安定等に関する法律
社会基盤整備関係法規	社会基盤整備	男女共同参画社会基本法／次世代育成支援対策推進法／少子化社会対策基本法／高齢社会対策基本法／配偶者からの暴力の防止及び被害者の保護等に関する法律／個人情報の保護に関する法律

＊太字は特に地域保健に関係する法規

地域保健法の理念と指針

　今日に至る公衆衛生の飛躍的な発展は,「地域保健法」の前身である「保健所法」による衛生行政機能の拡充強化によってもたらされたといってもよい。

　その後,少子高齢化社会,疾病構造の変化,住民ニーズの複雑化・多様化など,保健衛生行政を取り巻く環境が著しく変化し,サービスの受け手である生活者個人の視点を重視することが求められた。そのため,1994(平成6)年には「保健所法」が改正され,名称も「地域保健法」と改められて,地域保健の新たな体系が構築されることとなった。

1. 目的

　「地域保健法」の目的としては,第1条において「地域住民の健康の保持及び増進に寄与すること」とされている。

2. 基本理念

　同法第2条において,前述の目的を達成するべく,国および地方公共団体が講ずる施策としては,下記があげられている。

①急速な高齢化の進展,保健医療を取り巻く環境の変化などに即応し,地域における公衆衛生の向上および増進を図る。
②地域住民の多様化高度化する保健,衛生,生活環境などに関する需要に適確に対応する。
③地域の特性及び社会福祉などの関連施策と有機的に連携しつつ,総合的に推進する。

3. 国,都道府県,市町村の責務

　同法第3条において,地域保健対策を円滑に実施するために国,都道府県,市町村の責務を表1-3のとおりとしている。

表1-3 ● 地域保健法における国,都道府県,市町村の責務

国	○地域保健に関する情報の収集,整理および活用並びに調査および研究並びに地域保健対策に係る人材の養成および資質の向上に努める。 ○市町村および都道府県に対し,それぞれの責務が十分に果たされるように必要な技術的および財政的援助を与えることに努める。
都道府県	○地域保健対策を円滑に実施できるように,必要な施設の整備,人材の確保および資質の向上,調査および研究などに努める。 ○市町村が,自らの責務を十分に果たせるように,市町村の求めに応じ,必要な技術的援助を与えることに努める。
市町村	○地域保健対策が円滑に実施できるように,必要な施設の整備,人材の確保および資質の向上などに努める。

4. 地域保健対策の推進に関する基本指針

同法第4条では，厚生労働大臣は，地域保健対策の推進に関する基本的な指針を定めるとしている。同条により2012（平成24）年に改正された基本指針の概要は，表1-4である。

表1-4 ● 地域保健対策の推進に関する基本的な指針

基本的な指針	内容
1．地域保健対策の推進の基本的な方向	①自助および共助の支援の推進 ②住民の多様なニーズに対応したきめ細かなサービスの提供 ③地域の特性をいかした保健と福祉の健康なまちづくり ④医療，介護，福祉等の関連施策との連携強化 ⑤地域における健康危機管理体制の確保 ⑥科学的根拠に基づいた地域保健の推進 ⑦国民の健康づくりの推進 ⑧快適で安心できる生活環境の確保
2．保健所および市町村保健センターの整備および運営に関する基本的事項	①保健所の整備，運営 ②市町村保健センターの整備，運営
3．地域保健対策に係る人材の確保および資質の向上並びに第21条第1項の人材確保支援計画の策定に関する基本的事項	①人材の確保 ②人材の資質の向上 ③人材確保支援計画の策定
4．地域保健に関する調査および研究に関する基本的事項	①保健所の取り組み ②地方衛生研究所の取り組み ③都道府県および政令指定都市の取り組み ④国の取り組み ⑤国立試験研究機関，地方衛生研究所等における調査研究 ⑥調査および研究成果などの情報提供
5．社会福祉などの関連施策との連携に関する基本的事項	①保健，医療，福祉の連携のもとで最適なサービスを総合的に提供するための調整機能の充実 ②包括的な保健，医療，福祉のシステムの構築 ③次世代育成支援対策の総合的かつ計画的な推進 ④高齢者対策および介護保険制度の円滑な実施のための取り組み ⑤精神障害者施策の総合的な取り組み ⑥児童虐待防止対策に関する取り組み
6．その他地域保健対策の推進に関する重要事項	①国民の健康づくりおよびがん対策などの推進 ②生活衛生対策 ③食品安全対策 ④地域保健，学校保健および産業保健の連携 ⑤地域における健康危機管理体制の確保 ⑥地方衛生研究所の機能強化 ⑦地域住民との連携および協力

資料／厚生労働省：地域保健法第4条第1項の規定に基づく地域保健対策の推進に関する基本的な指針（最終改正2022年）

D 健康日本21（第2次）

　本項では，健康日本21（第2次）の概略を中心に述べる。健康日本21の概要および健康日本21（第2次）までの経緯については，本編-第3章-C「健康増進活動と健康日本21」を参照されたい。
　健康日本21（第2次）は，日本における健康対策の現状や，2011（平成23）年にまとめられた健康日本21最終評価で提起された課題などを踏まえ，第4次国民健康づくり対策として策定された。

1. 趣旨

　少子高齢化や疾病構造の変化が進むなかで，子どもから高齢者まですべての国民が共に支え合いながら希望や生きがいをもち，健やかで心豊かに生活できる活力ある社会が実現できるよう，国民の健康の増進の総合的な推進を図り，健康づくりに関する意識の向上および取り組みを促す。

2. 国民の健康の増進の推進に関する基本的な方向

　健康日本21（第2次）では，国民の健康の増進の推進に関する基本的な方向を下記としている。
　①健康寿命の延伸と健康格差の縮小
　②生活習慣病の発症予防と重症化予防の徹底（NCD [非感染性疾患] の予防）
　③社会生活を営むために必要な機能の維持および向上
　④健康を支え，守るための社会環境の整備
　⑤栄養・食生活，身体活動・運動，休養，飲酒，喫煙及び歯・口腔の健康に関する生活習慣および社会環境の改善

3. 内容

　前述①～⑤までの基本的な方向を実現するため，栄養・食生活など各分野に関する生活習慣の改善が重要である。そのため，ライフステージや性差，社会経済的状況などの違いに着目し，生活習慣病を発症する危険度の高い集団などへの働きかけを重点的に行うとともに，地域や職場などを通じた国民への働きかけを進める。

E 健康増進法

1. 目的

　「健康増進法」第1条において，目的を以下と定めている。

①急速な高齢化の進展および疾病構造の変化に伴い，国民の健康の増進の総合的な推進に関し基本的な事項を定める。
②国民の栄養の改善その他の国民の健康の増進を図るための措置を講じ，もって国民保健の向上を図る。

2．国民の責務

同法第2条において，「国民は，健康な生活習慣の重要性に対する関心と理解を深め，生涯にわたって，自らの健康状態を自覚するとともに，健康の増進に努めなければならない」とされている。

3．国および地方公共団体の責務

同法第3条において，国および地方公共団体の責務を以下のとおり定めている。
①教育活動および広報活動を通じた健康の増進に関する正しい知識の普及，健康の増進に関する情報の収集，整理，分析および提供ならびに研究の推進を図る。
②健康の増進に係る人材の養成および資質の向上を図るとともに，健康増進事業実施者その他の関係者に対し，必要な技術的援助を与える。

4．健康増進事業実施者の責務

同法第4条において，健康教育，健康相談その他国民の健康の増進のために必要な事業（以下「健康増進事業」という）を積極的に推進する，と定めている（表1-5）。

表1-5 ● 各種法律が規定している健康増進事業の実施責任者

法律名	健康増進事業実施者
健康保険法	全国健康保険協会，健康保険組合または健康保険組合連合会
船員保険法	全国健康保険協会
国民健康保険法	市町村，国民健康保険組合または国民健康保険団体連合会
国家公務員共済組合法	国家公務員共済組合または国家公務員共済組合連合会
地方公務員等共済組合法	地方公務員共済組合または全国市町村職員共済組合連合会
私立学校教職員共済法	日本私立学校振興・共済事業団
学校保健安全法	事業を行う者
母子保健法	市町村
労働安全衛生法	事業者
高齢者の医療の確保に関する法律	全国健康保険協会，健康保険組合，市町村，国民健康保険組合，共済組合，日本私立学校振興・共済事業団または後期高齢者医療広域連合
介護保険法	市町村

表 1-6 ● 健康増進法における各施策

項目	内容
1．基本方針・健康診査の実施など	①国：国民の健康の増進の総合的な推進を図るための基本的な方針を定める。また，健康増進事業実施者に対して健康診査の実施等に関する指針を定める ②都道府県：国の基本方針を勘案して，都道府県健康増進計画を定める ③市町村：国の基本方針および都道府県健康増進計画を勘案して市町村健康増進計画を定める
2．国民健康・栄養調査など	①国民健康・栄養調査を実施 ②生活習慣病の発生状況の把握
3．生活習慣相談・栄養指導など	①市町村：栄養改善その他の生活習慣の改善に関する事項についての相談・保健指導 ②都道府県など：特に専門的な知識・技術を必要とする栄養指導などの保健指導
4．特定給食施設の栄養管理	①特定給食施設における栄養管理 ②都道府県：特定給食施設に対して，必要な指導・助言をする
5．受動喫煙の防止	学校，官公庁施設など多数の者が利用する施設を管理する者は，受動喫煙を防止するために必要な措置を講ずるよう努める
6．特別用途表示	①特別用途表示：乳幼児用・妊産婦用・病者用その他特別な用途に適する旨の表示 ②栄養表示基準：①以外の食品について栄養表示をする場合は，栄養表示基準に従って表示する

5．基本方針

健康増進法の基本方針は，下記となる。
①国民の健康の増進の推進に関する基本的な方向
②国民の健康の増進の目標に関する事項
③都道府県健康増進計画および市町村健康増進計画の策定に関する基本的な事項
④国民健康・栄養調査その他の健康の増進に関する調査および研究に関する基本的な事項
⑤健康増進事業実施者間における連携および協力に関する基本的な事項
⑥食生活，運動，休養，飲酒，喫煙，歯の健康の保持その他の生活習慣に関する正しい知識の普及に関する事項
⑦その他国民の健康の増進の推進に関する重要事項

6．同法における各施策など

健康増進法における各施策を表 1-6 で概括する。

F 地域保健の基盤となる機関・組織

1．組織

地域保健活動は，すべての国民の健康の保持増進を図るための公の活動であり，

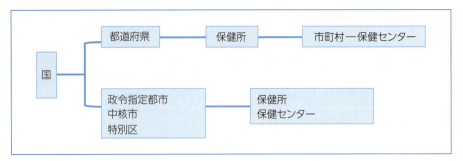

図 1-3 ● 保健衛生行政の体系

その活動の基盤づくりを担う機能が保健衛生行政である。保健衛生行政は，日本国憲法第 25 条の規定に基づき，公衆衛生の向上を目的として，国民の健康課題や問題への取り組みを盛り込んだ行政の施策を，国（厚生労働省）や地方公共団体（都道府県，市町村）によって遂行するものである。保健衛生行政の基本的な体系を示したものが図 1-3 である。

1 国

保健衛生行政を含む国家行政組織（中央省庁）は，1 府（内閣府）11 省（総務省・法務省・外務省・財務省・文部科学省・**厚生労働省**・農林水産省・経済産業省・国土交通省・環境省・防衛省）1 庁（復興庁）であり，なかでも人々の健康にかかわる施策を主として所管する官庁は厚生労働省である（図 1-4）。

2 都道府県

「地方自治法」第 2 条第 5 項のなかで，都道府県は「市町村を包括する広域の地方公共団体」と規定されている。地方公共団体とは，同法第 1 条において「住民の福祉の増進を図ることを基本として，地域における行政を自主的かつ総合的に実施する役割を広く担うもの」と規定しているが，一般的には「地方自治体」と俗称で表現し，都道府県と市町村双方を含んでいる。

都道府県も，国の中央省庁（1 府 11 省 1 庁）にほぼ準じた組織を有しているが，各都道府県の人口規模や地理的環境などの特性により，具体的な部署などの名称や機能は様々である。国の厚生労働省にあたる，人々の健康にかかわる業務を主として所管する部署の名称は「健康福祉部」「保健医療部」「福祉保健部」「健康局」など多岐にわたり，さらに健康関連施策が単一部署だけでなく，複数の部署にわたって企画されている都道府県もある。

3 政令指定都市，中核市，特別区

● **政令指定都市** 大都市における行政の合理的，効率的な運営と市民の福祉の増進を図るために，一般の市とは異なる特例を定めている。「地方自治法第 252 条の 19 第 1 項の指定都市の指定に関する政令」に基づき，人口 50 万人以上で，行財政能力などにおいて市独自で主体的な運営が可能な都市が対象となる。また，保健・福祉，教育，都市計画・土木など，都道府県が行っている事務について市が主体的に実施することができる。平成 28 年 10 月現在では 20 市である。

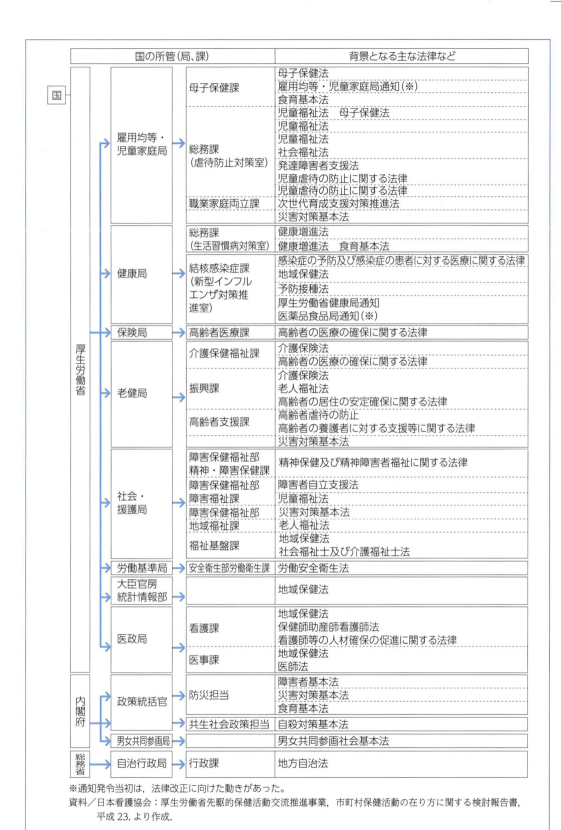

図 1-4 ● 厚生労働省の組織と各事業

- ●中核市　趣旨は政令指定都市と同様であるが，根拠法令は「地方自治法第252条の22第1項」であり，人口規模は20万以上となる。中核市が主体的に処理できる主な事務は，保健・福祉，教育，環境，都市計画などである。2022（令和4）年4月現在では62市である。
- ●特別区　特別区とは，東京23区のことをいう。一般の市町村と同じように位置づけられており，区民にもっとも近い行政を担っている。23の自治体が，それぞれの地域特性を生かした政策を推進している。

4 市町村

「地方自治法」第2条第3項において，市町村は「基礎的な地方公共団体」と規定されており，地域で生活する住民にとっては，最も身近であり，生活空間そのものである。1999（平成11）年より推進されてきた平成の大合併により，それまで3200余りの市町村数が10年後にはほぼ半数となり，2018（平成30）年10月現在1718市町村となっている。行政機関としての市町村は，一般的に「役所」とよばれることが多い。機能としては，国，都道府県の組織を人口規模に応じて縮小したものと考えられる。

2．機関

1 地方衛生研究所

1）設置主体

地域保健対策を効果的に推進し，公衆衛生の向上および増進を図るため，都道府県や政令指定都市における科学的かつ技術的中核として，関係行政部局，保健所と密接な連携のもと，調査研究，試験検査，研修指導，公衆衛生情報などの収集・解析・提供を行うことを目的として設置されている。2022（令和4）年4月現在で全国に83か所が設置されている。

2）活動内容

ここでは，地方衛生研究所の4本柱の業務について述べる。都道府県や政令指定都市によって組織構造は異なり，それに伴い活動内容も異なる。

- ●調査研究　疾病予防，環境保健，生活環境施設，食品および栄養，医薬品など，家庭用品・化学物質など，健康事象，健康の保持および増進，地域保健活動の評価，試験検査方法などに関する調査研究，そのほか必要な調査研究。
- ●試験検査　衛生微生物など，衛生動物，水・空気など，廃棄物，食品・食品添加物など，毒物劇物，医薬品など，家庭用品など，温泉，放射能などに関する検査，病理学的検査，生理学的検査，生化学的検査，毒性学的検査，そのほか必要な試験検査。
- ●研修指導　①保健所の職員，市町村の衛生関係職員そのほか地域保健関係者の人材の養成および資質の向上を目的とした研修指導，②衛生に関する試験検査機関に対する技術的指導，③そのほか必要と認められる研修指導および技術的指導。
- ●公衆衛生情報などの収集・解析・提供　①試験検査の方法などに関する情報の収集・

解析，②公衆衛生に関する情報の収集・解析，③関係行政部局，市町村および地域住民などへの①および②の情報の提供．

3) 従事する専門職など

地方衛生研究所における職種としては，医師，歯科医師，獣医師，保健師，看護師，診療放射線技師，臨床検査技師，衛生検査技師，管理栄養士などの専門職，そのほか主に研究および検査を行う職員として，科学系，理工学系，農学系技術者などが従事している．ただし，従事状況は設置主体により異なり，事務職なども含むと総数 30 名程度の職員数となっている．

2 精神保健福祉センター

1) 設置主体および根拠法令

精神保健福祉センターは，保健所を中心とする地域精神保健業務を技術面から指導・援助する機関であり，精神保健福祉法によって，各都道府県および政令指定都市に設置することが定められている．

精神保健福祉センターの目的は，地域住民の精神的健康の保持増進，精神障害の予防，適切な精神医療の推進から，社会復帰の促進，自立と社会経済活動への参加の促進のための援助に至るまで広範囲にわたる．

2) 活動内容

・地域住民を対象に，こころの健康の保持と向上を目的として，精神保健福祉相談を受けるとともに，広報紙やイベントなどで広報普及活動を行う．
・こころの病をもつ方の自立と社会復帰を目指して，社会に適応していく力をつけるために指導と援助を行う．
・精神保健福祉に関する専門的機関として，地域の保健所や関係諸機関の職員を対象とした研修を行う．
・連携や技術協力・援助をとおして地域保健福祉の向上のための活動を行う．

3) 業務内容

精神保健福祉センターにおける主な業務内容には下記がある．
①保健所と精神保健関係諸機関に対する技術指導と技術援助
②同機関の職員に対する教育研修
③精神保健福祉に関する普及啓発
④調査研究
⑤精神保健福祉相談（複雑または困難なもの）
⑥協力組織の育成

4) 従事する専門職など

精神科医をはじめとする精神保健福祉士，臨床心理技術者，保健師などの専門技術職員が配置されている．

3 保健所

1) 設置主体および根拠法令，設置状況

1937（昭和12）年に「保健所法」が制定されて以来，保健所は公衆衛生の第一

線機関として，健康相談，保健指導，医事，薬事，食品衛生，環境衛生など国民の健康と生活を取り巻く環境の改善向上にむけて重要な役割を展開してきた。同法は，衛生行政組織としての位置づけが強かったが，社会情勢の変化とともに「保健所法」が改正され，サービスの受け手である生活者個人の視点を重視した「地域保健法」が1994（平成6）年に制定された。

「地域保健法」における保健所に関する規定は，「保健所法」における保健所に関する規定を受け継いでいるが，「地域保健法」では，都道府県と市町村の役割機能が明確になり，保健所は広域的・専門的・技術的拠点として機能を強化することとした。2022（令和4）年4月1日現在，都道府県立保健所352か所，特別区型保健所23か所，政令指定市型保健所26か所，中核市型保健所62か所，その他政令市5か所，計468か所が設置されている。

2） 業務

●**必須事業** 保健所は，地域における公衆衛生の向上と増進を図るために設置されたものであり，その業務については，「地域保健法」第6条により，表1-7にあげる事項について，企画，調整，指導およびこれらに必要な事業を行うこととなっている。

●**任意事業** さらに，「地域保健法」第7，8条により，保健所業務として，地域住民の健康の保持および増進を図るため必要があるときは，表1-8に掲げる事業を行うことができるとしている。

3） 保健所の運営

「地域保健法」第11条の規定により，保健所の所管区域内の地域保健および保健所の運営に関する事項を審議するため，保健所運営協議会を置くことができるとされている。当該協議会は管内の関連機関や地域住民の代表からなり，地域が抱える健康問題や課題について総合的な解決を図るために活用されており，さらに地域の医師会や看護協会，各種団体など多くの関連機関と密接な連携を図っている。ま

表1-7 ● 保健所の必須事業

①地域保健に関する思想の普及および向上に関する事項
②人口動態統計その他地域保健に係る統計に関する事項
③栄養の改善および食品衛生に関する事項
④住宅，水道，下水道，廃棄物の処理，清掃その他の環境の衛生に関する事項
⑤医事および薬事に関する事項
⑥保健師に関する事項
⑦公共医療事業の向上および増進に関する事項
⑧母性および乳幼児並びに老人の保健に関する事項
⑨歯科保健に関する事項
⑩精神保健に関する事項
⑪治療方法が確立していない疾病その他の特殊の疾病により長期に療養を必要とする者の保健に関する事項
⑫エイズ，結核，性病，伝染病その他の疾病の予防に関する事項
⑬衛生上の試験および検査に関する事項
⑭その他地域住民の健康の保持および増進に関する事項

表1-8 ● 保健所の任意事業

①所管区域に係る地域保健に関する情報を収集し，整理し，および活用すること．
②所管区域に係る地域保健に関する調査および研究を行うこと．
③歯科疾患その他厚生労働大臣の指定する疾病の治療を行うこと．
④試験および検査を行い，並びに医師，歯科医師，薬剤師その他の者に試験および検査に関する施設を利用させること．
⑤所管区域内の市町村の地域保健対策の実施に関し，市町村相互間の連絡調整を行い，および市町村の求めに応じ，技術的助言，市町村職員の研修その他必要な援助を行うこと．

た，「地域保健法」第4条第1項の規定に基づく地域保健対策の推進に関する基本的な指針のなかで，都道府県の設置する保健所は，次のような地域保健の広域的，専門的かつ技術的拠点としての機能を強化することを規定している．

①健康なまちづくりの推進
②専門的かつ技術的業務の推進
③情報の収集，整理および活用の推進
④調査および研究などの推進
⑤市町村に対する援助および市町村相互間の連絡調整の推進
⑥地域における健康危機管理の拠点としての機能の強化
⑦企画および調整の機能の強化

また，政令市および特別区の設置する保健所は，市町村保健センターなどの保健活動の拠点および福祉部局との間の情報交換などによる有機的な連携のもとに，健康なまちづくりの推進，専門的かつ技術的業務の推進，情報の収集，整理および活用の推進，調査および研究などの推進，健康危機管理機能の強化並びに企画および調整の機能の強化に努めることを規定している．また，政令市および特別区の設置する保健所を地域保健医療に対する総合的な企画機能を有する中核機関として位置付け，地域住民のニーズに合致した施策を展開できるようにすることが望ましいとしている．

4) 従事する専門職など

保健所には，医師，歯科医師，薬剤師，獣医師，診療放射線技師，臨床検査技師，管理栄養士，栄養士，歯科衛生士，保健師，看護師，医療社会事業員，精神保健福祉相談員，食品衛生監視員，環境衛生監視員などの職員が従事している．これらの職員のなかでも，保健師は専門職として最も多い職種である．

5) その他

近年では，福祉事務所などと統合され「保健福祉事務所」「福祉保健所」「保健福祉センター」「健康福祉センター」といった名称もみられるが，保健所については地域保健法上必置義務があることから，都道府県の組織規定上は〇〇保健所という名称を併せて付けている場合が多い．たとえば，「ＡＢ健康福祉センター（ＡＢ保健所）」といった名称である．

4 市町村保健センター

1) 設置主体および根拠法令，設置状況

市町村保健センターの設置主体は，市町村であり，地域保健法第18条が設置根拠法令である。設置状況は，2022（令和4）年4月1日現在2432か所である。

2) 業務

市町村保健センターは，健康相談，健康教育，健康診査，訪問指導など，地域住民に密着した対人保健サービスを総合的に展開する拠点である。乳幼児，高齢者などライフサイクルごとの健康増進事業，生涯を通じた健康づくり事業，予防接種などの疾病予防事業，機能訓練事業など，地域で生活するすべての住民のあらゆる健康レベルに対応した事業・業務を展開することが市町村保健センターの目的でもある。また，市町村側が計画した事業・業務だけでなく，地域住民の自主的な健康づくり活動の場として資することも目的としている。

3) 市町村センターの運営

「地域保健対策の推進に関する基本的な指針」では，市町村が市町村保健センターを運営するにあたり，基本的事項として次のように定められている。

①地域保健に関して，住民のニーズに応じた計画的な事業の実施を図るとともに，保健所などによる施策評価を参考として業務の改善に努めること。

②保健，医療，福祉の連携を図るため，社会福祉施設などとの連携および協力体制の確立，総合相談窓口の設置などにより，保健と福祉の総合的な機能を備えること。

③保健所からの専門的かつ技術的な援助および協力を積極的に求めるとともに，地域のＮＰＯ，民間団体などに係るソーシャルキャピタル*を活用した事業の展開に努めること。また，市町村健康づくり推進協議会の活用，検討協議会の設置などにより，医師会，歯科医師会，薬剤師会，看護協会，栄養士会などの専門職能団体，地域の医療機関，学校および企業などとの十分な連携および協力を図ること。

④精神障害者の社会復帰対策，認知症高齢者対策，歯科保健対策などのうち，身近で利用頻度の高い保健サービスは，市町村保健センターなどにおいて，保健所の協力のもとに実施することが望ましいこと。

4) 従事する専門職など

市町村保健センターには，保健師，管理栄養士，理学療法士，作業療法士，精神保健福祉士，看護師，保育士，事務職などが従事している。これらの職員のなかでも，保健師は保健所と同様に専門職として最も多い職種である。

5) その他

「地域保健法」制定後，市町村保健センターの施設形態についてみると，社会福

---

*ソーシャルキャピタル：社会・地域における人々の信頼関係や結びつきを表す概念で，定義も様々である。ソーシャルキャピタルが蓄積された社会では，相互の信頼や協力が得られ，他人への警戒が少なく，治安・経済・教育・幸福感などへの良い影響から社会の効率性が高まるとされている。

祉協議会やデイサービスセンターなどの福祉関係施設や診療所や訪問看護ステーションなどの医療関係施設などとの複合施設が全体の8割近くを占めている。それに伴い，施設名称も，住民が覚えやすく，親しみを感じられるよう工夫されてきた。たとえば，「○○市なでしこセンター」といった名称である。

5 地域保健活動における看護の機能

地域保健活動を中心的に展開していく機関は，保健所や市町村保健センターである。本章F-2-**3**，**4**で示したように，そこでは様々な職種が従事しているが，なかでも看護職として対人サービスを中心に多くの部分を担っているのは保健師である。

2020（令和2）年末現在，全国の就業保健師約5.6万人のうち，7割以上がこうした保健所・保健センターなどに従事している。保健師の仕事は，地域で生活する乳幼児から高齢者などのあらゆる世代，健康な人から病気や障がいを抱える人といったあらゆる人びとと地域全体の健康レベル向上のため，対象や地域の特性に応じた方法で，主として予防的な視点を重視した活動を展開していくことである。

以下，行政機関に所属する保健師の活動について概観する。

1) 都道府県保健所等に所属する保健師

保健所などの保健師は，難病や結核などで療養する人々や精神疾患をもつ人々への相談・支援を行うほか，市町村保健師など，保健所内外の多職種や関連機関と連携・協働しながら，地域の健康問題・課題を把握し，その解決に向けて地域ケアシステムを構築し，広域的で専門性の高い業務を行っている。また，災害等の危機発生時，保健所は災害対策本部としての機能を有し，そのなかで保健師は短期および中・長期的な視点での支援体制づくりにおいて重要な役割を果たしている。

2) 市町村に所属する保健師

市町村保健センターの保健師は，乳幼児や妊産婦，成人，高齢者，障がいをもつ人など，幅広い健康レベルの地域住民すべてを対象とし，住民にもっとも身近なところで，保健医療福祉に関する総合的な相談・支援を行っている。具体的には，乳幼児健診や母親学級，子育て支援，生活習慣病予防教室，介護予防事業など，あらゆる世代を対象とした様々な健康づくり事業を展開しながら，これらの事業をとおしてすべての住民が安心して住める地域づくりを目指して取り組んでいる。

3) 保健所設置市および特別区

保健所設置市および特別区に所属する保健師は，前述の都道府県保健所と市町村の機能を併せもつ活動を展開している。

上記のいずれの機関に所属しても，保健師の専門的機能は，担当する地域に関心をもち，そこで生活する人々との信頼関係を構築しながら，地域に顕在している健康問題・課題や潜在している健康問題・課題を把握し，課題解決のための活動を立案，実施，評価することは共通している。

6 地域組織

　地域保健活動は，国や地方公共団体（都道府県や市区町村）による公的施策のみで展開されるものではなく，地域住民の主体的かつ組織的な参画が欠かせない協働活動でもある。一方，地域住民は個々では解決できない生活上の様々な課題に対して，自らが組織をつくり，自主的な活動を展開している。前述の地域保健活動への参画もその一つである。この住民主体の組織を地域組織あるいは地区組織，地区衛生組織といい，地域の課題を解決する上では重要な社会資源となる。1945（昭和20）年終戦直後の劣悪な環境下での母子保健の向上や生活衛生の改善など，公衆衛生の飛躍的な向上をもたらした要因の一つは，こうした地域組織の貢献によるところが大きい。

1）地域組織の種類と機能

　地域組織を大別すると，「委員型」「地縁型」「当事者型」の3つの型に分類され，さらに自主的に組織化された「ボランティア型」がある。いずれの地域組織も，その機能は地域の課題や問題に対して，地域の実情を踏まえた自主的な活動を展開するところにあり，さらに，行政組織と連携しながらの協働活動として展開していく機能もある。

　表 1-9 は，わが国の地域に存在する地域組織を示す。

表 1-9 ● わが国のすべての地域に存在する地域組織の代表的な区分

種類	委員組織	地縁組織	当事者組織	ボランティア組織
例	民生・児童委員，健康推進員，各種保健計画策定委員会，○○協議会	自治会，町内会，婦人会，愛育班	子育てグループ，老人クラブ，患者会，家族会	各種団体
特徴	行政から委嘱された委員の集まりで，行政サービスの伝達や浸透，計画策定への参画など，地域の課題に取り組む組織である。目的は，行政組織の目的である地域の課題の達成である。	小学校区などの同一行政区域内で，地域の生活や健康課題に対処するために，その地域における伝統的な地縁関係を基盤にした組織である。目的は地域の課題の達成，地域の活性化やまちづくりである。	課題をもつ当事者自身が援助者の役割をとり，それにより，その人自身の心の安定につながる，同士が諸困難に対処することを目的として自発的かつ主体的に展開されている。	地域住民が自主的に仲間を集めて組織化した地域社会の問題・課題の解決に自発的に取り組む自主的な組織である。目的は，自己実現を含む，地域の課題達成に向けた協力，地域の活性化やまちづくりである。
実施主体	市町村	住民	当事者	住民
構成員	市町村職員，関係機関，住民	住民	本人，家族，ボランティア	住民

地域保健の今後の課題と展望

1. 健康危機管理のあり方

2001（平成13）年に定められた「厚生労働省健康危機管理基本指針」によれば，健康危機とは「医薬品，食中毒，感染症，飲料水その他何らかの原因により生じる国民の生命，健康の安全を脅かす事態」とされている。「その他何らかの原因」に近年頻発する大地震や水害，土砂崩れなどの自然災害，一向に解決をみない原発事故，世界各地で頻発している大量殺傷型テロ事件などがある。どれほど注意していても巻き込まれる可能性は否定できず，危機管理意識は国や地方行政の役割であるとともに，国民一人ひとりが意識を高め行動化していくことが求められる。

さらに，警報や注意報を待つのではなく，自分たちの感度を高め，地域ぐるみ，町ぐるみで，危機管理に向けた対策を検討していく必要がある。つまり，平常時こそ，危機発生時に向けた対策の意識が必要である。そのためには危機発生時の対策本部となる保健所と住民感情および地域特性を熟知した市町村が中心となり，周辺地域の関係機関や住民などと連携して，平常時対策の確立を図ることが，公衆衛生の確保という観点からも重要である。

2. 地域包括ケアシステムの構築

わが国では，高齢者に焦点をあて，地域の包括的な支援・サービス提供体制（地域包括ケアシステム）を構築することを推進している。構築の過程では，関係職種，関係機関の相互理解と連携およびネットワークを強化することができ，それぞれの専門領域の業務に反映されるばかりでなく，連携やネットワーク自体が地域の資源になる。地域包括ケアシステムは，高齢者に限らず，子どもや障害者，子育て中の父母，長期療養者などすべての地域住民のためのしくみに発展させることが求められる。

3. 公衆衛生活動を担う人材の育成

保健医療福祉の連携に基づく地域保健活動において安定したサービスを提供できるよう，保健医療福祉従事者の養成・確保と質の向上を図るための支援体制を整備していく。特にOJT（on-the-job training）の充実強化を図り，日常業務のなかで地域保健を担う専門職としての意識高揚，専門能力の育成，社会人としての基本的能力の育成などを目指すことが求められる。さらに，大学などの要請を踏まえて研修生や学生を受け入れ，保健所事業や地域保健活動の実践的指導に取り組むことは，保健医療福祉関係者の人材確保につながるだけでなく，日頃の活動を振り返ることになり，実践の場を活性化することが期待できる。

1 地域保健と地域保健活動の概念をまとめてみよう。
2 地域保健活動の基盤となる法律・制度を整理してみよう。
3 地域保健の基盤となる機関・組織をまとめてみよう。

第2編 保健活動

第2章
母子保健

この章では
- 母子保健の活動を理解する。
- 児童虐待防止の現状と施策を理解する。
- 生涯を通じた女性の健康づくりを理解する。

母子保健のあゆみ

　母子保健はライフサイクルに応じた公衆衛生活動の出発点であり，積極的に母性および乳幼児の健康の保持・増進を図るため，保健指導・健康診査および医療などの母子保健対策が進められてきた。この対策の推進にあたっては，地域社会における保健師・助産師の活動が，関連する保健医療福祉関係者の活動とともに重要な役割を果たしてきた。

1．わが国における近現代の母子保健

1 母子保健の始まりとあゆみ

　わが国の母子保健対策は，大正年間に芽生えたが，当時は乳幼児死亡率が出生1000人に対し170人もあったことから，その減少への努力が払われた。また，1942（昭和17）年に妊産婦手帳（現在の母子健康手帳）の制度が創設され，保護・指導は乳幼児から妊産婦へと拡充されていった。これは第2次世界大戦前における母子保健施策の大きな成果の一つであった。第2次世界大戦後は，各種の法整備が実施され，母子保健施策は飛躍的に推進される。**表2-1**に第2次世界大戦後の主な母子保健施策を示す。1951（昭和26）年に身体障害児の療育指導が定められた。また，育成医療・未熟児養育医療の諸制度の推進とともに，1965（昭和40）年には母子保健法が公布され母子栄養の強化対策，地域住民組織による愛育班活動の推進，先天性代謝異常医療援助が実施され，1971（昭和46）年には心身障害の発生予防に関する総合的研究が位置付けられた。この総合的研究の推進は，母子保健対策にあたっての諸政策を体系づけ，小児慢性疾患対策，先天性代謝異常のマス・スクリーニング，特殊ミルク共同安全開発事業，B型肝炎母子感染防止事業などとして進められている。

2 近年の動向

1) 健やか親子21

　近年では，2000（平成12）年には，21世紀の母子保健の取り組みとして「**健やか親子21**」が制定された。「健やか親子21」は2001（平成13）～2014（平成26）年に，母子の健康水準を向上させるための各種の取り組みとして，関係者や関係機関・団体が一体となって，その達成に向けて取り組む「健康日本21」の一翼を担うものとして実施された。2015（平成27）年からは「**健やか親子21（第2次）**」として引き継がれている。「健やか親子21（第2次）」では，10年後に目指す姿を「すべての子どもが健やかに育つ社会」として，すべての国民が地域や家庭環境などの違いにかかわらず，同じ水準の母子保健サービスが受けられることを目指している。また，「健やか親子21」で掲げてきた課題を見直し，現在の母子保健を取り巻く状況を踏まえた3つの基盤課題では，①切れ目のない妊産婦・乳幼児への保健対策，②学童期・思春期から成人期に向けた保健対策，③子どもの健や

表 2-1 ● 戦後の主な母子保健施策

1947（昭和22）年	厚生省（現厚生労働省）に児童局新設。児童福祉法公布
1948（昭和23）年	妊産婦・乳幼児の保健指導。母子衛生対策要綱
1951（昭和26）年	身体障害児の療育指導
1954（昭和29）年	育成医療
1958（昭和33）年	未熟児養育医療と保健指導，母子保健センターの設置
1961（昭和36）年	新生児訪問指導，3歳児健康診査
1964（昭和39）年	妊娠中毒医療援助と保健指導，児童局から児童家庭局に改まる
1965（昭和40）年	母子保健法公布，母子栄養強化対策
1968（昭和43）年	母子保健推進員制度，先天性内臓障害を育成医療の対象に拡大，妊産婦糖尿病医療援助と保健指導，先天性代謝異常医療援助
1969（昭和44）年	妊産婦健康診査の公費負担制度，乳幼児の精密健康診査制度
1970（昭和45）年	妊婦・乳幼児健康診査の拡充，母子保健推進会議（民間団体）の設置
1971（昭和46）年	心身障害の発生予防に関する総合的研究，小児がん治療研究（医療費公費負担），母子保健体操の普及指導
1972（昭和47）年	慢性腎炎，ネフローゼおよび小児喘息の公費負担，育成医療に後天性心疾患および腎不全を繰り入れ
1973（昭和48）年	乳児健康診査の公費負担制度，妊婦・乳児の健康診査の所得制限撤廃，母子保健地域組織育成
1974（昭和49）年	小児慢性特定疾患治療研究事業（公費負担制度）
1975（昭和50）年	母子保健・健全育成住民会議
1977（昭和52）年	1歳6か月児健康診査，先天性代謝異常のマス・スクリーニングの実施，家族計画特別相談（遺伝相談）事業への助成，母子保健指導事業の創設と市町村母子保健指導事業のメニュー化
1979（昭和54）年	総合母子保健センター整備，新生児に対するクレチン症マス・スクリーニング，妊婦健康診査内容の充実
1980（昭和55）年	母子の緊急医療の充実，先天性代謝異常症に対する特殊ミルク共同安全開発事業
1984（昭和59）年	神経芽細胞腫マス・スクリーニング，健全母性育成事業，周産期医療設備整備事業
1985（昭和60）年	B型肝炎母子感染防止事業
1987（昭和62）年	1歳6か月児精密健康診査
1988（昭和63）年	先天性代謝異常マス・スクリーニングの拡充（先天性副腎過形成症）
1989（平成元）年	思春期クリニック事業
1990（平成2）年	3歳児健康診査視聴覚事業導入，小児肥満予防教室，思春期教室，地域母子保健特別モデル事業
1991（平成3）年	思春期における保健・福祉体験学習事業，乳幼児健全発達支援相談指導事業，周産期救急システムの整備拡充（ドクターカーの整備）
1992（平成4）年	出産前小児保健指導（プレネイタル・ビジット）事業，病児デイケアパイロット事業
1994（平成6）年	病後児デイサービスモデル事業，ほか
1995（平成7）年	エンゼルプラン（緊急保育対策5か年事業），子どもにやさしい街づくり事業（産後ケアを含む）
1996（平成8）年	不妊専門相談センター事業，生涯を通じた女性の健康支援事業，乳幼児発達相談指導事業，都道府県母子保健医療推進事業
1997（平成9）年	子どもの心の健康づくり対策事業
1998（平成10）年	病棟保育士配置促進モデル事業開始，乳幼児健康支援一時預り事業開始
1999（平成11）年	遺伝子相談モデル事業開始，新エンゼルプラン策定
2000（平成12）年	「健やか親子21」
2001（平成13）年	乳幼児健診における育児支援強化事業
2003（平成15）年	食育等推進事業
2004（平成16）年	特定不妊治療費助成事業
2005（平成17）年	小児慢性特定疾患治療研究事業を児童福祉法に位置づけ，小児慢性特定疾患児日常生活用具給付事業，小児慢性特定疾患児ピアカウンセリング事業，乳幼児健康支援一時預かり事業，育児等健康支援事業，食育などの推進事業などを次世代育成支援対策交付金に一本化 「健やか親子21」中間評価
2008（平成20）年	子どもの心の診療拠点病院機構推進事業
2009（平成21）年	妊産婦ケアセンター運営事業（平成21年度をもって廃止）
2010（平成22）年	「健やか親子21」第2回中間評価
2012（平成24）年	子ども・子育て関連3法成立
2013（平成25）年	母子保健法改正（未熟児に関する事業の権限が市町村に委譲される）
2014（平成26）年	「健やか親子21（第2次）」策定（平成27～36年度）
2015（平成27）年	小児慢性特定疾病医療費助成制度の対象拡大

かな成長を見守りはぐくむ地域づくり，を設定している。また，特に重点課題として，①育てにくさを感じる親に寄り添う支援，②妊娠期からの児童虐待防止対策に取り組んでいる。

2) 法制度関連の整備

2012（平成24）年には子ども・子育て関連3法が成立した。これは「子ども・子育て支援法」「就学前の子どもに関する教育，保育等の総合的な提供の推進に関する法律の一部を改正する法律」「子ども・子育て支援法及び就学前の子どもに関する教育，保育等の総合的な提供の推進に関する法律の一部を改正する法律の施行に伴う関係法律の整備等に関する法律」の3つ，である。その目的は，幼児期の学校教育・保育，地域の子ども・子育て支援を総合的に推進していくこととしている。特に認定こども園制度の改善，認定こども園，幼稚園，保育所を通じた共通の給付（「施設型給付」）と小規模保育などへの給付（「地域型保育給付」）の創設といった，地域の子ども・子育て支援の充実を行うものとしている。

2013（平成25）年には「母子保健法」の改正により，**低体重児の届出，養育医療**および**未熟児の訪問指導**の権限が市町村に委譲された。

2019（令和元）年には**小児慢性特定疾病医療費助成制度**の対象が，762疾病（16疾患群）に拡大された。

これらの母子保健のあゆみを踏まえ，現在の母子保健施策が実施されている。その概要を図2-1に示す。安心して子どもを産み，健やかに育てることの基礎となる

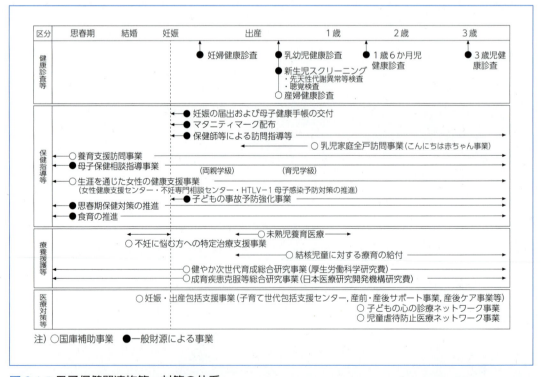

図2-1 ● 母子保健関連施策・対策の体系

少子化対策に加え，すべての国民が健康で明るく元気に生活できる社会の実現を目指して，出生前から細やかな支援を受けることができる。

2．母子保健法

「母子保健法」は，母性の尊重，乳幼児の健康の保持・増進を基本理念とする法律であり，1966（昭和41）年に施行された。本法の目的は，「母性並びに乳児及び幼児の健康の保持及び増進を図るため，母子保健に関する原理を明らかにするとともに，母性並びに乳児及び幼児に対する保健指導，健康診査，医療その他の措置を講じ，もつて国民保健の向上に寄与すること」としている。主な規定として，保健指導（第10条），健康診査（第12条，第13条），妊娠の届出（第15条），母子健康手帳の交付（第16条），低体重児の届出（第18条），養育医療（第20条）などがある。1994（平成6）年の法改正により，基本的な母子保健事業は，市町村に一元化された。

「母子保健法」に基づき実施される各種の事業や，新生児マス・スクリーニングなどの日々進歩する医療技術の効果を行政施策に反映させることで，日本の母子健康水準は世界のトップレベルにあるといわれている。

3．母体保護法

「母体保護法」は，1948（昭和23）年に「優生保護法」という名称で施行された。この法律は，戦前の1940（昭和15）年の「国民優生法（断種法）」に端を発するもので，不良な子孫の出生の抑制を目的とし，母体の保護はそのための手段という位置づけがなされていた。1996（平成8）年の改正で，法律名が「母体保護法」に変更された。これにより「優生手術」の文言が「不妊手術」に改められた。

この法律の目的は「不妊手術及び人工妊娠中絶に関する事項を定めること等により，母性の生命健康を保護すること」である。

「母体保護法」第14条において，妊娠の継続または分娩が身体的または経済的理由により母体の健康を著しく害するおそれのある場合や，暴行または脅迫により，抵抗や拒絶をすることができない間に姦淫されて妊娠した場合などに，合法的に人工妊娠中絶の実施が認められている。

B 母子保健活動

1．母子健康手帳

妊娠届は妊婦から産婦，乳幼児へと一貫した母子保健の出発点ともいうべきものである。妊婦は「母子保健法」第15条に基づき，妊娠の届け出を行い，同法第16条によって母子健康手帳の交付を受けることとなる。母子健康手帳は妊娠・出産・

育児に関する，母と子の一貫した健康記録であり，保健指導や障害の早期発見などに際して，重要な参考資料として活用される。

わが国では，まず戦時中に妊産婦手帳がつくられた。妊産婦手帳を提示すると，配給を優遇して受けられる特典があった。第2次世界大戦後になると，戦後の混乱から子どもを早急に保護するために制定された「児童福祉法」に伴い，妊産婦手帳は母子手帳へと変わり小児も対象になった（1948（昭和23）年）。現行の母子健康手帳は1966（昭和41）年の「母子保健法」施行に伴い，翌年に母子手帳から改訂されて実施されるようになった。

1992（平成4）年4月から，「母子保健法」の一部改正に伴い，母子健康手帳の内容は大きく改訂され，記録（医学的記録，保護者などの記録）と情報（行政情報，保健・育児情報）の2つの部分から構成されるものとなった。特に情報についての内容は，各市町村の特性が盛り込めるようになった。2002（平成14）年には，父親の育児参加，育児休業制度の促進についての記載欄の追加や，子育て支援，児童虐待予防に関する項目などが盛り込まれた。2008（平成20）年には，離乳の時期の概念を従来の「生後5か月」から「5～6か月頃」に遅らせたことに伴い，関連の記載内容が改正された。2012（平成24）年には，妊産婦などの自由記載欄の拡充，胆道閉鎖症などの疾患の早期発見のための新生児の便色に関する情報提供，予防接種の記録（任意接種），予防接種スケジュール例の追加などの改正が行われている。また，特に外国人の居住人口が多い市区町村においては，独自に外国語版の母子健康手帳が作成されていることもある。

母子健康手帳を受け取ることや，病院での妊婦健診や出産時，家庭での育児の過程，子どもの予防接種や健診などでの活用は，わが国ではごくあたりまえのことである。しかし，妊娠中から幼児期までの健康記録が1冊にまとまり保護者の手元に保管されるしくみがある国は，世界ではあまりみられない。母子の健康に貢献する優位性が着目され，1980年代から海外での普及活動が始まった。1998（平成10）年からは「母と子の健康手帳プロジェクト」として，日本政府の支援のもと，普及が進められている。諸外国における母子手帳の内容は，日本のものとは大きく異なる。それぞれの国の経済状況や文化背景，母親の識字率などの事情に準じて作成されている。

2．母子への保健指導・訪問指導

「母子保健法」では，第10条に保健指導，第11条に新生児の訪問指導，第17条に妊産婦の訪問指導，第19条に未熟児の訪問指導が定められている。

妊産婦および乳幼児の保護者に対する保健指導は，母子保健事業の基本的な対策において重要な位置を占める。従来，妊婦および産婦は，主として医師・助産師などから任意に保健指導を受けていた。保健指導はどこで行われてもよいとされており，保健所・市町村保健センター，病院・診療所，助産所，母子保健センターなどが実施している。保健指導に関連する問題では，実施される場所ではなく，保健指

導を受けない者がないような体制を整えることにある。

　保健指導には，婚前，新婚，母親，両親，育児学級などの集団指導のほか，保健師・助産師などによる家庭訪問指導のように，一人ひとりの健康状態や家庭の事情を考慮した個別指導がある。指導にあたっては，保健指導の内容・方法が確実に実行されるようにする必要がある。特に妊婦への保健指導は，低体重児などの減少およびハイリスクケースの予防などに重要である。さらに，出産後の在宅母子や働く母親の健康にも関連をもっており，近年の社会の変動とともにますます重要視されている。

　なお，「労働基準法」には，産前産後の休業および育児時間など，働く母親に対して女性保護義務がある。また，「男女雇用機会均等法」に基づき，妊娠中および出産後の健康管理に関する配慮および措置，育児に関する便宜の供与などについての規定もある。

　2007（平成19）年4月には，厚生労働省による「こんにちは赤ちゃん事業」が創設された。これは「児童福祉法」に基づく事業で，出生後4か月を迎えるまでのすべての乳児のいる家庭に訪問員が訪問し，家庭ごとの子育て環境を把握する。母親やまわりの育児を行う人の不安や悩みを聞き，必要とされる情報や支援の提供を行うものである。特に新生児がいる家庭では，母親は不安によるストレスを受けやすく，産後のホルモンバランスの影響もあり，産後うつなどの変調が生じる可能性が高い。さらに，核家族化によって育児を手伝う人が身近にいない家庭が増えている。これらから，乳児のいる家庭と地域をつなぐ機会を作ること，新生児がいる家庭が孤立せず，母子や家族が健全な環境でいられること，児童虐待を防ぐことを目的とし，この事業が推進されている。

3．母子への健康診査・健康教育

　「母子保健法」第9条に母子への母子保健に関する知識の普及，第12条および第13条に妊産婦および乳幼児に対する健康診査について定めている。市町村は，妊産婦または乳児もしくは幼児の保護者に対して，妊娠・出産または育児に関し，必要な保健指導を行うことになっている。

● **妊婦健康診査**　妊婦健康診査は，2008（平成20）年度第2次補正予算により妊婦健康診査臨時特例交付金が創設され，必要な回数（14回程度）の妊婦健康診査が2011（平成23）年度まで公費負担されるように予算措置された。さらに国の補正予算により，2012（平成24）年度も継続された。それまでは補正予算により基金事業の延長を重ねてきたが，2013（平成25）年度以降は，地方財源を確保し地方財政措置を講ずることにより，恒常的なしくみへ移行された。

● **乳児の健康診査**　乳児の健康診査は，母子保健法第13条および厚生省（当時）からの通知に基づき昭和40年代から各自治体で実施されている。実施時期については，3～6か月に1回・9～11か月に1回など，実施する自治体によって異なる。市町村および委託を受けた医療機関によって無料の一般健康診査として行われてい

る。また必要に応じて精密検査も実施されている。新生児は育児上最も注意を要することから，必要がある場合には医師・保健師・助産師によって訪問指導が実施されることになっている。

- **1歳6か月児の健康診査**　1歳6か月児の健康診査は1977（昭和52）年から母子保健法第12条に基づき，市町村で実施されている。歩行・言語などの精神運動発達の時期を考慮した心身障害の早期発見，う歯の予防，栄養指導，生活習慣やしつけなどに関する育児指導などを行い，幼児の健康の保持・増進を図っている。
- **3歳児の健康診査**　3歳児の健康診査は1961（昭和36）年から母子保健法第12条に基づき，市町村で実施されている。幼児期における身体発育および精神発達の面から重要な時期であるため，身体の発育や運動機能の発達だけでなく，言語の発達や情緒，社会性，歯科にかかわる内容についてなど，総合的な健康診査を医師・歯科医師・保健師・心理相談員などによって実施され，その結果に基づいた適切な指導および措置を行うこととされている。
- **そのほかの事業**　さらに，心身障害の発生予防としての先天性代謝異常検査が実施され，B型肝炎母子感染防止事業も開始された。このうち，B型肝炎ウイルスに関する事業は市町村の事業として定着・同化していることから，1998（平成10）年度より一般財源として実施されることとなった。

4．そのほかの母子への医療援護

1 妊娠高血圧症候群の療養の援護など

妊娠高血圧症候群と妊産婦の糖尿病，貧血，産科出血，心疾患合併妊娠は，妊産婦死亡の主な原因となるほか，未熟児や先天異常などの原因になるなど，妊娠および出産に重大な支障をもたらすことから，入院治療を必要な妊産婦に対し医療援護（医療費の給付，所得制限あり）を実施している。

2 養育医療

入院して医療を受ける必要があると医師が認めた未熟児（0歳児）の入院医療に対し，医療援護が実施される（世帯収入に応じた費用徴収あり）。2018（平成30）年度の養育医療給付決定件数は3万280件だった。

3 育成医療

育成医療は，「児童福祉法」第4条第2項に規定する障害児（障害に係る医療を行わないときは将来障害を残すと認められる疾患がある児童を含む）で，その身体障害を除去，軽減する手術などの治療によって確実に効果が期待できる者に対して提供される，生活の能力を得るために必要な**自立支援医療費**の支給を行うものである。2020（令和2）年度の育成医療給付決定件数は2万5618件だった。

4 補装具の交付

からだに障害のある児童に対し，補聴器・義肢・車椅子などの補装具の交付および修理，またはこれに代えて費用を支給している。

表 2-2 ● 旧制度（小児慢性特定疾患治療研究事業）と新制度（小児慢性特定疾病医療費助成制度）の比較

項目	旧制度 （小児慢性特定疾患治療研究事業）	新制度 （小児慢性特定疾病医療費助成制度）
対象疾患	11 疾患群 514 疾患	16 疾患群 762 疾病 （2019 年 7 月現在）
医療費負担割合	3 割（就学前児童は 2 割）	一律 2 割
食事療養費	自己負担なし	自己負担あり（2 分の 1）
自己負担限度額	生計中心者の所得税に応じて算定した額 ※外来・入院の区別あり	医療保険単位の世帯の市町村民税に応じて算定した額 ※外来・入院の区別なし
医療を受ける医療機関	契約医療機関	指定医療機関
医療意見書を作成する医師	特に定めなし	指定医

5 療育医療

長期療養を必要とする結核児童に対し，入院医療・学習および療養生活に必要な物品の支給などの療育の給付が行われている。

小児慢性疾患は，その治療が長期にわたり，医療費の負担も高額となることから，**小児慢性特定疾患治療研究事業**により，公費負担が実施されている。2015（平成 27）年から，は，**小児慢性特定疾病医療費助成制度**に引き継がれた。これにより，対象となる疾患数も増え，自己負担限度額なども変更された，詳細については表 2-2 に示す。

心身の虚弱な児童に対しては，適正な環境を整え，児童の健康増進を図るための虚弱児施設は，「児童福祉法」に基づき全国に設置されていた。結核児などの健康増進を目的とした施設であったが，近年，結核児童は減少し気管支喘息や虚弱体質，情緒障害などが増加するようになった。このため，1997（平成 9）年の「児童福祉法」改正により，児童養護施設に統合され，その役割が拡大された。

C 児童虐待防止

1. 児童虐待の定義

2000（平成 12）年に施行された「児童虐待の防止等に関する法律（児童虐待防止法）」により，児童虐待の定義は**身体的虐待・性的虐待・ネグレクト・心理的虐待**の 4 つに分類された（表 2-3）。

表2-3 ● 児童虐待の種類

身体的虐待	殴る，蹴る，投げ落とす，激しく揺さぶる，やけどを負わせる，溺れさせる，首を絞める，縄などにより一室に拘束する　など
性的虐待	子どもへの性的行為，性的行為を見せる，性器を触るまたは触らせる，ポルノグラフィの被写体にする　など
ネグレクト	家に閉じ込める，食事を与えない，ひどく不潔にする，自動車の中に放置する，重い病気になっても病院に連れて行かない　など
心理的虐待	言葉による脅し，無視，きょうだい間での差別的扱い，子どもの目の前で家族に対して暴力をふるう（ドメスティック・バイオレンス：DV）　など

2．児童虐待の現状

　2020（令和2）年度における児童相談所の児童虐待の相談対応件数は20万5044件で，児童虐待防止法施行前の1999（平成11）年度の1万1631件から約18倍に増加している。なかでも，虐待死は高い水準で推移しており，2020（令和2）年度は66例77人であった。死亡した子どもの65.3％が0歳児である。加えて，児童相談所・市町村での相談体制の不足や社会的養護体制の不足も課題となっている。社会的な養護体制の不足では，約4割の自治体で定員を超えて一時保護を実施していることや，児童養護施設の入所率の増加（1998［平成10］年度82.8％→2012［平成24］年度85.8％）などがみられている。

3．児童虐待の課題と施策

　児童虐待への対応については，制度改正や関係機関の体制強化などによりその充実が図られてきた。しかし，児童虐待件数や全国の児童相談所での相談対応件数は増加を続けている。わが国では，児童虐待の防止に向けて①児童虐待の発生予防，②早期発見・早期対応，③子どもの保護・支援，保護者支援の取り組みを課題として，きめ細かい対応を進めている。

　発生予防にあたっては，虐待に至る前に「気になる」レベルで適切な支援が必要（育児の孤立化や育児不安の防止）として，**乳児家庭全戸訪問事業（こんにちは赤ちゃん事業）**や集いの場（**地域子育て支援拠点事業**）などの子育て支援事業の普及・推進を実施している。ほかにも，虐待防止意識の啓発事業や相談しやすい体制の整備を実施している。

　早期発見・早期対応では，虐待が深刻化する前の早期発見・早期対応が必要として，虐待に関する通告の徹底，職員の質や量を強化することで児童相談所や市町村の体制強化を図る，子どもを守る地域ネットワーク（要保護児童対策地域協議会）による連携の強化などを実施している。

　子どもの保護・支援，保護者支援の取り組みでは，子どもの安全を守るための適切な一時保護が必要であることや，親子再統合に向けた保護者への支援，社会的養護体制の質・量ともに拡充が必要との視点から，一時保護所の拡充・混合処遇の改

善や適切なケアを行うための人員配置基準の引き上げなどの見直し，親権に係る制度の適切な運用などの取り組みを実施している。

児童虐待防止に向けた啓発事業としては，2004（平成16）年に始まった**オレンジリボンキャンペーン**がその認知度を上げている。

D 生涯を通じた女性の健康づくり

1996（平成8）年度に「**生涯を通じた女性の健康支援事業**」が創設された。この事業では，女性センターや保健所などの生活に密着した機関で，自己管理のための健康教育や不妊症に対応するための専門相談を実施している。たとえば，思春期

表 2-4 ● 生涯を通じた女性の健康支援

施策の基本的方向	具体的施策	担当府省
(1) リプロダクティブ・ヘルス／ライツに関する意識の浸透	・女性の健康問題への取り組みについての気運の醸成 ・学校における性教育の充実 ・性に関する学習機会の充実	文部科学省，厚生労働省
(2) 生涯を通じた女性の健康の保持増進対策の推進	ア　生涯を通じた健康の管理・保持増進のための健康教育・相談支援などの充実 ・女性の健康保持のための事業などの充実 ・健康教育の推進 イ　妊娠・出産期における女性の健康支援 ・妊娠から出産までの一貫した母子保健サービスの提供 ・不妊専門相談サービスなどの充実 ・周産期医療の充実 ・女性の主体的な避妊のための知識などの普及 ウ　成人期，高齢期などにおける女性の健康づくり支援 ・成人期，高齢期の健康づくりの支援 ・子宮がん，乳がん，骨粗しょう症などの予防対策の推進	文部科学省，厚生労働省，農林水産省
(3) 女性の健康をおびやかす問題についての対策の推進	ア　HIV／エイズ，性感染症対策 ・予防から治療までの総合的なHIV／エイズ対策の推進 ・性感染症対策の推進 ・学校におけるHIV／エイズ，性感染症に関する教育の推進 イ　薬物乱用対策の推進 ・乱用薬物の供給の遮断と需要の根絶 ・少女による薬物乱用対策の推進 ・薬物乱用防止教育の充実 ・薬物乱用を許さない社会環境の形成	警察庁，文部科学省，厚生労働省

資料／内閣府男女共同参画局：生涯を通じた女性の健康支援，http://www.gender.go.jp/about_danjo/basic_plans/1st/2-8h.html

から更年期に至る女性を対象とした健康教育事業，妊娠・避妊・不妊の一般的な相談や，女性の心の健康に関する相談などを行う女性健康支援センター事業などがある。

現在は，女性が生涯を通じて健康で明るく，充実した日々を自立して過ごすためには，生活の場（家庭，地域，職域，学校）を通じて，女性の様々な健康問題を社会全体で総合的に支援することが重要であるとして，厚生労働省を含む複数の省庁が協力して，施策の実施にあたっている（表2-4）。

母子保健活動の基盤整備

母子保健活動を効果的に進めるためには，地域住民の健康課題や願いに応えたきめ細かい対応が必要である。地域における母子保健活動の推進にあたって，愛育班活動などの民間組織の積極的な活動は大きな成果をあげてきた。

地域の変化や住民の生活様式の急激な変動に伴い，「地域保健法」の制定とともに「母子保健法」の改正が行われ，母子保健サービスの提供主体を原則として市町村に一元化するとともに，1歳6か月児健康診査などを市町村事業として制度化す

---

column

安心して子育てしやすいまちづくり

A市は，人口約68万6000人，年間出生数は約6000人で都市部に位置する。転入者が多いため，地域とのつながりが少なく，母子の孤立化や育児不安を訴える母親の増加が課題であった。

A市では，妊娠期からの切れ目ない子育て支援を目指し，その一貫として妊娠届け出時に地区担当保健師による妊婦への面接を実施し，妊婦やその家族に対する保健指導を行うだけではなく，妊婦と保健師との信頼関係の構築に努めている。また，妊娠届け出以降も，妊産婦および乳幼児への訪問指導，乳幼児健康診査などに併せて，仲間づくりを意識した母親学級や育児サークルなどでの集団健康教育，地域のボランティアを活用した母子見守り訪問などの母子保健活動を展開している。

グループワークを取り入れた母親学級で顔見知りになった母親同士が，育児サークルや子どもの健康診査の場面で再会してやり取りする様子がみられ，仲間作りや育児について相談し合える関係性の構築につながっている。また，地域のボランティアが訪問活動や育児サークルのサポートを行うことや，地区担当保健師に継続して相談できる体制が，安心して子育てしやすいまちづくりや地域とのネットワークづくりにもつながっている。

るなどの母子保健の地域活動は新たな転機を迎えた。

1. 市町村の母子保健事業

時代の変化に対応するため、市町村における母子保健事業はメニュー化方式がとられた。これは母子保健指導事業、栄養強化事業、母子保健地域組織育成事業、母子保健推進員活動事業、妊婦乳児等保健相談事業、家族計画事業などが地域のニーズに合わせて実施できるようになっている。

また、母子保健対策で開発されてきた技術の有効活用に期待がもたれている。わが国の家族計画は、受胎調節の知識と技術を活用し、遺伝に関する正しい知識の普及と相談が進められている。さらに健全母性育成事業として、性やこころの問題で悩むことの多い思春期への保健対策がとられ、相談事業や講習会が行われている。母乳育児の推進や専門的な母子保健医療の充実など、期待すべきものも多い。

2. 周産期の母子保健事業

医療科学技術の進歩に伴い、母子保健医療は著しい進歩をみせている。とりわけ周産期医療の進展への期待から、新生児集中治療室（NICU）と妊産婦のICUが併設された、周産期医療施設設備整備事業が母子緊急医療対策の一環として進められている。同時に人材育成として、母子愛育会で周産期保健医療要員の研修が行われている。

母子保健の課題と展望

妊娠中からの母子健康手帳を基盤とする母子保健施策の普及や乳幼児健康診査などの積極的な母子保健事業の実施により、妊産婦死亡率や乳児死亡率は急速に減少し、わが国の母子保健水準は世界でも最高水準に達するものになった。しかし、急激な少子化や、高齢出産の増加や核家族化の進行、児童虐待の増加などの社会状況の大きな変化により、育児を社会化していくことが大きな課題となってきている。

さらに、子どもの保護者の育児の孤立化を防ぐために、乳児家庭全戸訪問事業をはじめとする取り組みが行われているが、公的サポートだけではいまだ十分とはいえない状況におかれている。

子どもの保護者のニーズに即した適切なサービスの提供に向けて、関係機関および住民組織などが連携したシームレスな支援体制の構築も求められている。

また、周産期医療の進歩により、救命率が向上する一方で、障害や複数の医療処置をもちながら、地域で生活をしていく子どもたちも増えている。小児領域における在宅ケアは、対応できる医療機関や訪問看護ステーションも十分とはいえず、早急な多機関・多職種での保健医療福祉の連携に基づく支援体制の整備や強化が必要であるだろう。

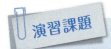

演習課題

1 母子保健の活動を整理しよう。
2 児童虐待防止の現状と施策をまとめてみよう。
3 生涯を通じた女性の健康づくりをまとめてみよう。

参考文献
・厚生労働省：第1回子どもの医療制度の在り方等に関する検討会，資料5，母子保健課関係
　http://www.mhlw.go.jp/stf/shingi2/0000096267.html
・厚生労働省：健やか親子21（第2次）ホームページ，
　http://sukoyaka21.jp
・政府広報オンラインホームページ：
　http://www.gov-online.go.jp/useful/article/201412/3.html
・東京都福祉保健局：小児慢性特定疾病医療費助成制度の概要，
　http://www.fukushihoken.metro.tokyo.jp/kodomo/kosodate/josei/syoman/top.html
・内閣府・文部科学省・厚生労働省：子ども・子育て関連3法について，
　内閣府ホームページ　http://www8.cao.go.jp/shoushi/shinseido/law/#kanren3pou

第2編 保健活動

第3章
成人保健

この章では
- 成人保健の施策について理解する。
- 「健康日本21（第2次）」の概要について理解する。
- 生活習慣病予防活動について理解する。
- 特定健康診査と特定保健指導の概要について理解する。
- 成人期のがん対策について理解する。

A 成人期の生活と健康

1. 成人期の特徴と健康課題

　成人期は人生のなかで最も長い時期である。ハヴィガースト（Havighurst, R. J.）は発達課題として，成人前期（おおむね18～30歳）では，仕事をスタートし，配偶者を選び，婚姻により新しい家族を形成し，子どもを育て，家庭を管理することなどをあげている。また，中年期（おおむね30～65歳）では，子どもの成長を見守り，社会のなかで責任を果たし，仕事において充実した活動をし，老いていく親に適応することなどをあげている。

　このように成人期では，ライフイベントも多く，また社会の中核での大きな責任を果たすため，ストレスを感じることも多い。その一方で，心身は少しずつ老化を自覚していき，毎日の生活習慣のなかから疾病の要因を生み出し，生活習慣病を発症するおそれのある時期でもある。

　こうした成人期の健康課題に対して，保健の分野が行う施策は，生活習慣病予防であると同時に，将来の介護予防までも見すえた取り組みである。地域や産業保健の分野がそれらを総合的にとらえて，経年的，広域的に取り組めるように，社会システム全体を構築していくことが大切である。

B こころとからだの健康づくりの概要

　わが国の成人期を取り巻く社会の変化をみてみると，第２次世界大戦以降の日本の経済は，高度成長から1970年代のオイルショックで急落し，1980年代のバブル経済で再び上昇した。そのバブル経済が崩壊し，その後は20年余り低迷するなど，大きな変動を繰り返してきた。その間に産業構造や雇用情勢は大きく変化をし，これまでの終身雇用体制が崩れ，契約社員やパートタイマーの増加，フリーターの出現など，働き方にも変化が生じてくると，人々の意識や生活習慣も多様化した。

　一方，食生活の欧米化や運動不足，ストレスの増加といった社会構造は21世紀になっても変わらず続いており，疾病の構造はしだいに感染症から生活習慣に起因する生活習慣病へと変化した。

　こうした健康課題の変化を受けて，保健施策にも新たに「生活習慣病」の概念が導入された。これにより，1978（昭和53）年から，予防活動を包括的にとらえた第１次国民健康づくり対策が10か年計画で始まった（図3-1）。

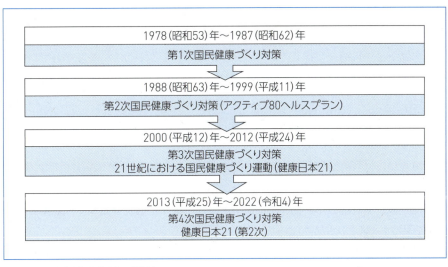

図 3-1 ● 健康増進施策の沿革

C 健康増進活動と健康日本 21

　2000（平成 12）年から，第 3 次国民健康づくり対策として「**21 世紀における国民健康づくり運動（健康日本 21）**」が始まった。

● **健康日本 21 とは**　健康日本 21 は，壮年期死亡の減少や，**健康寿命**＊の延伸，生活の質の向上を実現することを目的として，国民の保健医療対策上，重要となる課題を 9 つの分野に設定した。

　その課題とは①栄養・食生活，②身体活動・運動，③休養・こころの健康づくり，④喫煙，⑤アルコール，⑥歯の健康，⑦糖尿病，⑧循環器病，⑨がんであり，それぞれ 10 年後を目指して具体的な目標を設定するという，目標指向型の健康増進施策であった。

　この目標に併せて，都道府県や自治体がさらに具体的な実施計画を策定していくことで，地域に根ざした取り組みが進められた。

● **健康増進法の制定**　こうした活動を円滑に支えるため 2002（平成 14）年には**健康増進法**が制定された。同法では，**健康増進事業実施者**として行政機関だけでなく，健康保険を運営する各保険者（健康保険組合や共済組合など）や，学校，企業など，関係する団体も健康増進事業を推進していくことが定められた。

　さらに市町村に対しては，**健康増進事業**として①健康手帳の交付，②健康教育，③健康相談，④機能訓練，⑤訪問指導，⑥総合的な保健推進事業を実施することを

＊**健康寿命**：健康寿命（Health Expectancy, Healthy Life Expectancy）とは，日常生活において，医療や介護を必要としない，自立した生活を送れる期間のことをいう。平均寿命が，余命の期間であるのに対して，健康的に過ごせる余命期間を指すので，平均寿命－認知症や要介護や障害の期間＝健康寿命と表すこともできる。

定めた。
- **健康日本 21 の評価**　健康日本 21 は，2011（平成 23）年に最終評価が行われた。その結果は，目標値に達したのは「メタボリックシンドロームを認知している国民の割合」や「外出について積極的な態度をもつ人」「80 歳で 20 歯以上，60 歳で 24 歯以上の自分の歯を有する人」など 10 項目にとどまった。一方，「自殺者数」や「適正体重者」「多量飲酒者」「野菜摂取量」「メタボリックシンドロームの該当者」など 14 項目については，変化がみられなかった。

  さらに，「日常生活における歩数」や「朝食の欠食者」「糖尿病合併症」など，9 項目に関しては悪化しているという結果であった。こうした課題を踏まえて新たな目標が設定され，2013（平成 25）年からは，**第 4 次国民健康づくり対策**として**健康日本 21（第 2 次）**が始まった。

D 生活習慣病予防活動

1. 生活習慣病の現状

わが国は現在，前述の社会環境の変化などに加えて，高齢化の影響もあり，生活習慣病や加齢に伴う疾患が増加している。そのため国民医療費も年々増加しており，2018（平成 30）年度は 43 兆 3949 億円となっている。

今後，さらに高齢化が進むと予測されるなか，生活習慣病対策が急務となってきている。

2. 栄養・食生活

日々の栄養や食生活は，生命を維持し，健康な生活を送るために欠かすことができない，その人の健康を支える基本的な生活習慣である。

1 国民健康・栄養調査

現在，わが国では健康増進法に基づいて，年に 1 回「**国民健康・栄養調査**」を実施している。これは，国民の栄養摂取量および生活習慣の状況を明らかにするために行うもので，毎年，厚生労働大臣が調査地区を定めて実施している。

- **食塩の摂取量**　2019（令和元）年の国民健康・栄養調査では，食塩摂取量は 1 日男 10.9g，女 9.3g であった。男女とも以前に比較すれば減少傾向にあるものの，世界保健機関（WHO）が 2013（平成 25）年に定めた「ナトリウム摂取量は 1 日 2000mg（塩分 5g に相当）未満」と比べると，まだ大きく上回っている。

  健康日本 21（第 2 次）では，目標値を「**塩分は 1 日 8.0g 未満**」に設定している。

- **野菜の摂取量**　2019（令和元）年の国民健康・栄養調査では，野菜の摂取量は 1 日平均 280.5g であった。健康日本 21（第 2 次）では目標を「**野菜の摂取量を 1**

日350g以上」に設定している。

2 日本人の食事摂取基準

健康増進法では，国民の健康の保持・増進を図るうえで摂取することが望ましいエネルギーや栄養素の量の基準を，「**日本人の食事摂取基準***」（食事による栄養摂取量の基準）として定めることが規定されている。

3 食生活における地域の力：食生活改善推進員（ヘルスメイト）

第2次世界大戦後のわが国は食糧難であり，栄養指導車（キッチンカー）による巡回指導や保健所を中心に「栄養教室」が開かれるなど，人々の栄養状態を改善するための取り組みがなされていた。そのなかから自らの食生活に関心の高いグループが誕生したのをきっかけに，1988（昭和63）年，当時の厚生省は，この活動を全国に普及させようと，食生活改善推進員育成事業を開始した。

食生活改善推進員（ヘルスメイト）は地域のボランティアとして，飽食の時代となっても地域に根づいた活動を続けた。2005（平成17）年，「**食育基本法**」が施行されたことにより，今後は，地域の**食育**を推進する担い手としても期待されている。

3．身体活動・運動

1 健康日本21（第2次）と運動習慣

●**身体活動・運動の定義**　健康日本21（第2次）では，「身体活動とは，安静にしている状態よりも多くのエネルギーを消費するすべての動きを，運動とは，身体活動のうち，スポーツやフィットネスなどの健康・体力の維持・増進を目的として計画的・意図的に行われるものを指す」[1]としている。

●**目標値**　これまで厚生労働省では，健康づくりのために1日8000～1万歩以上歩くことを推奨してきたが，健康日本21（第2次）では，「1日の歩数を1500歩増加する」という目標値を設定した。

そのため運動しやすい環境の整備や専門職の育成など，社会支援の面にも目標を設定して，歩道や自転車道，公園，スポーツ施設などの整備に取り組み，運動しやすいまちづくりの推進に努めている。

2 健康づくりのための身体活動基準と健康づくりのための身体活動指針（アクティブガイド）

健康日本21（第2次）における身体活動と運動を推進していくために，2013（平成25）年に「**健康づくりのための身体活動基準2013**」が策定された。この新しい基準では，これまで「運動基準」としてきたものを，生活活動も含めた生活全体に着目するために「身体活動基準」と名称を変更した。

また，身体活動の増加でリスクの低減が期待できる疾患として，これまで糖尿病

***食事摂取基準**：1969（昭和44）年に栄養所要量として策定されて以来，5年ごとに改定がされている。「日本人の食事摂取基準（2015年版）」では，それまでの策定目的であった「健康の保持増進」と「生活習慣病の発症予防」に加え，新たに「生活習慣病の重症化予防」が加えられた。2020（令和2）年4月からの5年間は「日本人の食事摂取基準（2020年版）」が使用される。

と循環器疾患をあげていたが，新たに**ロコモティブシンドローム**と認知症が追加された。

さらに実践していくためのガイドラインとして，国民向けのパンフレットの形で，**「健康づくりのための身体活動指針（アクティブガイド）」**を新たに作成し，市町村などで配布できるようにした。

3 専門職の育成

地域での運動プログラムを実践していく専門職として，**健康運動指導士**と**健康運動実践指導者**が育成されている。行政機関はじめ，医療機関やスポーツクラブ，福祉施設など様々な場面で，健康づくりや生活習慣病予防，介護予防のための運動が，安全で効果的に実施できるように，プログラムを作成したり，保健医療関係者と連携しながら実践指導計画の調整などを行っている。

4 学校保健・産業保健との連携

運動は，成人期になってから始めるのではなく，家族ぐるみで幼少期より習慣づけていくことも大切である。そこで学校保健と連携し，家庭における食育や生活習慣の改善などと併せて，年齢や世代の枠を越えて推進していく必要がある。また働き盛りの成人期の人々に対しては，運動しやすい環境を整備するために，市町村だけでなく，雇用主や保険者など，産業保健とも連携して，就労環境や通勤方法の改善，健康増進施設などの整備についても支援をしていく必要がある。

4．休養

休養は，心身を「休めて」，気力や体力を「養う」ことである。現代社会はストレス社会ともいわれ，成人期は多くのストレスにさらされている。しかし，ストレスの原因を完全に取り除くことはできない。そこで，ストレスと上手につきあうことが大切であり，そのためには，日常生活にうまく休養を取り入れることも大切である。

●**睡眠時間の状況**　心身を休めるためには，まず睡眠が大切なポイントとなる。2019（令和元）年の国民健康・栄養調査によれば，1日の平均睡眠時間は男女とも「6時間以上7時間未満」と回答した者が最も多く，男性32.7％，女性36.2％であった。睡眠の質の状況については，20～50歳代で「日中，眠気を感じた」と回答した者の割合が高かった。

健康日本21（第2次）では，睡眠の目標値として「睡眠による休養を十分とれていない者の割合を15％に減少する」と設定している。

●**健康づくりのための睡眠指針**　2014（平成26）年に，厚生労働省は**「健康づくりのための睡眠指針2014～睡眠12箇条～」**をとりまとめた。これは，これまで「健康づくりのための睡眠指針～快適な睡眠のための7箇条～」としてきた指針を，健康日本21（第2次）を推進していくために改定したもので，新たに12箇条として提唱されている。

5. メンタルヘルスケア：自殺対策

成人期におけるメンタルヘルスケアの具体的な取り組みについては，産業保健領域が中心となって推進している。ここでは，成人期のメンタルヘルスを考えるうえで大切なポイントである，自殺対策について触れることにする。

●**自殺の現状**　厚生労働省の人口動態統計によれば，わが国の自殺者数は，景気の低迷が著しかった1998（平成10）年に年間3万人を超えて以降，毎年3万人前後が続いていた。しかし2010（平成22）に3万人を切って以降は減少傾向が続き，2019（令和元）年は1万9425人にまで減少した。2021（令和3）年は2万282人（概数）であった。また自殺の動機については，2007（平成19）以降，第1位は「健康問題」であり，「経済・生活問題」が続いている（図3-2）。

●**自殺対策基本法**　こうした自殺の現状を踏まえて，自殺の防止を図るとともに，残された親族などに対する支援を充実していくことにも着目して，自殺対策を総合的に推進していけるように，2006（平成18）年，「**自殺対策基本法**」が施行された。

この法律により，自殺は個人の問題だけでなく，社会的背景が要因であることが明記され，国や地方公共団体，医療機関，事業主，学校など，社会全体で対策に取り組む姿勢が重視された。

●**自殺予防施策**　自殺はうつ病や依存症との関連も深く，自殺者減少のためには，ストレス対策などのメンタルヘルスケアが欠かせない予防施策となる。そこで，幅広い分野の関係者と連携し，地域で実践的な取り組みが推進できるように，2016（平成28）年，自殺対策基本法の一部が改正された。これまで都道府県が行ってきた自殺対策基本計画が，市町村にも義務付けられることになった。また，国立精神・神経医療研究センター内に新たに「**自殺総合対策推進センター**」を設置し，都道府県と政令指定都市にも「**地域自殺対策推進センター**」を設置することになった。こ

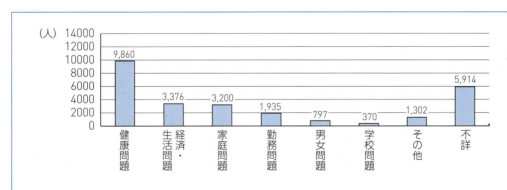

注：遺書等の自殺を裏付ける資料により明らかに推定できる原因・動機を自殺者1人につき3つまで計上可能としたため，総数は自殺者の総数とは一致しない。
資料／厚生労働省自殺対策推進室，警察庁生活安全局生活安全企画課：令和3年中における自殺の状況（自殺統計）を参考に作成．

図3-2 ● 2021（令和3）年の自殺の原因・動機別自殺者数

れを機に,これまで内閣府が中心となって推進してきた自殺対策は,2016(平成28)年4月より厚生労働省に移管されることになった。

現在,厚生労働省からは,地域の保健福祉関係者等のための指針として,「自殺に傾いた人を支えるために〜相談担当者のための指針〜」が出されている。

6．喫煙・飲酒

1 喫煙

喫煙は,すでに多くの疾患との間に因果関係が確立している。たとえば,がん,脳卒中,虚血性心疾患,慢性閉塞性肺疾患(COPD),糖尿病などであり,さらに妊婦の場合は,早産,低出生体重児,死産などがあげられる。また,その一方で,近年では,禁煙すれば健康の改善効果が期待されることも明らかにされてきた。そのため,喫煙を予防するとともに禁煙を指導していくことも,疾病予防の重要なポイントとなっている。またこうした健康障害は,1日の喫煙本数だけでなく,喫煙歴による蓄積も関係するので,喫煙歴とリスクの指標である,**ブリンクマン指数(Brinkman Index)***を,禁煙外来で処方する際の適応基準にしたり,保健指導などで活用している。

●**喫煙者の現状**　2019(令和元)年の国民健康・栄養調査によれば,喫煙者の割合は,20歳以上の国民の16.7%であり,男性27.1%,女性7.6%であった。年齢階級別にみると,その割合は男性では30歳代,女性では40歳代が高かった。

●**国際的な活動**　WHOは1988年に「**世界禁煙デー**」を設定し,翌年からは毎年5月31日を世界禁煙デーに定めた。わが国でもこの日に合わせて,毎年5月31日から1週間を「**禁煙週間**」と定め,禁煙および**受動喫煙防止**の普及啓発などを積極的に行っている。また,WHOは2005年に「**たばこの規制に関する世界保健機関枠組条約(Framework Convention on Tobacco Control；FCTC)：たばこ規制枠組条約**」を発行した。これはWHOのもとで作成された保健分野における初めての多数国間条約であり,日本もこの国際条約に署名し,この条約およびガイドラインに基づいて様々な取り組みがなされている。

こうした情勢を踏まえて,健康日本21(第2次)でも喫煙に関する目標値を定め,「2022(令和4)年までに成人の喫煙率を12%に減少する」と設定している。

2 飲酒

飲酒は,これまでの様々な研究により,がん,高血圧,脳出血,脂質異常症などの健康障害と関連が深いことが知られている。さらにアルコール依存症によって,心身だけでなく社会生活にも大きな影響を与えてしまうため,社会全体の健康課題として,とらえていく必要がある嗜好品である。

---

*ブリンクマン指数(Brinkman Index)：喫煙指数として広く活用されている指標。1日に吸うたばこの本数(平均)×喫煙年数(年)で算出する。この指数が400を超えると非喫煙者に比べ健康リスクが要注意となり,600を超えると肺がんの高危険群といわれている。禁煙外来では200以上が処方薬の適応基準として利用されている。

WHOは，2010年の第63回世界保健総会のなかで，アルコールの有害な使用と社会経済的発展との間には，深い関連があることを認め，「アルコールの有害な使用を低減するための世界戦略」を提唱している。

- **飲酒の現状**　2019（令和元）年の国民健康・栄養調査によれば，生活習慣病のリスクを高める量を飲酒している者の割合は，男性14.9％，女性9.1％であり，これを2010（平成22）年からの推移でみると，男性には有意な変化はみられなかったが，女性では有意に増加していた。性・年齢階級別にみると，男性では40歳代，女性では50歳代が最も多かった。
- **健康日本21（第2次）のガイドライン**　WHOは，男性で純アルコール量40g/日以上，女性で20g/日以上をガイドラインに定めており，この量を常習的に超える人たちは，非飲酒者や機会飲酒者に比べてリスクが高くなるとしている。これを踏まえて，健康日本21（第2次）でも，1日平均純アルコール摂取量が男性40g/日以上，女性20g/日以上（44gで日本酒2合相当）を生活習慣病のリスクを高める飲酒量とした。目標値は「2022（令和4）年までに生活習慣病のリスクを高める飲酒をしている者の割合を男性13％に減少，女性6.4％に減少する」と設定した。また，アルコール依存症を早期に発見するために，日本人向けに作成されている「久里浜式アルコールスクリーニングテスト」が，2003（平成15）年に25年ぶりに改定され，現在**「新久里浜式アルコールスクリーニングテスト」**として，広く活用されている。

7. 糖尿病予防

　糖尿病は，動脈硬化を促進させ，脳卒中や虚血性心疾患などのリスクを高める。さらに網膜症，腎症，神経障害などの合併症を引き起こすと，視覚障害，人工透析，手足の機能障害など，日常生活に大きな支障をきたすため，発症予防と悪化防止が大切となる疾患である。

- **糖尿病の現状**　厚生労働省の2020（令和2）年の患者調査によれば，糖尿病の総患者数は約579万人である。1996（平成8）年は約218万人であったので，この20数年で患者数は約360万人増加したことになる。
- **糖尿病予防**　糖尿病に対する予防は，1次予防，2次予防，3次予防，それぞれの段階で推進していく必要がある。

　1次予防は「糖尿病の発症予防」である。メタボリックシンドロームの段階で早期に対処し，発症予防につなげる。さらに健康日本21（第2次）の様々な取り組みを推進し，生活習慣病全般の予防につなげていくことでの成果も期待できる。

　2次予防は，「糖尿病の合併症予防」である。糖尿病を早期に発見して早期に治療することで，重症化予防につなげる。糖尿病は，早期に発見しても，初期には自覚症状がなく，また治療には食事療法や運動療法といった，自己管理が強く求められるため，継続的な管理がしづらい疾患である。そのため，治療を継続できるよう，フォロー体制を充実していくことが大切である。

3次予防は,「糖尿病合併症による臓器障害の予防と生命予後の改善」である。新たに人工透析を導入する患者数は,糖尿病性腎症によるものが最も多く,1998（平成10）年以降,常に原疾患（原因となった疾患）の第1位を占めている。
　また,糖尿病性網膜症による視覚障害も,中途視覚障害を起こす原疾患としては,毎年上位を占めており,こうした障害を予防していくことが,本人のQOL（Quality of Life）を維持していくことにつながる。

●糖尿病対策の目標　こうした現状を踏まえて,健康日本21（第2次）では,糖尿病対策の目標を,①糖尿病腎症による年間新規透析導入患者数の減少,②治療継続者の割合の増加,③血糖コントロール指標におけるコントロール不良者の割合の減少,④糖尿病有病者の増加の抑制,と設定し,糖尿病に対する理解を深めて,早期発見・早期治療や継続的な管理が支援できるような取り組みを推進している。

8．循環器疾患予防

　生活習慣病としての循環器疾患には,高血圧症,脳血管疾患,虚血性心疾患などがある。循環器疾患は,成人期における有病率や死亡原因として大きな位置を占めるだけでなく,後遺症や機能低下により要介護状態をまねくことによって,本人や家族,社会に大きく影響する要因となる。

●循環器疾患の危険因子　循環器疾患の予防を進めていくためには,因果関係の確立している**危険因子**への対策が欠かせない。循環器疾患の危険因子としては現在,高血圧,脂質異常症,喫煙,糖尿病の4つがあげられている。そのうち喫煙と糖尿病については先述しているので,ここでは,高血圧と脂質異常症対策について触れることにする。

1 高血圧

　高血圧は,それ自体が,循環器の異常であるが,同時に動脈硬化を促進させてほかの循環器疾患を引き起こす危険因子でもある。早期にコントロールすることで,様々な生活習慣病の発症予防につながる。
　血圧は,加齢に伴い収縮期血圧が上昇するので,成人後期にもこうした生理的な変化がみられるが,健康日本21（第2次）では,80歳代までは至適血圧（120/80 mmHg未満）を目指すという考えのもと,目標値の設定を全世代共通に「収縮期血圧の平均を4 mmHg下げる」としている。

2 脂質異常症

　脂質異常症は,動脈硬化を促進させるため,循環器疾患の危険因子の一つにあげられている。

●コレステロール目標値　健康日本21（第2次）では,脂質異常症対策として,目標を「高コレステロール血症（総コレステロール240mg/dL以上,LDLコレステロール160mg/dL以上）の割合を25％低下させる（40～79歳）」と設定している。
　したがって,脂質異常症対策は,メタボリックシンドローム対策,高血圧対策,糖尿病対策などと併せて,食生活,運動,体重管理など,生活全般をとらえながら

対処していくことが大切である。

3 脳血管疾患（脳血管障害）

脳血管疾患の発症予防は，危険因子とされている高血圧，脂質異常症，喫煙，糖尿病を早期に発見し，管理していくことによって，発症リスクを抑えることが期待できる。そのため健康日本21（第2次）では，脳血管疾患の年齢調整死亡率の減少を目標にかかげ，「2022（令和4）年までに男性41.6（10万人当たり）に減少，女性24.7に減少」と設定し，それぞれのリスクを減らす取り組みを行ってきた。

その結果，年齢調整死亡率は，2019（令和元）年に男性33.2，女性18.0にまで減少しており，当初の目標値は短期間で達成したことになった。

しかし脳血管疾患は，発症すると麻痺や言語障害などの後遺症が大きな課題となるため，今後も継続して取り組む必要がある。

4 虚血性心疾患

2021（令和3）年の厚生労働省の人口動態統計によると，急性心筋梗塞とそのほかの虚血性心疾患で死亡した者は，全死亡の4.7％を占めていた。

●**虚血性心疾患の予防**　虚血性心疾患の発症予防は，脳血管疾患同様，危険因子とされている高血圧，脂質異常症，喫煙，糖尿病を早期に発見し，管理していくことによって，発症リスクを抑えることが期待できる。そのため健康日本21（第2次）では，虚血性心疾患の年齢調整死亡率の減少を目標に掲げ，「2022（令和4）年までに男性31.8に減少，女性13.7（10万人当たり）に減少する」と設定し，それぞれのリスクを減らす取り組みを行ってきた。

その結果，年齢調整死亡率は，2019（令和元）年には男性27.8，女性9.8にまで減少しており，男女とも当初の目標値を達成したことになった。

しかし虚血性心疾患は，たとえ死亡に至らなくても，後遺症として慢性心不全や不整脈などを起こすことから，今後も継続して取り組む必要がある。

E 生活習慣病予防活動の展開

1. メタボリックシンドロームと生活習慣病

メタボリックシンドローム（**内臓脂肪症候群**）は，内臓脂肪が蓄積することにより，糖代謝異常や脂質異常，血圧上昇が連鎖し，動脈硬化を引き起こして生活習慣病の発症リスクを高めてしまう状態をいう。そのため，まずは内臓脂肪を蓄積させる肥満を早期に発見し，発症リスクを抑えていくことが大切であり，そのための新たな健診システムや，発症予防のためのガイドラインが提言されることになった。

2. 特定健康診査と特定保健指導

これまでの成人期の健康管理は，一つ一つの疾病を早期に発見し，早期に治療す

ることを目的に，健康診査や，精密検査，再検査を実施してきた。

2008（平成20）年4月から，内臓脂肪型肥満に着目した新たな健診システムとして，**高齢者の医療の確保に関する法律「高齢者医療確保法」**に基づき，**特定健康診査**と**特定保健指導**が始まった。

1 特定健康診査

特定健康診査は，内臓脂肪型肥満を早期に発見し，メタボリックシンドロームを早期に抑えて，動脈硬化を予防していくことを目指した健康診査である（図3-3）。その対象は，40歳から74歳までの医療保険の加入者と被扶養者である。図3-4に示すとおり，質問票や血圧測定，検尿，血液検査といった基本的な項目のなかに，メタボリックシンドロームを診断するための腹囲測定や空腹時血糖，血中脂質などの検査が含まれている。さらに必要時は，心電図や眼底検査などを実施することで，早期に動脈硬化や心疾患を発見することを目指している。

2 特定保健指導

特定健康診査の結果が出ると，生活習慣病のリスク要因に応じて保健指導対象者の判定が行われる。その結果，対象者は「動機づけ支援」「積極的支援」に区分され，それぞれの状況に応じた保健指導が行われる。

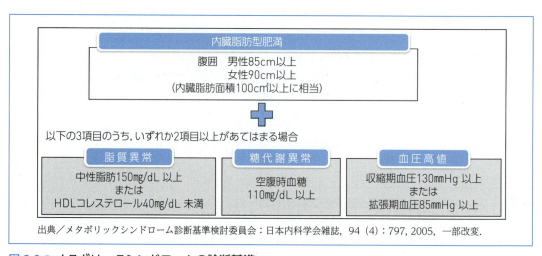

図 3-3 ● メタボリックシンドロームの診断基準

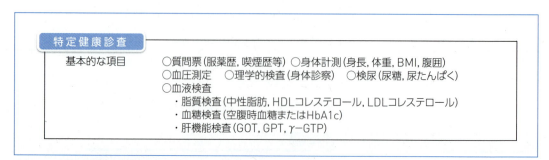

図 3-4 ● 特定健康診査の項目

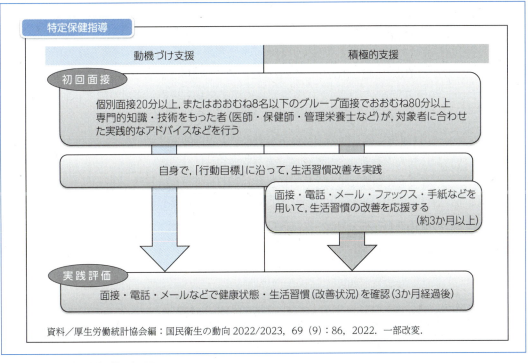

図 3-5 ● 特定保健指導の概要

　これまでの健康診査では，異常なしと判定された者に保健指導を行うか特に言及されていなかったが，特定保健指導においては，健診受診者全員に「情報提供」を行うよう定められている。さらに「動機づけ支援」「積極的支援」と判定された場合には，初回面接後に本人が主体的に行動目標を定め，6か月後を目標に生活改善が図れるように，保健指導が行われる。特に「積極的支援」においては，面接・電話・メール・ファックス・手紙などにより，より個別的な保健指導が実施される（図3-5）。

F がん対策

1．わが国におけるがん対策のあゆみ

　日本人の死因は，1981（昭和56）年以来，常にがんが第1位を占めてきた。高齢化に伴い今後も死亡数の増加が懸念されている。

 がん対策の始まり

　がん対策の歴史は，1960（昭和35）年頃から集団検診の形で始まった。1983（昭和58）年に，老人保健法が施行され，法律に裏付けられた検診として胃がんと子宮がん検診が開始された。その結果，胃がん，子宮頸がんの死亡率は大きく減少し

たものの，肺がん，乳がん，大腸がんが増加傾向を示した。

2 がん研究の発展

　がん検診の充実と併せて，がん研究も進められ，1984（昭和59）年からは「対がん10か年総合戦略」が始まった。続く1994（平成6）年からの「がん克服新10か年戦略」によって，各種がんの早期発見方法や治療法が確立していった（図3-6）。さらに2004（平成16）年からの「第3次対がん10か年総合戦略」では，生活習慣や環境要因などの相互作用と，発がんリスクとの関連などを研究することで，がんの有効な予防法の確立も目指した。

　そうした研究によって，2011（平成23）年には，1978（昭和53）年以来，30年以上も使われていた「がんを防ぐための12か条」を，日本人の生活習慣とがんの関係を科学的に踏まえた指針として改定し，新たに「**がんを防ぐための新12か条**」として発表した。

年次	がんの状況や対応	がん対策
1962（昭和37）	国立がんセンター設置	
1981（昭和56）	がんが死因の第1位に	
1983（昭和58）	胃がん・子宮がん検診開始	
1984　（昭和59）		対がん10か年総合戦略（1984～1993）
1987（昭和62）	肺がん・乳がん検診を追加	
1994　（平成6）		がん克服新10か年戦略（1994～2003）
2001（平成13）	地域がん診療拠点病院整備指針	
2004　（平成16）		第3次対がん10か年総合戦略（2004～2013）
2005（平成17）	がん対策推進本部の設置　がん推進アクションプラン2005策定	
2007（平成19）	がん対策基本法施行　がん対策推進基本計画策定	
2011（平成23）	「がんを防ぐための新12か条」発表	
2013（平成25）	がん登録等の推進に関する法律（がん登録推進法）施行	
2014　（平成26）		がん研究10か年戦略（2014～）

図3-6 ● がんの状況とがん対策の主な歩み

2014（平成26）年からは，文部科学省，厚生労働省，経済産業省が一体となった新しい戦略として，「**がん研究10か年戦略**」が開始されている。これは「根治・予防・共生 〜患者・社会と協働するがん研究〜」を目指して，がんの本態解明研究，革新的な予防，早期発見や診断・治療の技術の実用化を目指した臨床研究に取り組むことをかかげている。さらに，新たに小児がんや高齢者のがん，難治性がん，希少がんなどに関する研究も推進することを目指している。

2．がん対策基本法

がん対策をいっそう充実させるため，2007（平成19）年に「**がん対策基本法**」が施行された。がん対策基本法では，がんの予防と早期発見の推進，がん医療の均てん化＊の促進，がん研究の推進などを基本施策に定め，国や地方公共団体だけでなく，医療保険者や医師などの責務も定めている。

また，この法律に基づいて，2007（平成19）年には，がん対策の基本的な方向として「**がん対策推進基本計画**」が定められた。当初は2007（平成19）年から5か年計画で，がん対策の総合的で計画的な推進を図り，都道府県のがん対策推進計画の基本となるように定められた。しかし，がん患者の社会復帰や，がん教育など，がんを社会全体でとらえていく必要性の高まりなどを踏まえ，2012（平成24）年度から5か年計画で，新たながん対策推進基本計画を進めている。

3．がん登録等の推進に関する法律（がん登録推進法）

これまでのがん統計は，届け出を行う医療機関が限られていたため，すべてのがん情報が登録されていなかった。そのため，がんの罹患率などは，統計的に推計する形で集計されてきた。また検診機関と治療機関が異なるために，罹患から治療までの一貫したデータが取りにくいなどの課題も多かった。

そこで，2013（平成25）年，新たに「**がん登録等の推進に関する法律（がん登録推進法）**」が成立した。これにより2016（平成28）年1月から，全国のすべてのがん情報が，都道府県のがん登録室を経由して，国立がん研究センターのデータベースで一元管理されることになった。これらのデータは，個人情報に留意しつつ，今後は各研究機関や医療機関に提供され，がん研究のさらなる発展に貢献していくことが期待されている。

4．がん検診

2002（平成14）年以降，がん検診は，健康増進法に基づく健康診査の一環として，健康増進事業実施者が実施している。

＊**がん医療の均てん化**：がんの診断・治療には，高度な医療設備や技術を必要とするものも多く，そのため専門機関が限られてしまうことから，地域格差が生じる。そこで，専門医や医療従事者を育成したり，医療機関を整備したり，情報体制の構築や連携を図ることで，すべての国民が等しくがん医療が受けられるように整備していく必要がある。

わが国のがん検診は、大きく対策型検診と任意型検診に分けられる。

●**対策型検診**　対策型検診は、ある特定の集団のがん死亡率を下げるために、健康増進事業実施者が行う集団検診である。健康診断の一環として、無料もしくは一部を自己負担金にする形で実施されている。本人への負担が少なく、比較的簡便に大勢の検診が可能な方法が選ばれている半面、必ずしも感度の高い方法で実施されるとは限らない。

現在、対策型検診で実施が推奨されているがん検診は、検診すれば早期に発見できて、早期に治療することで死亡率の低下が期待されている胃がん、子宮がん、肺がん、乳がん、大腸がんの5種類である。

●**任意型検診**　任意型検診は、個人が自己の死亡率を下げるために受ける検診で、人間ドックのような形で実施されている。一部補助金が出ることもあるが、基本的には全額自己負担であるため、対策型に比べると費用は高くなるが、最も感度の高い検査方法を選ぶことができる。

G 成人保健の課題と展望

1 健康診断の受診状況と生活習慣

2014（平成26）年の国民健康・栄養調査によれば、過去1年間に健康診断を受けなかった者の割合は、男性で27.8%、女性で37.1%であり、年齢階級別にみると、成人期の男性では20歳代が最も高く、女性では30歳代が最も高かった。

この健診未受診者の生活習慣をみてみると、男性の場合は、習慣的に喫煙している者、運動習慣のない者などに未受診の割合が高く、女性の場合も習慣的に喫煙している者、運動習慣のない者、BMIが25kg/㎡以上の肥満者に未受診の割合が高かった。

生活習慣病を早期に発見し、早期に生活を見直すことが、成人期の生活習慣病予防に欠かせないため、まずは健康診断の受診率を上げていくことが、急務の課題である。また、すでに生活習慣のなかに発症リスクをもつ人が、より未受診になりやすいという傾向を踏まえたうえで、受診を勧めていくことも大切である。

2 保健行動へのアプローチ

そもそも健康診断は、自覚症状のない状態で検査を受けるため、受診行動を促すには、コンプライアンスだけでなく、健康診断に行きやすいように職場環境を整えたり、本人のなかに動機づけをしていくことが大切である。

このことは、生活習慣病予防や健康づくり施策についても同様で、保健行動をとるきっかけには、健康状態や周囲の環境などが大きく影響してくる。1988（昭和63）年、マケルロイ（McLeroy）らは、保健行動と健康状態に関連する影響要因には、①個人的要素、②個人間の要素、③組織の要素、④社会の要素、⑤政策の要素の5つがあるとした。

3 生涯を通じた健康づくり

　成人期はいうまでもなく，次に来る老年期の準備期間でもある。成人期をいかに健康的にいきいきと過ごせるかは，将来の介護予防や，健康寿命の延伸につながる大切なポイントとなる。わが国は現在，急激に進んだ高齢化の影響で，介護保険における要介護者や要支援者の数が年々増加している。そのため将来の介護予防までを見据えた対策を成人期から行っていくためには，生活習慣病予防を推進するとともに，**ロコモティブシンドローム**対策や老化を防ぐ健康づくりにも着目していくことが望ましい。

　ロコモティブシンドロームとは，骨や筋肉，関節，軟骨などの運動器に障害が起こり，そのために「立つ」「歩く」など，運動機能が低下した状態のことである。加齢や生活不活発による機能低下は，まず運動器から始まるので，成人期から運動習慣を身につけるなど，機能低下を予防していくことが大切である。

---

column

長寿日本一へ！長野県の取り組みとは？

　都道府県別の平均寿命は現在，男女とも長野県が最も高い。しかし以前の長野県は塩分摂取量が多く，高血圧の多い県だった。それをどのようにして日本一の長寿県にしたのか。そこには県をあげての壮大な取り組みがあったのである！

　一つは30年ほど前から取り組んできた「県民減塩運動」。減塩味噌を開発したり，「減塩パネル」や「減塩カレンダー」を配布したり，「減塩教室」を開催して啓発した。もう一つが「野菜を食べようキャンペーン」。郷土料理や伝統料理を活用して啓発した結果，野菜の摂取量が日本一となった。

　この取り組みを成功させた背景には，保健師をはじめ地域保健医療従事者の努力はもちろん，それを支える食生活改善推進員などのボランティア活動や，県民たちの地道な努力があった。加えて高齢者の就業率の高さと，実直な県民性が健康意識の高さにつながり，結果，これまで長寿県といわれてきた沖縄県を抜いて日本一になったと考えられている。

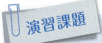

1 成人期にある人々の健康課題をまとめてみよう。
2 健康日本21（第2次）の目標をまとめておこう。
3 生活習慣病予防活動についてまとめておこう。
4 特定健康診査と特定保健指導の概要をまとめておこう。
5 がん対策についてまとめておこう。

文献
1）厚生労働省厚生科学審議会地域保健健康増進栄養部会次期国民健康づくり運動プラン策定専門委員会：健康日本21（第2次）の推進に関する参考資料，p.104，平成24年7月.
　http://www.mhlw.go.jp/bunya/kenkou/dl/kenkounippon21_02.pdf（最終アクセス日：2016/5/16）

第2編 保健活動

第4章 高齢者保健福祉

この章では
- 高齢者の健康と生活について学ぶ。
- 高齢者の健康医療福祉に関する施策について学ぶ。
- 介護保険制度について学ぶ。
- 高齢者の介護予防について学ぶ。
- 地域包括ケアについて理解する。

高齢者の健康と生活

1. 高齢者の有訴者率，日常生活に影響のある者率

健康に過ごしている高齢者もいる一方で，疾病のある高齢者や自覚症状のある高齢者も多い。

2019（令和元）年の「国民生活基礎調査」[1]によると，65歳以上の高齢者の有訴者率（人口千対）は433.6であり，約2人に1人の高齢者が何らかの自覚症状を有している。また65歳以上の高齢者のうち日常生活に影響のある者率は238.1であり，約4人に1人の高齢者が日常生活に影響があるとしている。年齢階級別，性別では，男女ともに年齢が上昇するほど日常生活に影響のある者率は高くなるが，75歳以上では女性が男性に比べ高くなっている（図4-1）。同調査によると，日常生活への影響の内容で最も多いのは「外出」，次いで「日常生活動作」「仕事・家事・学業」の順となっている（図4-2）。

2. 高齢者に多い疾患

65歳以上の受療率（高齢者人口10万人当たりの推計患者数の割合）は，2017（平成29）年において，入院が2734，外来が1万369であった。ほかの年齢階級に比べて高いが，近年は減少傾向である。

2020（令和2）年の「患者調査」では，65歳以上の高齢者の受療率が高い主な

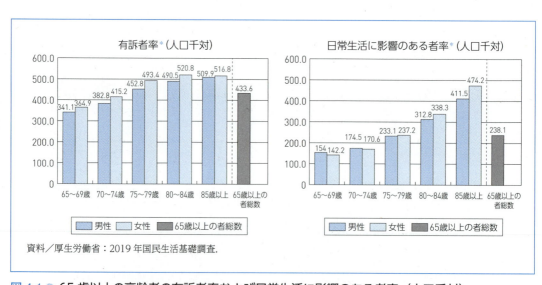

図4-1 ● 65歳以上の高齢者の有訴者率および日常生活に影響のある者率（人口千対）

＊**有訴者率**：人口千人当たりの「ここ数日，病気やけがなどで自覚症状のある者（入院者を除く）の数」
＊**日常生活に影響がある者率**：人口千人当たりの「現在，健康上の問題で，日常生活動作，外出，仕事，家事，学業，運動などに影響のある者」

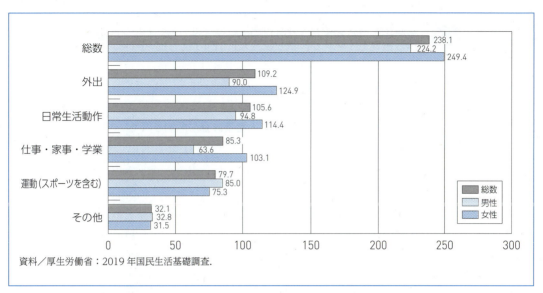

図 4-2 ● 65 歳以上の高齢者の日常生活に影響のある者率（複数回答）（人口千対）

疾病をみると（人口 10 万対），入院では「脳血管疾患」（296），「悪性新生物（腫瘍）」（243）となっている。外来では「高血圧性疾患」（1295），「脊柱障害」（844）となっている[2]。

高齢者の死因別疾病において，2020（令和 2）年における死亡率（人口 10 万対）で最も高いのが「悪性新生物（腫瘍）」（927.6）であり，次いで「心疾患」（532.6），「老衰」（369.4）の順になっている。これら 3 つの疾病は高齢者の死因のおよそ半分を占めている。

わが国においては増加する認知症高齢者への取り組みも大きな課題となっている。高齢者の認知症患者数の将来推計をみると，2012（平成 24）年は認知症患者数が 462 万人で，65 歳以上の高齢者の 7 人に 1 人であったが，2025（令和 7）年には約 700 万人で，5 人に 1 人になると見込まれている[2]。

3．要介護・要支援状態の高齢者

わが国の介護保険制度における要介護・要支援の認定者数は，内閣府「令和 4 年版高齢社会白書」によると，2019（令和元）年度末で 655.8 万人となっており，制度開始より年々増加傾向にある。特に，75 歳以上で要介護認定を受ける者の割合が大きく上昇している。また，「2019 年国民生活基礎調査」によると，65 歳以上の要介護者などにおいて介護が必要になった主な原因は，「認知症」（18.1％）が最も多く，次いで「脳血管疾患（脳卒中）」（15.0％），「高齢による衰弱」（13.3％），「骨折・転倒」（13.0％）となっている。

B 高齢者の保健医療福祉施策の推移

　高齢者の保健医療福祉施策は，戦後，様々な形で取り組まれてきた。とりわけ，高齢者の総合的・体系的福祉の推進を目指して1963（昭和38）年に「**老人福祉法**」が制定され，その法定事業として**老人健康診査**が開始された。

　また，医療費の保障について，1972（昭和47）年6月に「老人福祉法」の改正が行われ，1973年（昭和48）1月より一部負担金を公費で肩代わりする老人医療費支給制度が発足し，70歳以上の老人医療費が無料になった。さらに同年10月には，寝たきり高齢者などについて特に福祉の措置が必要であることから，「国民年金法」別表に規定されている障害1，2級に該当する65～69歳の者に対しても，70歳以上の者と同様の医療費の支給がなされた。

　1982（昭和57）年に，国民の老後における健康の保持と適切な医療の確保を図るため，疾病の予防，治療，機能訓練等の**保健事業**を総合的に実施して，国民保健の向上および老人福祉の推進を図ることを目的とする「**老人保健法**」が成立し，1983（昭和58）年からは，老人保健法に基づいて，保健医療対策が総合的・体系的に行われた。その後，1986（昭和61）年に老人保健施設の創設，1991（平成3）年に老人訪問看護制度，1994（平成6）年には訪問看護ステーションの緊急整備が行われた。介護保険制度については，2000（平成12）年に介護保険法が施行された。2005（平成17）年の改正では，予防重視型のシステムへ転換がされ，その後も改正が行われた。

　そして老人保健法は2006（平成18）年の医療制度改革において，「**高齢者の医療の確保に関する法律（高齢者医療確保法）**」に改正されて，2008（平成20）年より「**介護保険法**」，「**健康増進法**」と関連しながら様々な取り組みが本格的に実施されている。

　生活習慣病予防に関連する取り組みでは，基本健康診査などを40～74歳までの者については**特定健康診査・特定保健指導**として医療保険者に実施を義務づけ，75歳以上の者については**後期高齢者医療広域連合**に努力義務となっている健康診査として実施するようにした。また，歯周疾患検診，骨粗鬆症検診などについては「**健康増進法**」に基づく事業として市町村が引き続き実施することとなった。そのほかにも市町村が実施するものとして，40歳以上を対象に健康手帳の交付，40～64歳までを対象に健康教育，健康相談，機能訓練，訪問指導がある。加えて，肝炎ウイルス検診，がん検診も「健康増進法」に基づく事業として位置づけられた。なお，介護予防の観点から実施されてきた65歳以上を対象とした老人保健事業は，2006（平成18）年から，「介護保険法」の**地域支援事業**の創設に伴い，介護予防事業として市町村で実施することとなった。地域支援事業は，2011（平成23）年の改正により，市町村の判断で実施する介護予防・日常生活支援事業が加わった。2014（平成26）年の「地域における医療及び介護の総合的な確保を推進するため

の関係法律の整備等に関する法律（**医療介護総合確保推進法**）」の制定により，2015（平成27）年以降，介護予防事業は新しい**介護予防・日常生活総合支援事業**の枠組みのなかで実施されることとなった。

C 高齢者の保健福祉にかかわる施策

　高齢者保健福祉の具体的戦略としては，1989（平成元）年に策定された「**高齢者保健福祉推進十か年戦略（ゴールドプラン）**」から，1994（平成6）年策定の「**新ゴールドプラン**」，そして1999（平成11）年策定の「**ゴールドプラン21**」へと引き継がれ実施された。さらにこの流れは，介護保険制度の導入に伴い，高齢者の尊厳の確保と自立支援を図り，高齢者が健康で生きがいをもって社会参加できる社会をつくるための施策に続いている。

　認知症高齢者に関連する施策としては，2012（平成24）年に「**認知症施策推進5か年計画（オレンジプラン）**」が策定された。同計画では，標準的な認知症ケアパスの作成，普及などの視点が盛り込まれ，施策として進めていくこととされた。認知症高齢者のみならず，若年の認知症患者に関する施策も含まれ，認知症になっても本人の意思が尊重され，できる限り住み慣れた地域で暮らし続けることができる社会の実現を目指した。2015（平成27）年には，「**認知症施策総合戦略～認知症高齢者等にやさしい地域づくりに向けて～（新オレンジプラン）**」が策定され，認知症高齢者に関連する施策がさらに推進することとなった。新オレンジプランの柱は，以下の7つであり，認知症患者と介護者などを総合的に支援することを目指している。それらは①認知症への理解を深めるための普及・啓発の推進，②認知症の容態に応じた適時・適切な医療・介護の提供，③若年性認知症施策の強化，④認知症の人の介護者への支援，⑤認知症の人を含む高齢者にやさしい地域づくりの推進，⑥認知症の予防法，診断法，治療法，リハビリテーションモデル，介護モデルなどの研究開発およびその成果の普及の推進，⑦認知症の人やその家族の視点の重視，である。

D 高齢者の虐待防止

　高齢者の保健福祉に関する様々な体制が整備されてきたが，高齢者の権利擁護が重要な課題であった。2006（平成18）年4月，「**高齢者虐待の防止，高齢者の養護者に対する支援等に関する法律（高齢者虐待防止法）**」が施行された。高齢者虐待は，介護状態，家族関係，経済状態などの様々な問題が複合化して生じることが多い。虐待の発生と深刻化を防止するよう，虐待防止の啓発活動やリスクのある高齢者を早期に把握して対応できる地域づくりが進められている。

介護保険制度

1．介護保険制度の概要

　介護保険制度は社会全体で介護を支えるしくみづくりを行い，総合的に介護サービスを提供する社会保険制度である。1997（平成9）年12月に，「介護保険法」が成立し，2000（平成12）年4月に施行され，全国各地で介護保険制度の基盤づくりが急速に進んだ。介護保険制度の設立の理念を表4-1に示す。

　介護保険への加入は40歳以上の者であり，表4-2に示したように，65歳以上の者は「第1号被保険者」として，40歳以上65歳未満で医療保険に加入している者は「第2号被保険者」として位置づけられている。

　介護サービスは，①身体上または精神上の障害があるために，入浴・排泄・食事などの日常生活における基本的な動作の全部または一部について6か月にわたり継続して，常時介護が必要な「要介護状態」と認定された場合や，②常時介護を要する状態の軽減もしくは悪化の防止に資すると見込まれる状態，身体上または精神上の障害があるために6か月にわたり継続して日常生活を営むのに支障があると見込まれる「要支援状態」と認定された場合に利用できる。

　なお，第2号被保険者は脚注に示すような老化に起因する疾病（特定疾病）に罹患し，要介護状態または要支援状態にあると認定された場合に利用できる。

表4-1 ● 介護保険制度の設立の理念

①高齢者介護の社会的支援（介護の社会サービス化）
②利用者の選択権の尊重（ケアプランとケアサービスの選択）
③在宅介護の重視（施設ケアから在宅ケアへの転換，在宅サービスの整備）
④予防とリハビリテーションの重視
⑤総合的・一体的・効果的なサービスの提供（ケアマネジメントシステムの導入）
⑥民間活力の活用（サービス提供機関として民間が参入）
⑦社会的連携による支え合い（社会保険方式によるシステム）
⑧安定的・効率的運営

表4-2 ● 介護保険制度における被保険者・受給権者などについて

	第1号被保険者	第2号被保険者
対象者	65歳以上の者	40歳以上65歳未満の医療保険加入者
受給権者	・要介護状態（寝たきり・認知症等で介護が必要な状態） ・要支援状態（日常生活に支援が必要な状態）	要介護・要支援状態が，末期がん・関節リウマチ等の加齢に起因する疾病（特定疾病*）による場合に限定
保険料負担	市町村が徴収（原則，年金から天引き）	医療保険者が医療保険の保険料と一括徴収

2. 介護保険制度利用のプロセス

　介護保険制度を実際に利用する際の手続きなどのプロセスは，図 4-3 に示すとおりである。

　介護保険制度の利用は，被保険者が，市町村の窓口に相談することから始まる。申請があると，身体上または精神上の障害による要介護・要支援の状態により，介護保険利用に該当するか否か，また該当するならどの程度か（要介護度）を判定することになる。判定時の情報を得るために，市町村が申請した被保険者の心身の状況や日常生活の状況を調査し，コンピューターを活用しての判定が行われる（1 次判定）。市町村に設置される介護認定審査会で，1 次判定の結果と主治医の意見書，訪問調査の特記事項の情報をもとに，非該当，要支援，要介護のいずれかが判定される（2 次判定）。

　要介護の該当者には介護サービス計画を立案するが，その際には**介護支援専門員**に依頼するが，利用者本人が作成することもできる。要支援者には，介護予防サービス計画を立案する。その際は，地域包括支援センターの保健師などに作成を依頼する。

　介護サービス計画や介護予防サービス計画に従って実際にサービスの給付を受け，サービスの利用が開始される。サービスの導入後は，一定期間ごとに見直し，再評価される。

　要介護認定における非該当者やチェックリストなどにより介護予防[*]が必要とされた高齢者は，介護予防・生活支援サービス事業や一般介護予防事業を利用する。

3. 介護保険制度におけるサービスなどの内容

　サービスなどの内容を，介護給付におけるサービス，予防給付におけるサービス，地域支援事業におけるサービスに分け，図 4-4 に示す。

1 介護給付におけるサービス

　要介護者であると認定された被保険者が利用できるサービスであり，図 4-4 のように居宅サービス，居宅介護支援，施設サービス，地域密着型サービスなどがある。

2 予防給付におけるサービス

　要支援者であると認定された被保険者が利用できる介護予防のためのサービスで，図 4-4 のように，介護予防サービス，介護予防支援，地域密着型介護予防サービスなどがある。予防給付においては，施設サービスは利用できない。

＊**特定疾病**：がん（医師が一般に認められている医学的知見に基づき回復の見込みがない状態に至ったと判断したものに限る），関節リウマチ，筋萎縮性側索硬化症，後縦靱帯骨化症，骨折を伴う骨粗鬆症，初老期における認知症，進行性核上性麻痺，大脳皮質基底核変性症およびパーキンソン病，脊髄小脳変性症，脊柱管狭窄症，早老症，多系統萎縮症，糖尿病性神経障害，糖尿病性腎症および糖尿病性網膜症，脳血管疾患，閉塞性動脈硬化症，慢性閉塞性肺疾患，両側の膝関節または股関節に著しい変形を伴う変形性関節症。

＊**介護予防**：要支援・要介護状態になることをできるだけ防ぐこと。またすでに要介護状態の場合では，それ以上の悪化しないようにすること。

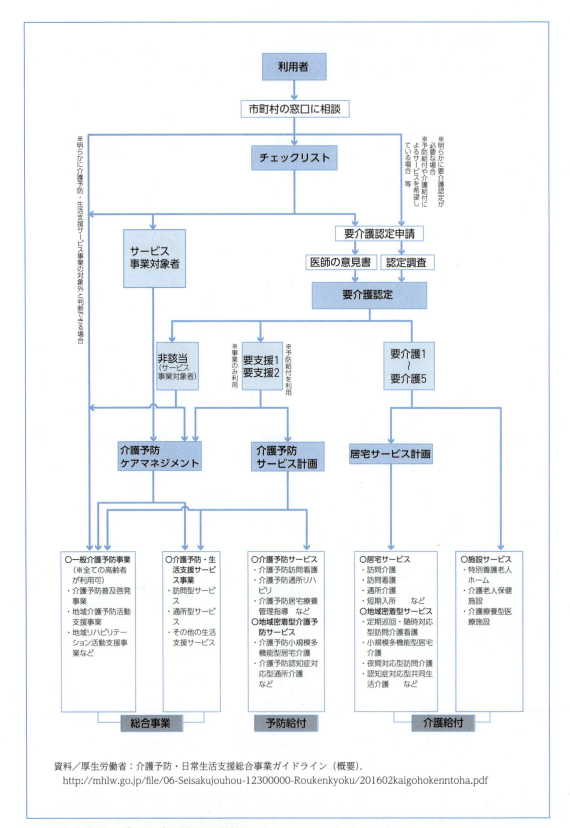

図 4-3 ● 介護サービスなどの利用の手続き

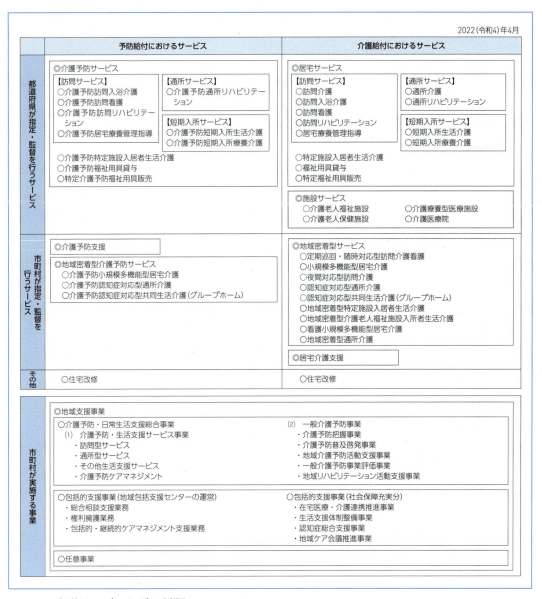

図 4-4 ● 介護サービスなどの種類

　介護予防支援（ケアマネジメント）のケアプランは，介護給付とは異なり，図4-5 に示すように，**地域包括支援センター**の保健師などが，アセスメント，ケアプラン作成，事後評価を行うこととされている。

3 地域支援事業におけるサービス

　地域支援事業は，市町村が主体となって被保険者が要介護状態となることの予防，または要介護状態などの軽減，もしくは悪化の防止および地域における自立した日常生活の支援のための施策として総合的かつ一体的に実施されている。保健師などの看護職者が，保健医療福祉の各専門職者や住民と協働しながら果たす役割が重要となっている。

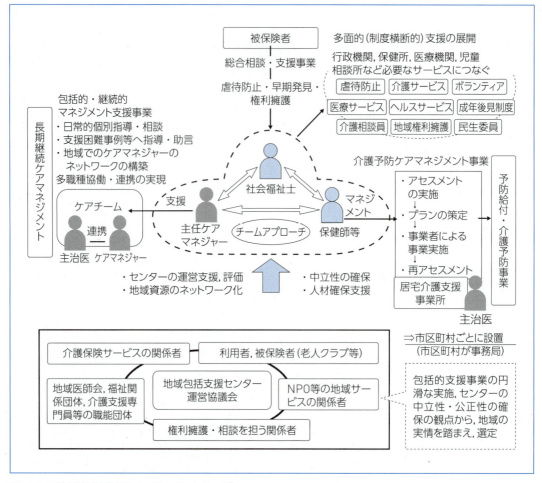

図4-5 ● 地域包括支援センターのイメージ

　地域支援事業は，2005（平成17）年の「介護保険法」改正で創設され，2006（平成18）年度より施行されている。2011（平成23）年の改正により，各市町村の判断により行う，**介護予防・日常生活支援総合事業**が加わった。さらに，この**総合事業**は，発展的に必要な見直しを行い，2014（平成26）年の改正により，2017（平成29）年までにすべての市町村で行うこととなった。

　主な事業は，下記のとおりである。

1) **介護予防・日常生活支援総合事業**

　　要支援者と虚弱高齢者に対しては，介護予防・生活支援サービス事業（訪問型サービス，通所型サービス，そのほかの生活支援サービスなど）であり，運動機能の向上プログラム，口腔機能の向上プログラムなどが行われている。すべての高齢者が利用可能なものには，一般介護予防事業（介護予防把握事業，介護予防普及啓発事業，地域介護予防活動支援事業，地域リハビリテーション活動支援事業など）がある（図4-3, 4参照）。介護予防活動として，地域の実情に応じた体操，運動，交流会，サロンなどが行われている。

2) 包括的支援事業
　①地域包括支援センターの運営，②在宅医療・介護連携の推進，③認知症施策の推進，④生活支援サービスの体制整備がある。
3) 任意事業
　①介護保険給付等費用適正化事業，②家族介護支援事業，③その他の事業がある。

F 地域包括ケアシステム

　地域包括ケアシステムとは，高齢者など，介護や医療が必要な人へ，切れ目のない介護・医療サービスを提供するシステムのことである。地域包括ケアシステムの考え方は，2005（平成17年）の介護保険法改正における地域密着型サービスや地域包括支援センターの創設に反映されていたが，2011（平成23）年の介護保険法改正において，強調されるようになった。現在，それぞれの地域の自主性や主体性に基づき，地域の特性に応じた地域包括ケアシステムが構築されつつある。
　地域包括ケアシステムは住まい・医療・介護・生活支援・予防を一体的に提供し，要介護となっても住み慣れた地域で自分らしい暮らしを人生の最後まで続けることを可能にするものである。地域包括ケアシステムのイメージを図4-6に示す。地域包括ケアシステムでは，以下の観点からサービスを適切に組み合わせて提供される。①医療との連携強化，②介護サービスの充実強化，③予防の推進，④見守り，配食，買い物などの支援，⑤高齢期になっても住み続けることのできる高齢者の住まいの整備である。

G 高齢者保健福祉の課題と展望

1．QOLの高い健やかな長寿社会の構築

　やむを得ず健康状態の悪化や，要介護状態になることもあるが，できるだけ要介護状態になることやその悪化を予防していくことが重要な課題となっている。
　高齢者が要介護状態になる主たる原因は，前述したように「脳血管疾患」，「認知症」，「高齢による衰弱」，「関節疾患」などである。
　生活習慣病やロコモティブシンドロームを予防し，できるだけ健康寿命を延伸するために，高齢期になる前からの生活習慣病予防に取り組む必要がある。妊娠期から小児期，青年期，成人期など，高齢期になる前を含む，生涯にわたる生活習慣病予防の取り組みを始めている地域もあるが，そのような生涯にわたる健康づくりの活動を地域全体の活動として推進する必要がある。
　ロコモティブシンドロームに関しては，運動器の障害により，移動能力の低下を

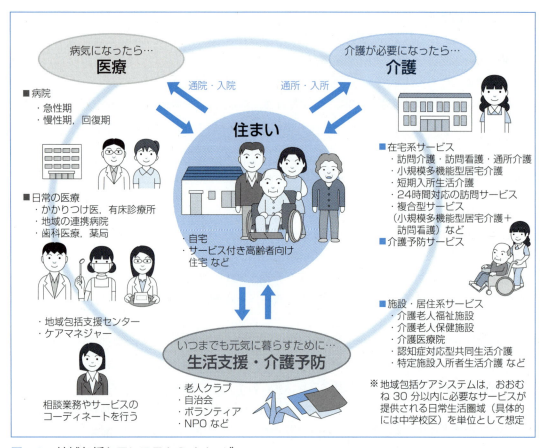

図4-6 ● 地域包括ケアシステムのイメージ

きたしている状態であるため，できるだけ閉じこもりを防止するための高齢者への働きかけや地域の活動に参加しやすい環境整備が求められる。

　認知症については，アルツハイマー型認知症など原因が十分に明らかにされていない疾患もあるが，脳血管性の認知症など予防可能な認知症に関しては，生活習慣病予防に取り組むことが必要である。また，認知機能の低下予防に関しては，日常生活においてウォーキングなどの適切な運動や知的活動や人とのコミュニケーションを促す活動など様々な試みが行われている。高齢者どうしのみならず，様々な年代を含む住民との交流を通して日常生活の活性化を目指し，地域ぐるみで認知機能の低下予防の活動に取り組む必要がある。

　また各地域においては，運動器の機能向上，転倒予防，閉じこもり予防，口腔機能の維持向上など様々な介護予防活動が展開されている。これらの介護予防活動をさらに充実し，地域の身近な場所で多くの住民が健康の維持や介護予防のために楽しみながら継続的に参加できるような体制とその環境の整備が求められる。

　そのためには，地域の特性を活かした，高齢者が参加しやすいプログラムの開発と実施，その効果を検証し，普及していくことが必要となる。

　介護予防活動の実施においては，今後とも公的施策の充実は大切であるが，サー

ビスの多元化を図っていく必要がある。そのためには，公的な体制の整備の強化とともに，民間や住民のパワーを統合した保健・医療・福祉サービスの構築が重要であり，これらのサービスの組織や機能についての地域の特性を踏まえたシステムづくりが求められる。なかでも地域の住民のパワーの活用やボランティアによる住民参加型の活動は，その活動に参加する人々の生きがいや生活の張り合いにつながり，地域全体が活性化することによって，QOL の高い健やかな長寿社会が構築されることが期待されている。

2．すべての人々が満足して生活できる地域社会の構築

このように，健康づくり，介護予防の活動を推進してきても，健康状態の悪化や要介護状態になることもある。

そのため，これらの状態を早期に把握し，支援していく必要がある。現在わが国は，単身の高齢者，夫婦のみの高齢者世帯が増加しており，なかには必要なサービスへ自らアクセスできない高齢者もいる。要支援，要介護状態になった場合に，早期に介護予防事業や，介護サービスの利用ができるようなシステムを推進していくことが望まれる。また，いわゆる老老介護・認認介護の高齢者世帯も多くみられており，介護状態になった高齢者やその家族介護者に関する支援は，高齢者のみならず，家族介護者にも継続的に行うことが必要である。家族介護者の孤立を防止するとともに，介護者の健康と生活を支援する，介護開始から介護終了後までの継続した総合的な支援が必要となる。

---

column

介護予防への取り組み－生涯にわたる生活習慣病予防－

A 市は，人口約 20 万人である。介護保険の第 2 号被保険者の認定率が全国，県と比較して高いこと，その認定原因として脳血管疾患が最も多いことから，成人期においては，高血圧症などの生活習慣病を予防する，若年からの介護予防を推進することが健康課題である。同様に高齢期においては，要介護 3，4，5 の認定率が全国，県に比べ高いことから，生活習慣病の重症化や合併症の予防，介護の重度化予防や，生活習慣病予防やそれに起因する認知症を予防することが健康課題である。

そこで，市ではそれぞれの地区の特性に対応しながら，生涯にわたる生活習慣病予防に重点的に取り組んでいる。健康診査受診への働きかけや，未受診者への受診勧奨の徹底，高血圧予防や食生活改善に関する健康教育，ハイリスク者・未受診者への戸別訪問の徹底，さらに各種介護予防事業の展開，保健・福祉部署や住民組織等との連携の強化などを行ってきた。その結果，疾病がある成人や高齢者の入院医療費の減少傾向や要介護高齢者の悪化の緩和がみられている。

たとえば，配偶者を介護し看取った後の男性高齢者には，うつ状態を呈したり，閉じこもりがちになる人もいる。健康診査や健康相談などの提供も重要ではあるが，支援が必要な高齢者が健康相談や介護予防事業などを活用せずに潜在している可能性も考えられる。このような高齢者を早期に把握して対応できるよう，看護職者による高齢者への予防訪問など，アウトリーチの活動をより推進していくことも必要である。

　これらの活動を総合的に実施して高齢者，その家族，住民，ボランティアなどすべての人々が満足して生活できる地域社会の構築が望まれる。

演習課題

1. 高齢者の健康，医療福祉に関する施策をまとめてみよう。
2. 介護保険制度で利用できるサービスをまとめてみよう。
3. 高齢者の介護予防にかかわる事業についてまとめてみよう。
4. 地域包括ケアの体制をまとめてみよう。

文献
1) 厚生労働省：2019年国民生活基礎調査の概況.
2) 厚生労働省：令和2年患者調査の概況.

第2編 保健活動

第5章
精神保健福祉

この章では
- わが国の精神医療の特徴を理解する。
- 精神保健福祉対策活動の基本を理解する。
- 精神保健福祉制度の変遷を理解する。
- 家庭・学校・地域のそれぞれの精神保健を理解する。

精神保健福祉対策活動の基本

1. 精神疾患の医療

　精神疾患の医療が入院と外来で行われるのは，ほかの疾患と同様であるが，いくつかの特徴がある。まず，外来治療に含まれる精神科デイケアなどのリハビリテーションが，入院治療におけるリハビリテーション部門とともに重要な位置を占めるという特徴がある。精神疾患は，長期の治療を要したり再発したりする場合が多く，機能障害および生活障害も生じるからである。精神疾患には，統合失調症や気分障害（うつ病や双極性障害），不安障害など様々な病気が含まれるが，入院と外来で患者の病気の構成に大きな違いがあるのも特徴である。「患者調査」によれば，2017（平成29）年の精神疾患による入院患者の61％が統合失調症とその類縁疾患である。外来患者は気分障害が34％で最も多い。同じく，同年の「患者調査」によれば，精神疾患の患者数は約419万人（入院約30万人，外来約389万人）で，わが国で最も患者数の多い病気である。国は，精神疾患について，やはり患者数の多い糖尿病，がん，脳卒中，急性心筋梗塞と併せて五疾病と位置づけ，特に地域で適切な医療が切れ目なく提供される体制の確保を都道府県に求めている。

●**わが国の精神医療の現状**　精神科のベッド（精神病床）数の多さは日本の精神医療の特徴である。2020（令和2）年の厚生労働省「医療施設調査」では，精神病床数は約32万床で，日本の病床の約2割を占める。ほとんどは精神科病院にあり，その9割は私立病院にある。人口10万人当たりの精神病床数は，先進諸国の平均が68であるのに対して日本は257.2と突出している。精神病床の多さの一因は統合失調症を中心とする長期在院患者の存在にある。精神科病院の平均在院日数は277.0日で，一般病床の16.5日に比べ圧倒的に長い。入院後1年以内に退院しなかった患者の在院期間は長期化する傾向がある。精神病床のうち，1年以上入院している患者が20万床（5～10年続けて入院している患者が4.5万床，10年以上の患者が7.3万床）を占めている。長期在院患者には，回復が進み外来治療に切り替えて地域で生活できる人が多数含まれている。地域生活の支え手が少ないことや，家族の高齢化もあり退院後に暮らす場所が見つけにくいこと，病気に対する偏見などが退院を妨げる要因である。他方で精神障害者は，生活障害のため自分の力だけでは地域生活を送ることが難しくなる側面がある。彼らが地域で生活できるように退院に向けた取り組みが医療と福祉，行政によって行われている。

●**入院形態**　精神科病院への入院には，ほかの病院とは異なり本人の意思に拠らない入院（非自発的入院）形式がある。その一つである医療保護入院は，精神疾患に罹患し医療および保護のため入院の必要があると医師が判断した者について，本人の同意がなくても家族などの同意で入院させ治療を行うものである。非自発的入院の別の形式である措置入院は，精神障害者に自傷他害のおそれがあると2人の医師が

判断したときに、保護者の同意がなくても入院させ治療を行うものである。安易な非自発的入院は人権を損ないかねないので、医療および保護の必要性や自傷他害のおそれの判断は、「精神保健及び精神障害者福祉に関する法律」により特別な資格を取得した医師である指定医だけが行うことになっている。また患者の人権を守るため、同法により、非自発的入院の継続が適切であるかどうかを審査する機関である精神医療審査会を都道府県が設置している。

精神科病院への自発的入院は、同法により任意入院とよばれているが、これは精神科病院以外の病院への通常の入院と同じである。

●**自立支援医療費** 精神疾患の治療は長期にわたることが多い。通院精神医療費の自己負担を軽減するための制度として、障害者総合支援法による自立支援医療費がある。その受給者は、公的医療保険では3割負担とする医療費が1割に軽減され、さらに所得の少ない世帯や重度かつ継続的な医療を必要とする人は負担が一定の上限を超えないようになっている。

2. 精神障害者（児）福祉

1 精神障害者（児）福祉の歴史

精神障害者（児）が法律上の福祉の対象となったのは、1993（平成5）年の「**障害者基本法**」の成立以降である。これを受けて「精神保健法」が「**精神保健福祉法**」となり、身体障害者（児）や知的障害者（児）と同様に手帳制度（**精神障害者保健福祉手帳**）が設けられた。

2 精神障害者（児）福祉の対象

精神障害者の定義は、「精神保健福祉法」と「障害者基本法」で異なる。「精神保健福祉法」では「精神疾患を有する者」として医学概念が採用され、「障害者基本法」では「継続的に日常生活又は社会生活に相当な制限を受ける状態にあるもの」とされている。精神障害者（児）福祉の対象は、後者の定義に該当する者である。

3 精神障害者（児）福祉のメニュー

●**精神障害者保健福祉手帳** 障害等級は1～3級に分かれる。手帳取得により税制の優遇措置や生活保護の障害者加算、公共施設や公共交通機関の料金割引などの利点がある。

●**障害年金** 初診日より1年6か月が経過したとき（その間に症状が固定した場合はそのとき）に障害の状態にあるか、65歳に達するまでに障害の状態となったときに申請できるが、加入要件や納付要件を満たす必要がある。20歳前に初診日があれば加入要件は問われない。障害基礎年金（1,2級）、障害厚生年金（1～3級）、障害共済年金（1～3級）の種別がある。

●**障害者総合支援法によるメニュー** 2005（平成17）年の「**障害者自立支援法（現・障害者総合支援法）**」の成立以降、福祉サービスは障害種別に関係なく共通の制度のもと一元化して提供されるようになった。精神障害者の利用頻度が高いメニューとしては、表5-1などがある。

表 5-1 ● 精神障害者の利用頻度の高いサービス

自立支援医療	継続的な通院医療が必要な人に対し，通院医療にかかわる医療費の支給を行う制度
居宅介護 (ホームヘルプ)	居宅において介護や家事，生活に関する相談・助言などを行うもの
共同生活援助 (グループホーム)	共同生活の場で相談や介護，日常生活上の援助を行うもの
自立訓練 (生活訓練)	病院や施設を退院・退所した障害者を対象に，入所や通所により日常生活を営むために必要な訓練，生活に関する相談・助言などを行うもの
就労移行支援	一般企業などへの就労を希望する人に，期間限定で就労に必要な知識の獲得や能力向上のために必要な訓練を行うもの
就労継続支援	一般企業などでの就労が困難な人に働く場を提供するとともに，知識の獲得や能力向上のために必要な訓練を行うもの。A型（雇用型）とB型（非雇用型）がある
地域活動支援センター	創作活動や生産活動の機会の提供，社会との交流を行う施設
地域移行支援	精神科病院や施設に入院・入所している精神障害者などに対し，住居の確保など地域生活に移行するための相談や必要な支援を行うもの
地域定着支援	居宅において単身で生活している障害者などを対象に，常時の連絡体制を確保し，緊急時に必要な支援を行うもの

B 精神保健福祉制度の変遷

わが国の精神保健福祉制度は，1900（明治33）年に制定された「精神病者監護法」から110年以上の歴史をもつ。「精神病者監護法」から現行の「精神保健福祉法」までの法制度の発展を振り返り，要点をまとめた[1), 2)]。

1．精神病者監護法

「精神病者監護法」は，1883（明治16）年に始まった相馬事件*などがきっかけとなって1900（明治33）年に制定された。精神病者の保護に関する最初の一般的な法律である。

①四親等以内の親族を精神病者の監護義務者として順位を定めた（監護義務者がいないか，その義務を履行できないときは市区町村長が監護の義務を負う）。

②精神病者を監置できるのは監護義務者だけで，私宅・病院などに監置するには医師の診断書を添えて警察署を経て地方長官の許可を得ることとした。

2．精神病院法

「精神病者監護法」は，医療保護の面では極めて不十分なものであり，精神病者

＊**相馬事件**：旧中村藩主相馬誠胤は精神変調の徴候を示して監禁されたが，これを家令らによる主家のっとりの陰謀と考えた旧藩士錦織剛清らが告発してお家騒動となり，当時のメディアを10年以上騒がす大事件となった。

保護治療の設備の整備が求められた。このため，1919（大正8）年の「精神病院法」によって公共の責任として公的精神病院を設置する考え方が明らかにされたが，その建設は予算不足などのために進まなかった。

①内務大臣は道府県に精神病院の設置を命じることができる。また内務大臣はこれに代わるものとして公私立病院を指定することができる（代用精神病院）。
②地方長官は「精神病者監護法」によって市区町村長が監護すべき者などを①の精神病院に入院させることができる。

3．精神衛生法

「精神衛生法」は，日本国憲法と戦後の欧米の精神衛生に関する知識の導入を踏まえ，1950（昭和25）年に議員立法として成立した（「精神病者監護法」と「精神病院法」は廃止，私宅監置制度は1年間で廃止）。

①精神病院の設置を都道府県に義務づけた（都道府県知事による指定病院の制度あり）。
②自傷他害のおそれのある精神障害者の措置入院の制度を設けた。

なお，1952（昭和27）年には国立精神衛生研究所が設置されて政策研究が進められるようになり，1956（昭和31）年には厚生省（当時）公衆衛生局に精神衛生課が設置された。

4．「精神衛生法」改正

薬物療法の普及などの精神医療の進歩に伴い，在宅精神障害者対策が注目され，「精神衛生法」改正の準備が進められていた。ちょうどその頃，ライシャワー事件＊が起こり，その影響も受けつつ，1965（昭和40）年に「精神衛生法」の改正が行われた。

①保健所を精神衛生行政の第一線に位置づけ，都道府県に精神保健の技術的中核機関として精神衛生センターを設置できることとした。
②在宅精神障害者の医療確保のために通院医療費公費負担制度を設けた。

5．精神保健法

宇都宮病院事件（無資格者による診察が行われ，看護助手らの暴行によって患者が死亡した事件）などを契機に国内外から「精神衛生法」改正を求める声が高まり，国民の精神的健康の保持増進，入院患者の人権確保，社会復帰の促進を三本柱に1987（昭和62）年「精神保健法」に改正された。

①精神障害者本人の同意に基づく任意入院制度を設けた。
②入院の必要性や処遇の妥当性を審査する精神医療審査会制度を設けた。
③精神障害者社会復帰施設の規定を設けた。

＊ライシャワー事件：1964（昭和39）年に駐日アメリカ大使が精神病の少年に刺されて大きな社会問題となった。

表 5-2 ● 「精神保健法」以後の改正の要点

精神保健法改正（1993）	グループホームの法定化，都道府県（知事）の事務の政令指定都市（市長）への委譲などの規定が設けられた。
精神保健福祉法への改正（1995）	「障害者基本法」（1993）の成立により，施策の対象となる障害者に精神障害者が明定されたことから「精神保健及び精神障害者福祉に関する法律」（「精神保健福祉法」）に改正された。法律の目的に福祉の要素を位置づけ，精神障害者保健福祉手帳制度が設けられた。
精神保健福祉法改正（1999）	医療保護入院の要件を明確化し，精神障害者の移送に関する事項を設け，福祉サービスの利用の相談・助言などを市町村中心に行うこととした。
精神保健福祉法改正（2005）	障害種別を超えた新たな障害保健福祉サービス体系の構築（三障害一元化）に向けて「障害者自立支援法」（2005）が成立した。これに伴って「精神保健福祉法」に規定された精神通院医療，社会復帰施設に関する事項などが「障害者自立支援法」に移された。また「精神分裂病」が「統合失調症」に呼称変更された。
精神保健福祉法改正（2013）	障害者権利条約の趣旨に沿った障害者施策の推進を図るための「障害者基本法」改正（2011），「障害者自立支援法」の「障害者の日常生活及び社会生活を総合的に支援するための法律」（「障害者総合支援法」）への改正（2012），2010年の閣議決定「障害者制度改革の推進のための基本的な方向について」を踏まえて法改正が行われ，「精神障害者の医療の提供を確保するための指針」の策定，保護者制度の廃止，医療保護入院の見直し（家族などのいずれかの同意を要件とする），医療保護入院における退院後の生活環境に関する相談員の設置の義務づけなどが行われた。

6．精神保健法以後の改正

「精神保健法」改正以後，改正法の附則に施行後5年をめどとした見直しの検討規定が設けられ，法改正が継続的に行われることとなった。主要な改正について要点を表 5-2 にあげる。

家庭・学校・地域の精神保健

1．家庭の精神保健

家庭は，ストレスと癒やしの場である。家族同士の個性があり，夫婦や親子，兄弟などの人間関係が存在する。家族それぞれにライフサイクル上の発達課題や健康問題がある。たとえば，思春期の少年がからだの急激な成長と格闘し，祖父母は心身の衰えに直面しているかもしれない。結婚や出生，子どもの独立や祖父母の死が家族構成を変化させる，弟妹の誕生が上の子を不安にすることはよく知られているが，家庭内に発生する様々な出来事がストレスとなり家族の精神健康に影響する。家族が持ち込む家庭外でのストレスがほかの家族の精神健康に影響する場合もある。

1 ストレスが家庭に与える影響

　家庭は，家族のストレスを緩和する。家庭の究極の機能は，癒やしや心理的な支え合いにあるといわれる。子どもがいれば養育機能が重要となり，乳幼児期には親からの愛情が大きな役割を果たす。

　家族の大病や介護，経済的問題などストレスが大きいときや，複数重なったときには，家庭の機能は低下する。ストレスは緩和されず，家族の精神健康が損なわれ，子どもや高齢者の虐待につながる場合もある。養育機能の低下は，子どもの夜尿や夜驚，指しゃぶりや爪かみ，チックなどの心身症や非行，怠学につながる。

　長引く経済問題や病気などストレスの常態化は家庭の機能を脆弱化する。長引くストレスは統合失調症やうつ病のほか，ひきこもりや，ドメスティックバイオレンス（家庭内暴力）など精神面の問題であることが多い。こうした問題は，家計の担い手を失わせることがあり，貧困はさらに家庭を脆弱化させる。精神疾患，特にアルコール依存症は，ドメスティックバイオレンスの原因の一つであり，薬物依存やギャンブル依存は現代的な問題である。親の発達障害が家庭を脆弱化させる要因の一つとして近年注目されている。脆弱化した家庭では小さなストレスでも家族の精神健康が侵されやすくなり，子どもの精神発達にも影響を与える。

2 家庭の精神の不健康

　家庭の精神の不健康は，家庭外から見えにくい。虐待や非行など問題が大きくなり，医療機関や福祉機関，学校で把握されることが多い。健康診断や精神以外の保健活動も家庭の精神の不健康を早期発見する機会となる。乳児健康診査や幼児健康診査は養育機能と発達障害や虐待のリスク把握に役立つ。児童虐待は，学校や児童相談所，警察など関係機関との連携が重要となる。専門性の高い支援が必要であり，臨床心理士や社会福祉士などの関係職種との連携も求められる。

2．学校の精神保健

　学校は教育と集団生活の場である。学童期には学業と集団生活とに適応しながら，教師や友達との交流をとおして社会性を獲得し心理的に成長する。しかし，学校には個性のぶつかり合いや，競争，いじめや暴力など適応を困難にする要因が存在する。小学校では学童1000人当たり，年間1.7件の暴力事件と，認知されただけでも18件のいじめが発生している。発達障害や精神遅滞が，学業と集団生活との両方への適応を難しくする。注意欠陥障害のある子どもは落ち着きがなく，席に着いていることが難しい場合もある。近年，家庭での躾不足と相まって，授業中に歩くような子どもの存在が注目され「学級崩壊」として社会問題化した。中学校では，小学校に比べ暴力の発生件数と不登校が増える。思春期の生徒は何事にも懐疑的になり，権威に反発し，自我を主張する。他方で社会的に未熟で戸惑いや不安が多く，劣等感を抱きやすい。たえず欲求不満や葛藤が起こり社会との緊張が高まる[3]。暴力や不登校には，学力不足や発達障害のほか，精神疾患，家庭の精神保健も関係する。高校では，中学に比べ不登校が増え，年間の中途退学者が5万人を超える。

いじめや暴力は，精神健康を侵す。中学，高校で自殺のリスクも高まる。学業や集団生活の適応の問題として学校の精神保健は顕在化する。しかし，普通に通学している学童や生徒のなかにも腹痛や頭痛などの心身症や摂食障害，うつ病などを有する者がいる。思春期には統合失調症の発症リスクが高まる。精神疾患の予防の場として学校保健が重要な役割を果たすことが期待される。学校の精神保健を守るしくみとして保健室と養護教員がある。学校カウンセラーは，精神保健上の問題をもつ児童・生徒の専門的支援に携わっている。

3．職場の精神保健

過大な仕事量や，仕事内容と労働者のスキルとのミスマッチ，労働者の意思で仕事の目標や進め方を定められないことなど，職場に特徴的なストレスは労働者の精神健康を損なう。燃え尽き症候群や，出社困難，労働意欲の低下やうつ状態などの問題が起き，強いストレスは，うつ病など精神疾患の発生につながる。2017（平成29）年度に労働災害に認定された精神疾患は506件で，このうち2割は自殺である。

国は職域の精神保健対策としてストレスチェック制度を導入した。事業者が労働者のストレスを検査し，高ストレス者は医師面接を受けることができる2次予防策である。同時に，事業者には，結果の通知をとおして全労働者に自身のストレスの気づきとストレス対策を促すこと，また，事業所や部署ごとに結果を集計・分析し職場のストレス要因を評価し職場環境を改善につなげることが求められており，本制度は1次予防策でもある。職域の1次予防として国はTHP（トータルヘルスプロモーションプラン）を推進してきた。健康増進の一環として，ストレスへの気づきやリラクゼーションの指導，良好な職場の雰囲気づくりなどによりこころの健康づくりを行う。

職場でストレスを感じる者は多いが，人間関係の問題や，時にハラスメントも存在する。不況や産業のIT化は，少ない従業員が多数の業務をこなし，1人の労働者が複数の作業を並行して行うことを求める傾向がある。同じストレスでも，作業の手際が悪い人や優先順位を適切に判断できない人は仕事が滞りがちになる。残業や休日出勤が増え，疲労が蓄積し精神不調に結びつく。職場の精神不調は仕事のストレスだけでは論じられず，労働者個人が関係する不調があり私生活のストレスに起因する不調もある。またストレスとは関係なく発生する精神疾患がある。青年期には統合失調症の，中年期にはうつ病や自殺のリスクが高まる。またアルコール依存症や未熟な性格を背景とする常習的な欠勤や無断欠勤は職場の精神保健の古くて新しいテーマである。

仕事のストレスと関係があってもなくても，精神的不調に苦しむ労働者の支援は産業医や職域の看護師・保健師の重要な役割である。

精神不調は仕事の効率を低下させるうえに，欠勤や休職に至れば同僚の負担を増し，職場全体の精神保健を低下させる。それでなくても1人の労働者にかかる仕

事のストレスが大きくなっており，近年，産業保健のなかで精神保健業務の比重が大きくなっている。ストレスマネジメント教育や職場ストレスへの介入など1次・2次予防活動と，精神疾患をもつ労働者の継続的治療と精神不調による休職者の復職とを支援する3次予防活動とが重要である。

4. 地域の精神保健

1 地域精神保健の概念

精神保健の活動領域には，家庭，学校，職場に加えて地域社会がある。地域社会における精神保健活動は，精神疾患や精神障害のある人が地域で安心して生活を営むことを支える**支持的精神保健活動**と，地域住民の精神的健康の保持・増進を図る**積極的精神保健活動**に大別される。しかしながらノーマライゼーションの理念のもと，地域社会において精神障害者と地域住民が共に暮らす共生社会を実現する必要があり，これらを統合した**総合的精神保健活動**が求められる。

2 地域精神保健の意義

近年，地域社会の精神保健にかかわる様々な問題は，精神保健領域を超え社会問題となっている。そのことは自殺の問題一つを取り上げても理解できる。そのため地域精神保健は，地域で提供される精神保健サービスという概念を超えて，地域社会そのものを支える重要な機能となりつつある。

また現代社会において，核家族化による家庭機能の低下，いじめによる不登校の問題，リストラ・非正規雇用による雇用環境の悪化など，家庭，学校，職場という所属集団からの「無縁化」が広がりつつある。地域社会は「無縁化」した人々の最後の受け皿であり，その精神保健はますます重要性を増しつつある。

3 地域精神保健が対象とする問題

地域精神保健の対象は，自殺，認知症，各種依存症，ひきこもり，発達障害，犯罪被害，災害被害，ホームレス，性別違和など多種多様である。なかでも災害被害やホームレスの精神保健対策は，精神保健上の問題を抱える人々を地域に出向いて発見し支援に結びつける**アウトリーチ活動**が中心的役割を担い，地域精神保健活動ならではのものといえる。

4 地域精神保健の資源

1) 精神保健福祉センター

精神保健福祉センターは，都道府県における精神保健福祉の技術的中核機関である。精神保健福祉全般の相談のうち複雑困難な事例への対応，保健所や市町村，関係機関に対する技術指導および技術援助，精神保健福祉業務に従事する人材の育成，患者会や家族会などの組織育成などの業務を行っている。

2) 保健所

保健所では，精神保健福祉士や保健師が精神保健福祉相談員となり，精神保健福祉相談や訪問指導，受療援助，措置診察などの「精神保健福祉法」の法施行業務，普及啓発，関係団体の育成や技術協力などの業務を行っている。

3) 市町村

市町村は地域精神保健活動の中心として，在宅の精神障害者の支援政策を実施している。1999（平成11）年の精神保健福祉法改正により，精神障害者保健福祉手帳の申請窓口や福祉サービスに関する相談業務などが市町村に移管された。さらに2005（平成17）年成立の障害者自立支援法（現・障害者総合支援法）により，三障害の福祉サービスが統合され，窓口が市町村に一元化した。

5 地域精神保健の課題

地域精神保健の多様な課題に対応するには，相談機関，保健機関，医療機関，福祉施設などの専門家や家族，ボランティアなどが緊密に連携する必要があり，そのための**ネットワーク構築**が求められる。また地域精神保健の課題は表面化せずに実態が見えにくいものが多いため，地域における調査を積極的に実施して，困難状態や援助必要性などを把握していく必要がある。

---

column ― 地域支援の事例（35歳女性，産後うつ病）

元来の性格は社交的で明朗である。職場の同僚と結婚し，妊娠を機に職場を退職した。妊娠中はスイミングスクールに通うなど活動的に過ごしていた。出産のため近隣の産院に入院した直後より，育児に対する不安が生じたが無事に出産を終えた。出産は正常産であった。

退院して2週間後，児の発熱を自分の不注意と思い込み，育児に自信がもてないと再三夫に訴えるようになった。また睡眠中に児に不測の事態が起きたらと心配して不眠が生じた。同時に児がミルクを飲まないことでイライラすることが多くなり，疲労感も強まり育児や家事に支障をきたす状態となった。

夫が保健所に相談し，保健師の勧めにより夫に付き添われて精神科クリニックを受診した。診察の結果うつ病と診断し，患者および夫に病名を告知し，薬物療法および休養の必要性を説明した。また隣市に住む実母に家事・育児の応援を要請し，担当保健師には定期訪問を依頼した。

その後，億劫さやイライラ感，不眠は多少改善したものの，児が泣くとイライラして「ピーピー泣いていろ」などと口走る状態が続いた。さらに児のミルク摂取が思わしくないことで自責感が強まり，「死んで他の母親の子として生まれ変わった方が幸せと考え，湯船に沈めようかと思った」と訪問した担当保健師に訴えた。即座に担当保健師より主治医に連絡があり，主治医は担当保健師に対して夫と実母を伴い臨時受診をするよう連絡と調整をお願いした。夫，実母および担当保健師に付き添われ受診した結果，当面は実家で静養することが合意された。

実家での静養開始後2か月頃より億劫さや疲労感が軽減し，「子供がかわいくなってきた」「離乳食作りが楽しい」などの言動がみられるようになり，自宅へ戻った。以後再び担当保健師が定期訪問し，育児の不安を傾聴するとともに専門的助言を繰り返した。その後うつ病の症状は消失し寛解に至った。

D 精神保健と自殺予防

1. 精神保健と自殺予防の国際的動向

はじめに精神保健の国際的な動向を述べる。国際連合の持続可能な開発目標（Sustainable Development Goals：SDGs）は，国際社会が 2030 年までに貧困を撲滅し，持続可能な開発を実現するための重要な指針であり，17 のゴールと 169 のターゲットからなる。そのゴール 3 には「あらゆる年齢のすべての人々の健康的な生活を確保し，福祉を推進する」（保健）があげられ，ターゲットとして「精神保健および福祉を促進する」，「物質乱用の防止・治療を強化する」と精神保健があげられている[4]。また，WHO（世界保健機関）のメンタルヘルスアクションプラン 2013～2020 のゴールは「精神的に満たされた状態を促進し，精神障害を予防し，ケアを提供し，リカバリーを促し，人権を促進し，そして精神障害を有する人々の死亡率，罹患率，障害を低減する」ことであるが，その達成目標の一つに自殺予防があげられている[5]。すなわち，持続可能な開発目標のなかに精神保健があり，それが自殺予防につながるという構造が読み取れる。

2. わが国における精神保健と自殺予防の動向

わが国では，1998（平成 10）年に自殺死亡が急増し，国をあげての対策に取り組まれてきた。その歴史を振り返ると，2000（平成 12）年に「健康日本 21」で自殺数の減少の数値目標を掲げ，2002（平成 14）年に自殺防止対策有識者懇談会報告書「自殺予防に向けての提言」を公表した。この報告書では，学際的な検討による包括的な対策の必要性を指摘した。

2005（平成 17）年 7 月に参議院厚生労働委員会において「自殺に関する総合対策の緊急かつ効果的な推進を求める決議」が行われ，政府においては同年 9 月に自殺対策関係省庁連絡会議を設置し，内閣府を中心に政府全体の取り組みを進めた。国会では超党派による議員の会が法制定の検討を行い，2006（平成 18）年 6 月に自殺対策基本法が成立した。自殺対策基本法をもとに 2007（平成 19）年 10 月には政府の自殺対策の指針である自殺総合対策大綱が定められた。自殺対策基本法，自殺総合対策大綱，そして地域における自殺対策力の強化のための地域自殺対策緊急強化基金は，自殺対策の地域への普及を進めた。

そして，それまで年間 3 万人を前後していた自殺死亡者が 2010（平成 22）年から減少に転じ，2020（令和 2）年には 2 万人程度にまで減少している。WHO は，自殺と自殺企図が公衆衛生上の重要な課題であることから，多部門による公衆衛生アプローチとして，包括的な自殺予防戦略の発展や強化を推奨している[6]。わが国の自殺対策は，WHO の推奨する方向を，「自殺対策基本法」をもとに具体化した一例であろう。

3. 自殺対策に関連した法律

さて，わが国では，ハイリスク者支援につながる法律が近年多数制定され，自殺対策の効果を高めている可能性があることを忘れてはならない。たとえば，「介護保険法」(1997)，「配偶者暴力防止法」(2001)，「ホームレスの自立の支援等に関する特別措置法」(2002)，「貸金業法」改正 (2006)，「がん対策基本法」(2006)，「アルコール健康障害対策基本法」(2013)，「生活困窮者自立支援法」(2013)，「過労死等防止対策推進法」(2014) などである。WHO は「個人レベルでの危険因子には，過去の自殺企図，精神障害，アルコールの有害な使用，経済的な損失，慢性疼痛や自殺の家族歴が含まれる」と述べているが[7]，これらの法律は，精神保健福祉制度の充実とともに，自殺のリスクの高い人たちを支援することによって，自殺予防にも寄与した可能性がある。

WHO は，健康を「健康とは，病気でないとか，弱っていないということではなく，身体的にも，精神的にも，そして社会的にも，すべてが満たされた状態にあること」と定義している（日本 WHO 協会訳を一部改編）。このようなバランスの取れた見方は精神保健を社会のなかに正しく位置づけ，自殺予防を効果のある，持続的なものにしていくだろう。

E 精神保健福祉の課題と展望

筆者はメンタルヘルスを「人間とその行動の理解を踏まえ，「共に生きる社会」の実現という理念のもと，社会に起こる様々な問題の実態と関連する要因を明らかにしつつ，社会との協働によってその解決を図り，社会をよりよいものにしていく活動をいう」と定義した[8]。

わが国の精神保健福祉制度は，医療施設を整備して医療・保護を受けられるようにする（第1段階），地域に精神障害者のための精神保健福祉サービスを普及して精神障害者と家族の安定した地域生活に寄与する（第2段階）を経て，精神障害者および家族だけではなく，彼らを含めて地域住民と社会の安定的発展に寄与する（第3段階）に進みつつある[9]。

厚生労働省の地域包括ケアシステムは，高齢者が，可能な限り，住み慣れた地域でその有する能力に応じ自立した日常生活を営むことができるよう，医療，介護，介護予防，住まいおよび自立した日常生活の支援が包括的に確保される体制をいう（「医療介護総合確保推進法」）。神奈川県川崎市では，地域包括ケアシステムを，高齢者をはじめ，障害者や子ども，子育て中の親などに加え，現時点で他者からのケアを必要としない方々を含めた「すべての地域住民」を対象に構築することとしている（川崎市地域包括ケアシステム推進ビジョン）。これに対応した精神保健医療福祉の構築は，上記の第3段階ともつながり，精神保健福祉の今後の展開として

期待される。

演習課題

1. わが国の精神医療の特徴をまとめてみよう。
2. 精神障害者が利用できるサービスをまとめてみよう。
3. 精神保健福祉対策活動の基本をまとめてみよう。
4. 精神保健福祉制度の変遷を整理してみよう。
5. 家庭・学校・地域それぞれの精神保健をまとめてみよう。

文献

1) 日本公衆衛生協会：我が国の精神保健福祉；精神保健福祉ハンドブック，平成27年度版，2016．
2) 精神保健福祉研究会：四訂精神保健福祉法詳解，中央法規，2016．
3) 十束史郎，他：あたらしい精神保健，医学出版社，2010．
4) 国際連合広報センターホームページ，http://www.unic.or.jp/
5) 世界保健機関著，自殺予防総合対策センター訳：メンタルヘルスアクションプラン2013-2020，2014．
6) 前掲書5)
7) 世界保健機関著，自殺予防総合対策センター訳：自殺を予防する；世界の優先課題，2014．
8) 竹島正：精神保健はどのように定義されてきたか；公衆衛生74, pp.63-66, 2010．
9) 竹島正：かえる・かわる；真の改革に向けて，日社精医誌21, pp.498-504, 2012．

第2編 保健活動

第6章
難病,障害児・者保健福祉

この章では
- 難病支援の概念を理解する。
- 難病支援としてどのような保健活動が行われているかを学ぶ。
- 障害児・者支援の概念を理解する。
- 障害児・者支援としてどのような保健活動が行われているかを学ぶ。

難病への支援

1. 難病とは

● **難病対策要綱による難病の定義** わが国で難病という言葉が使われるようになったのは，昭和 40 年代に原因不明の神経病として全国的規模で多発したスモンが契機となっている。この事件以降，スモンなどの原因不明の疾患いわゆる難病への対策に社会的対応の要望が高まりをみせた。1972（昭和 47）年に**難病対策要綱**が定められ，わが国の難病対策がスタートした。この要綱のなかで難病は，医学的観点と社会的観点から表 6-1 のように定義された。

この要綱を踏まえ，わが国の難病対策は，①「調査研究の推進」，②「医療施設の整備」，③「医療費の自己負担の軽減」，④「地域における保健医療福祉の充実・連携」の 4 本柱とした。さらに，1996（平成 8）年度には，⑤「QOL の向上を目指した福祉施策の推進」を加え，5 本柱として展開されてきた。

その後，5 本柱に基づき，**特定疾患治療研究事業（医療費助成事業）**および**難治性疾患克服研究事業（研究費助成事業）**のほか，難病等の長期療養を必要とする患者に対する**小児慢性特定疾患治療研究事業**，**更生医療給付事業**，**育成医療給付事業**など，各種の施策が推進されてきた。

● **難病法における難病の定義** しかし，医療の進歩，難病患者および家族のニーズの多様化，社会・経済状況の変化などに伴い，難病対策の制度に関する種々の課題が生じてきた。特に，難病患者の急増による都道府県の超過負担＊などの財政上の問題は，難病制度の根幹にかかわるものとされた。

そこで，新たな医療費助成制度や法制化も含めた制度の見直し，改革の検討がされてきた。そして，2013（平成 25）年 1 月には，厚生科学審議会疾病対策部会難病対策委員会より「難病対策の改革について（提言）」が発表され，また同年 12 月には「難病対策の改革に向けた取り組みについて」（報告書）が取りまとめられた。その報告書などを基に，2014（平成 26）年 5 月に「**難病の患者に対する医療等に関する法律**」（以下，**難病法**）が成立した（平成 27 年 1 月施行）。この法律により，

表 6-1 ● 難病対策要綱による難病の定義

① 原因不明，治療方法未確立であり，かつ，後遺症を残すおそれが少なくない疾病 　　（例：ベーチェット病，重症筋無力症，全身性エリテマトーデス） ② 経過が慢性にわたり，単に経済的な問題のみならず介護等に著しく人手を要するために家族の負担が重く，また精神的にも負担の大きい疾病 　　（例：小児がん，小児慢性腎炎，ネフローゼ，小児喘息，進行性筋ジストロフィー，腎不全（人工透析対象者），小児異常行動，重症心身障害児）

＊**超過負担**：自治体が国の事業を行う際に，国庫の負担金などが現状と合っておらず，自治体が持ち出し負担をしなければならないこと。

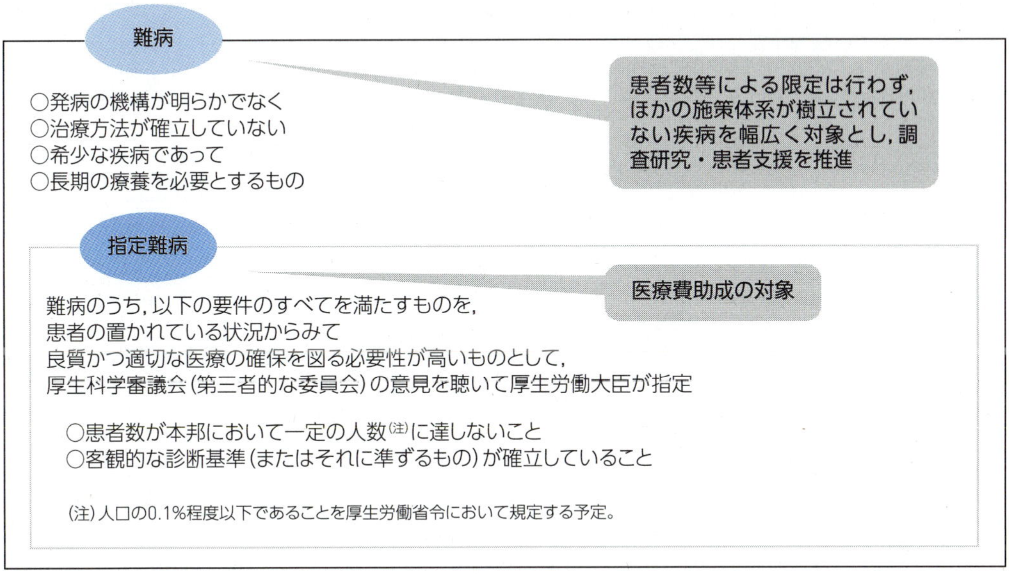

```
┌─────────────────────────────────────────────────────────────┐
│   難病                                                       │
│                              患者数等による限定は行わず,      │
│  ○発病の機構が明らかでなく     ほかの施策体系が樹立されて     │
│  ○治療方法が確立していない     いない疾病を幅広く対象とし,調  │
│  ○希少な疾病であって          査研究・患者支援を推進          │
│  ○長期の療養を必要とするもの                                 │
│                                                              │
│   指定難病                                                   │
│                              医療費助成の対象                 │
│  難病のうち,以下の要件のすべてを満たすものを,                │
│  患者の置かれている状況からみて                               │
│  良質かつ適切な医療の確保を図る必要性が高いものとして,       │
│  厚生科学審議会(第三者的な委員会)の意見を聴いて厚生労働大臣が指定 │
│                                                              │
│     ○患者数が本邦において一定の人数(注)に達しないこと         │
│     ○客観的な診断基準(またはそれに準ずるもの)が確立していること │
│                                                              │
│   (注)人口の0.1%程度以下であることを厚生労働省令において規定する予定。│
└─────────────────────────────────────────────────────────────┘
資料／厚生労働省：難病の患者に対する医療等に関する法律説明資料.
```

図6-1 ● 難病法における難病の定義

難病対策は新たな段階を迎えることになった。

難病法における難病の定義は,「原因不明で治療方法が未確立であり,生活面で長期にわたり支障が生じる疾病のうち,がん,生活習慣病等別個の対策の体系がないもの」としている(図6-1)。

2. 難病対策

難病対策は,1972(昭和47)年の難病対策要綱により,5本柱に基づく施策,特定疾患治療研究事業や難治性疾患克服研究事業などで推進されてきたが,「難病の患者に対する医療等に関する法律」(難病法)の成立以降は,難病法に基づき展開されている。

難病法では,「難病に係る医療その他難病に関する施策の総合的な推進のための基本的な方針を策定すること」とされている。具体的には,①難病に係る新たな公平かつ安定的な医療費助成の制度の確立,②難病の医療に関する調査および研究の推進,③療養生活環境整備事業の実施である(図6-2)。

1 難病の医療費助成

●**医療費助成の対象疾患**　難病法施行以前においては,特定疾患調査研究の対象疾患のうち,重篤度,罹患性が高く,早期の治療を促す必要性がある疾患として56の対象疾患が認定されていた。難病法成立以降では,医療費助成の対象となる疾患は**指定難病**とよばれ,2021(令和3)年11月現在で338疾患が指定されている。指定難病は,前述の難病法による難病の定義(図6-1参照)に加え,患者数がわが国にお

> **趣旨**
> 持続可能な社会保障制度の確立を図るための改革の推進に関する法律に基づく措置として，難病の患者に対する医療費助成(注)に関して，法定化によりその費用に消費税の収入を充てることができるようにするなど，公平かつ安定的な制度を確立するほか，基本方針の策定，調査および研究の推進，療養生活環境整備事業の実施等の措置を講ずる。
> (注)難病法以前は法律に基づかない予算事業(特定疾患治療研究事業)として実施している。

> **概要**
> (1) 基本方針の策定
> ・厚生労働大臣は，難病に係る医療その他難病に関する施策の総合的な推進のための基本的な方針を策定。
> (2) 難病に係る新たな公平かつ安定的な医療費助成の制度の確立
> ・都道府県知事は，申請に基づき，医療費助成の対象難病(指定難病)の患者に対して，医療費を支給。
> ・指定難病に係る医療を実施する医療機関を，都道府県知事が指定。
> ・支給認定の申請に添付する診断書は，指定医が作成。
> ・都道府県は，申請があった場合に支給認定をしないときは，指定難病審査会に審査を求めなければならない。
> ・医療費の支給に関する費用は都道府県の支弁とし，国は，その2分の1を負担。
> (3) 難病の医療に関する調査および研究の推進
> ・国は，難病の発病の機構，診断および治療方法に関する調査および研究を推進。
> (4) 療養生活環境整備事業の実施
> ・都道府県は，難病相談支援センターの設置や訪問看護の拡充実施等，療養生活環境整備事業を実施できる。

> **施行期日**
> 平成27年1月1日
> ※児童福祉法の一部を改正する法律(小児慢性特定疾病の患児に対する医療費助成の法定化)と同日

資料／厚生労働省：難病の患者に対する医療等に関する法律説明資料

図 6-2 ● 難病の患者に対する医療等に関する法律

いて一定の人数以下，すなわち人口の約0.1％程度に達していないこと，および客観的な診断基準が確立していることが要件として加わった。

● **公費負担**　都道府県と国が公費分の半分ずつを負担することになった。患者の負担割合は，原則3割から2割へと負担が軽減された（表6-2）。

● **難病の診断と難病指定医**　難病の診断は，**難病指定医**が行い，医療費助成の申請には，原則として難病指定医が作成する診断書が必要となる。難病指定医は，難病の診断や治療に5年以上従事し，特定疾患治療研究事業に係る診断書作成の研修を修了した医師とされている。

2 難病の研究体制

難病研究は，難治性疾患政策研究事業と難治性疾患実用化研究事業の2つの事業が，連携しながら実施している。難治性疾患政策研究事業は，難病患者の実態把握，客観的診断基準や診療ガイドラインの作成などの研究を行っている。難治性疾患実用化研究事業は，難病の病因・病態の解明，医薬品の開発などの研究を実施している。2015（平成27）年度からは，前者の事業は厚生労働省が，後者は日本医療研究開発機構が担当している。

表 6-2 ● 難病にかかる医療費助成における自己負担限度額

新たな医療費助成における自己負担限度額（月額）　　　　　　　　　　　　　　（単位：円）

階層区分	階層区分の基準 （（ ）内の数字は，夫婦2人世帯の場合における年収の目安）		患者負担割合：2割		
			自己負担限度額（外来＋入院）		
			原則		
			一般	高額かつ長期 （※）	人工呼吸器等 装着者
生活保護	－		0	0	0
低所得Ⅰ	市町村民税非課税 （世帯）	本人年収 ～80万円	2,500	2,500	1,000
低所得Ⅱ		本人年収 80万円超～	5,000	5,000	
一般所得Ⅰ	市町村民税 課税以上約7.1万円未満 （約160万円～約370万円）		10,000	5,000	
一般所得Ⅱ	市町村民税 約7.1万円以上 約25.1万円未満 （約370万円～約810万円）		20,000	10,000	
上位所得	市町村民税 約25.1万円以上 （約810万円～）		30,000	20,000	
入院時の食費			全額自己負担		

※「高額かつ長期」とは，月ごとの医療費総額が5万円を超える月が年間6回以上ある者（たとえば医療保険の2割負担の場合，医療費の自己負担が1万円を超える月が年間6回以上）。
資料／厚生労働省：難病の患者に対する医療等に関する法律説明資料．

3 そのほかの難病対策

これらの難病対策のほかに，①難病患者のデータを一元的に管理し，治療方法の研究などに役立てるためのデータベースの構築，②難病の普及・啓発活動を行っている難病相談・支援センターの事業の充実・強化，③障害者総合支援法の対象になった難病患者への福祉サービスおよび就労支援施策，④難病対策地域協議会を設置し地域における難病患者への支援を行うなど，様々な難病対策が進められている。

Ⓑ 障害児・者への支援

1. 障害とは

　障害者福祉における基本的な考え方としては，**ノーマライゼーション**と**リハビリテーション**が重視されている。

●**ノーマライゼーションとは**　障害をもつ人が，障害をもたない人と同じような生活を営めるようにすることである。障害をもつ人ももたない人も，互いに支え合い，地域で生き生きと明るく暮らせる社会を目指すという考え方である。そのためには，障害をもつ人々の基本的権利が保障されることが基本となる。

●**リハビリテーションとは**　狭義で用いる「機能回復のための社会復帰に向けた訓練など」だけでなく，広義で用いる「障害をもつ人の全人的復権としての考え方」である。世界保健機関（WHO）では，「医学的，心理的，社会的，職業的」な領域すべてを包括するトータルリハビリテーションの概念を提唱し，「障害をもつ人が残存機能を最大限に発揮して，地域社会のなかで新たな人生を獲得する活動」と定義している。

1 障害の概念

　WHOは1980年に**国際障害分類**（International Classification of Impairments, Disabilities and Handicaps；**ICIDH**）を提唱した。その分類では，障害を機能・形態障害，能力障害，社会的不利の3つのレベルから階層的にとらえている。この分類は，人は疾病または変調によって，機能・形態の障害を抱え，その機能などの障害がその人の能力障害を引き起こすことにより，社会的不利を招くというモデルである（図6-3）。

　その後，WHOは2001年にICIDHを改訂して**国際生活機能分類**（International Classification of Functioning, Disability and Health；**ICF**）を作成した。このICFモデルは，現在，障害の概念を理解するうえで，最も一般的に用いられているものである。ICIDHの障害の3つのレベルをそのまま用いているが，考え方として障害をマイナス面でとらえるだけはなく，プラス面を重視する立場でとらえている。また，ICIDHの用語などもそのまま用いている。また，環境因子と個人因子を背景因子として，生活機能と障害に影響する因子としてモデルに加えた（図6-4）。

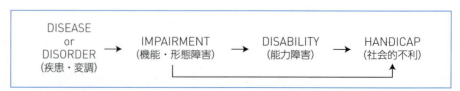

図6-3●国際障害分類（ICIDH）の概念図

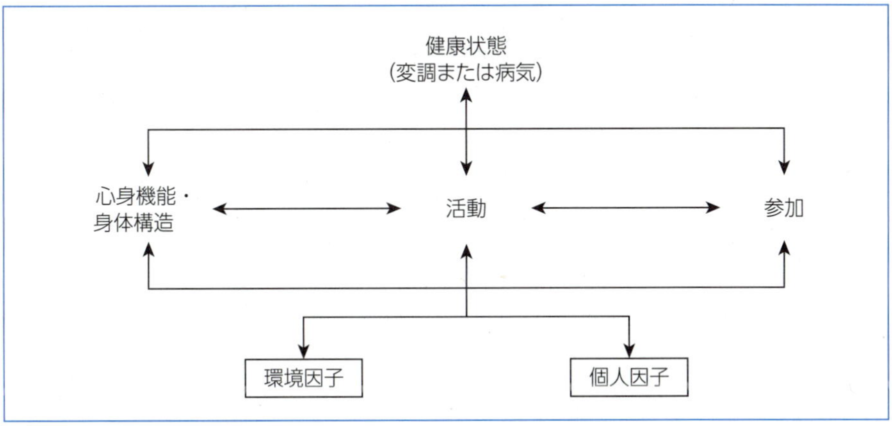

図 6-4 ● 国際生活機能分類（ICF）の概念図

2 障害者の法律上の定義

- **障害者の定義**　障害者基本法の第 2 条には，「身体障害，知的障害，精神障害（発達障害含む）その他の心身の機能の障害がある者であって，障害及び社会的障壁により継続的に日常生活又は社会生活に相当な制限を受ける状態にあるものをいう。」と定義されている。同法のなかでいわれている社会的障壁とは，障害のある者にとって障壁となる社会における事物，制度，慣行，観念そのほか一切のものである。
- **身体障害者の定義**　身体障害者福祉法の第 4 条では，「別表に掲げる身体上の障害がある 18 歳以上の者であって，都道府県知事から身体障害者手帳の交付を受けたもの」と定義されている。同法の別表では，視覚障害，聴覚障害，肢体不自由，心臓・腎臓・呼吸器の機能障害などの障害分類と障害程度の範囲が 1～7 級に区分されている。法律の対象としては，**身体障害者手帳**が交付されるのは 1～6 級である。7 級に該当する障害が 2 つある場合には 6 級と判定される。1，2 級が重度，3，4 級が中等度，5，6 級が軽度とされている。
- **知的障害者の定義**　知的障害者福祉法では明記されていないが，一般的には，知的機能の障害があるため，社会生活に適用できない者とされている。知的障害者への支援としては，都道府県により異なり統一されてはいないが，一般的には療育手帳が交付され支援されている。
- **障害児への対策など**　18 歳未満の障害をもつ者は，**児童福祉法**の対象である。
- **精神障害者への支援**　精神保健及び精神障害者福祉に関する法律（精神保健福祉法）により各種の施策などを行っている。
- **障害者および障害児への自立支援など**　障害者総合支援法に基づき実施されており，後述の解説を参照のこと。

3 障害児・者の状況

　在宅の身体障害児（18 歳未満）数は，2016（平成 28）年に厚生労働省が実施した「生活のしづらさに関する調査」では，約 6 万 8000 人と推計されている。障害の種類別では，肢体不自由が最も多く（52.9%），以下，内部障害（からだの内

部に障害がある者），聴覚・言語障害，視覚障害の順となっている。

　在宅の身体障害者数は，上記の調査では，約421万9000人と推計され，2011（平成23）年に行われた前回調査と比較して11.3％増加している。障害の種類別では，肢体不自由が最も多く（44.9％），以下，内部障害，聴覚・言語障害，視覚障害の順である。年齢階級別にみると，60歳以上の割合が81.6％（前回調査81.8％）で70歳以上が全体の60.1％を占めている。また障害の程度別では，1，2級の重度の者が全体の47.3％を占め，障害者の高齢化，重度化を示している。

　在宅の知的障害児・者の数は，上記の調査によると，96万2000人と推定され，施設入所児・者の12万人を加えると，総数は108万2000人となる。

2．障害児・者に関する施策

1 障害者施策の推移

　1946（昭和21）年に日本国憲法が制定され，基本的人権の保障が社会的課題となったことから，わが国の障害者施策は歩み出した。1947（昭和22）年に**児童福祉法**，1949（昭和24）年に**身体障害者福祉法**，1960（昭和35）年に精神薄弱者福祉法（1998（平成10）年より**知的障害者福祉法**）が制定され，徐々に動き始めた。そして，1970（昭和45）年に**心身障害者対策基本法**が制定され，障害者施策が総合的に推進されてきた。同法は，国際障害者年（1981年）から課題とされてきた障害者の「完全参加と平等*」の精神を基本理念とし，障害者施策のいっそうの推進を図るため，1993（平成5）年に全面改正され，**障害者基本法**となった。その後，2004（平成16）年と2011（平成23）年に一部改正されている。

　また，1982（昭和57）年に「**障害者対策に関する長期計画（10年間）**」，1993（平成5）年からは「**障害者対策に関する新長期計画（10年間）**」が策定された。1995（平成7）年には，上記の新長期計画を具体化するための重点実施計画として，「**障害者プラン～ノーマライゼーション7か年戦略～**」を策定し，グループホームの整備などの施策について，数値目標を決めて取り組むこととした。

　2003（平成15）年度からは，10年間の新しい「**障害者基本計画（新障害者基本計画）**」が策定された。この計画は，これまでの理念であるノーマライゼーションとリハビリテーションを継承しつつ，障害の有無にかかわらず，国民だれもが相互に人格と個性を尊重し，支え合う共生社会の実現を目指すことを基本的な考え方として策定された。基本的な方針として，①社会のバリアフリー化の推進，②利用者本位の支援，③障害の特性を踏まえた施策の展開，④総合的かつ効果的な施策の推進，の4つをあげて展開された。

　この新障害者基本計画の前期の5年間は，「重点施策実施5か年計画（新障害者プラン）」として重点項目施策の実施が推進された。その後の5年間についても，「重

＊**完全参加と平等**：すべての障害者は，個人の尊厳が重んじられ，その尊厳にふさわしい処遇を保障される権利を有し，社会を構成する一員として社会，経済，文化そのほかあらゆる分野の活動に参加する機会を与えられること。

点施策実施（後期）5か年計画」として，数値目標，達成目標を明記していっそうの推進が図られた。

2 支援費制度

2000（平成12）年に，社会福祉基礎構造改革が行われ，社会福祉法をはじめ，身体障害者福祉法，知的障害者福祉法，児童福祉法などの改正が行われた。これまでの行政が主体となった措置制度＊から，サービスを受ける側の選択，自己決定を重視し，サービス提供者と対等の契約によりサービスを受けることが可能となった。この改革の一環として，2003（平成15）年度から障害者の支援費制度が導入された。

支援費制度は，障害児・者自身が，福祉サービス利用を希望する場合，市町村（障害児の施設入所の場合は都道府県）へ申請し，必要と認められれば，福祉サービス事業者と対等な関係で契約しサービスを利用できるしくみである。この制度は，財政的基盤が弱かったことと，精神障害者を対象としていなかったことなどの課題があったが，支援費制度が，2005（平成17）年に成立した**障害者自立支援法**（現在の**障害者総合支援法**）へ移行された際に改善された。

3．障害者総合支援法

2013（平成25）年から障害者総合支援法として施行されているが，それ以前は，障害者自立支援法として，障害者の自立支援を推進してきた。

●**障害者自立支援法の目的**　障害者自立支援法は，2005（平成17）年に制定され，翌年4月に施行された。この法律の目的は，これまで障害の種別によって，異なる法律で行われていた障害福祉サービスや公費負担医療を一元化することにより，市町村が責任をもって障害福祉サービスを提供すること，就労支援を強化すること，そして支給決定のしくみを透明化，明確化することであった。

●**障害者総合支援法の成立**　その後，自立支援給付に要する費用などの課題に対応するため，新制度への検討が行われた。2012（平成24）年に障害者自立支援法が改正されて障害者の日常生活及び社会生活を総合的に支援するための法律（障害者総合支援法）が成立し，2013（平成25）年から一部施行された。障害者自立支援法からの主な変更点は，障害者の範囲に「制度の谷間」を埋めるべく難病などを加えたこと，障害程度区分を障害支援区分に改めたこと，そして，重度訪問介護の対象者を拡大，共同生活介護（ケアホーム）の共同生活援助（グループホーム）への一元化などである（表6-3）。

●**支援対象者**　障害者自立支援法では，支援対象は身体障害者，知的障害者，精神障害者および障害児であったが，障害者総合支援法では対象者に難病患者が追加された。

＊**措置制度**：措置制度とは，福祉サービスなどを受ける際，サービス提供者（行政機関など）が，利用者が受ける要件を満たしているか判断し，サービスの開始・廃止などを法令に基づいた行政権限としての措置により行う制度。

表 6-3 ● 障害者総合支援法の概要

1. 法律名
   「障害者自立支援法」を「障害者の日常生活及び社会生活を総合的に支援するための法律（障害者総合支援法）」とする。
2. 基本理念
   法に基づく日常生活・社会生活の支援が，共生社会を実現するため，社会参加の機会の確保および地域社会における共生，社会的障壁の除去に資するよう総合的かつ計画的に行われることを法律の基本理念に新たに掲げる。
3. 障害者の範囲
   「制度の谷間」を埋めるべく，障害者の範囲に難病等を加える（児童福祉法における障害児の範囲も同様に対応）。
4. 障害者に対する支援
   ・重度訪問介護の対象拡大（「重度の肢体不自由者等であって常時介護を要する障害者として厚生労働省令で定めるもの」とする）
   ・共同生活介護（ケアホーム）の共同生活援助（グループホーム）への一元化
   ・地域生活支援事業の追加（障害者に対する理解を深めるための研修や啓発を行う事業，手話通訳者等を養成する事業等）
5. サービス基盤の計画的整備
   ・基本指針・障害福祉計画について，定期的な検証と見直しを法定化
   ・市町村は障害福祉計画を作成するにあたって，障害者等のニーズ把握等を行うことを努力義務化
   ・自立支援協議会の名称について，地域の実情に応じて定められるよう弾力化するとともに，当事者や家族の参画を明確化
6. 検討規定（障害者施策を段階的に講じるため，法の施行後3年をめどとして，以下について検討）
   ・常時介護を要する者に対する支援，移動の支援，就労の支援その他の障害福祉サービスのあり方
   ・障害支援区分の認定を含めた支給決定のあり方
   ・意思疎通を図ることに支障がある障害者等に対する支援のあり方
   ＊上記の検討にあたっては，障害者やその家族その他の関係者の意見を反映させる措置を講じる。

●**支援内容**　自立支援給付と地域生活支援事業の2つに大きく分けられる。自立支援給付は，居宅介護（ホームヘルパーサービス），短期入所（ショートステイ），施設入所支援などの障害福祉サービスである介護給付と障害者の就労支援である訓練などの給付，そして自立支援医療に分けられる。また，地域生活支援事業は，実施主体である市町村が行う相談支援，移動支援，地域活動支援センターの運営，日常生活用具貸与などの事業がある（図6-5）。

●**支給決定までのプロセス**　支給を希望する障害者が市町村へ相談し，利用申請を行う。その後，障害支援区分認定調査により障害者の心身の状況を把握する。そして1次判定，2次判定により障害支援区分を認定し，申請者の社会活動や介護者，居住などの状況を把握したうえで，サービスの利用意向を確認して支給が決定される。利用者負担は，原則として**応能負担**（所得に応じた利用負担）である。

●**自立支援医療とは**　障害児・者に対する公費負担医療のことである。これまでは，障害の種別に関連する法律により公費負担医療が行われていたが，障害者自立支援法の施行時に，同法に基づく自立支援医療に一元化した。これにより，身体障害者福祉法による更生医療，児童福祉法による育成医療，精神保健福祉法による精神通院医療，支給認定の手続きなどが共通化された。利用者負担は，応能負担となっている。

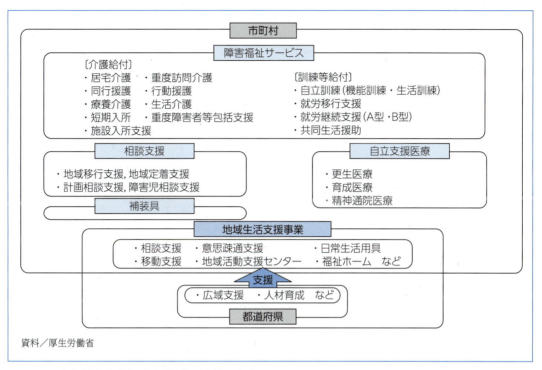

図6-5 ● 障害者総合支援法に基づく給付・事業

4.発達障害者支援法

　2006（平成18）年12月に**発達障害者支援法**が制定され，2007（平成19）年4月から施行された。福祉施策の谷間で取り残されていた発達障害者を定義し，発達障害者への支援，福祉サービスを導くために制定された。この法律では，発達障害を，広汎性発達障害（自閉症など），学習障害（LD），注意欠陥・多動性障害（ADHD），そのほか通常低年齢で発症する脳機能の障害であると定義した。同法では，発達障害者の早期発見，発達支援に対する国，行政の責務，および医療，保健，福祉，就労施策などの制度への横断的な対策を推進し，発達障害者の自立および社会参加の促進に努めることが明記されている。

●**主な施策**　この法律に基づいて，①地域支援体制の整備として発達障害者支援センターの設置など，②支援手法の開発，③情報提供，普及活動として発達障害情報センターの設置など，④専門的人材の養成の施策が実施されている。

5.障害者権利条約

　障害者権利条約は，2006（平成18）年12月，国連総会において採択され，2008（平成20）年5月に発効された。わが国は，2007（平成19）年9月にこの条約に署名し，2014（平成26）年1月に批准書を寄託し，同年2月に効力が発生している。

●**主な内容** 障害者権利条約は，障害者の人権および基本的自由を確保し，障害者の固有の尊厳を促進することを目的として，障害者の権利の実現のための措置などについて定めた条約である。主な内容は，①一般原則として，障害者の尊厳，自立，無差別，社会の完全参加など，②一般義務として，障害者の人権，基本的自由を完全に実現することの確保，促進すること，③障害者の権利実現のための措置など，④条約の実施のためのしくみである。

難病，障害児・者への支援体制

1．医療支援

●**難病患者の特徴** 難病は，診断されるまでに複数の医療機関を受診するため，発見が遅れがちである。また，難病は，原因不明で現時点では完治が難しく，ほかの人には理解されにくいため，病気の受容が難しく，本人および家族の精神的負担は大きい。したがって，難病患者の早期発見・早期対応のためには，指定難病医療機関と都道府県の保健所および市町村の行政などとの連携が必要であり，そのことは医療支援を行ううえでの重要な要件となる。

●**難病の医療支援** 都道府県の保健所では，難病訪問相談，医療相談，訪問診療などを実施している。また，都道府県では，2001（平成13）年から，担当医が診療の際に疑問などが生じやすい神経難病患者への医療支援として，担当医の要請に応じ，専門医を中心とした在宅医療支援のためのチームを派遣する在宅医療支援事業も行っている。難病の医療費助成については，難病法に基づく指定難病であれば，保健所などへ医療費助成申請をして，都道府県に認定された場合，医療費助成の対象となる。申請の際には，保健所などの保健師が面接対応し，その後の医療，療養生活の支援を行っている。また，小児の難病に対しては，小児慢性特定疾病医療費助成制度がある。

●**障害児・者への医療支援** 市町村の行政において，発生予防としての遺伝相談，ハイリスク妊婦相談，乳幼児の不慮の事故防止などの活動が行われている。早期発見・早期治療としては，先天性代謝異常検査，乳幼児健康診査としての1歳6か月児健診，3歳児健診時における相談，指導，医療機関への紹介などの対策がなされている。また，障害者については，保健所および市町村では，原因疾患予防・治療相談を目的として，生活習慣病，後に障害者になる可能性の高い，いわゆるハイリスク者への健康相談，健診の際の保健指導や，肢体不自由者，視覚・聴覚障害者療養支援相談などを行っている。障害児・者への医療費助成については，障害者総合支援法に基づく自立支援医療として，精神通院医療，更生医療および育成医療の公費負担制度がある。

2. 就学支援

　就学時期にある難病疾患の児童に対する医療費助成などは、小児慢性特定疾病医療費助成制度が対応している。その医療費助成の申請の際には、行政の保健師などが、療養生活相談として学校などの教育機関と連携し、就学相談を行っている。障害児に対しては、特別支援学校などの教育機関、また児童福祉施設と行政が連携し、就学相談などを実施している。また地域において、児童生徒が参加できる活動の場の開拓やピアカウンセラーとしての活動支援など、教育、福祉、保健行政と連携し支援体制を整えている。

3. 就労支援

●**難病,障害をもつ人の就労支援**　障害者総合支援法に基づき、就労支援サービスとして、自立訓練、就労移行支援、就労継続支援および共同生活援助の訓練などの給付が行われている。また、市町村が実施している地域生活支援事業として、社会との交流、社会復帰を促進する施設としての地域活動支援センターの機能強化事業など、地域の要望に応じた就業・就労支援が行われている。しかし、障害者の自立と完全参加のためには、地域の人々をはじめ雇用主である事業者の理解が前提となるので、障害者との共生社会の実現に向けた普及、啓発活動などが重要である。また、行政と難病患者および障害者の関係団体と協働して講演会などの開催といった活動を展開している。

●**障害者の雇用の促進等に関する法律**　障害者の雇用促進と職業の安定を図ることを目的として、障害者を、経済社会を構成する一員としてとらえ、能力を発揮する機会の保障と、障害者自身が職業人として自立に努めることを定めている。しかし、障害者の雇用を促進するためには、関係機関との連携と、社会の人々が障害者への理解を深めることが重要な要件となる。

4. 家族支援

　難病および障害をもつ人の家族は、家庭生活、社会生活、経済的および精神的にも大きな影響を受ける。家族は、一番身近な介護者としての責任もあり、家族が就学や学業の中断や変更を強いられ、経済的にも追い込まれる場合もある。

　難病、障害者への支援は、本人だけでなく、家族への支援も極めて重要である。現在の難病および障害者支援の法制度においては、家族に対する直接的な支援策には、まだ十分ではない部分もある。難病および障害者支援に携わる医療、保健、福祉関係者は、難病、障害児・者の家族にかかわる多様な問題に対応できるように、各種の法制度を活用して包括的に支援することが必要である。具体的には、難病法や障害者総合支援法、身体障害者福祉法、児童福祉法および介護保険法や生活保護

法などの関連法制度を活用し，短期入所などのレスパイトサービス*の導入など，関連機関や地域にある社会資源をマネジメントし，「制度の谷間」を埋める支援を行い，家族のために臨機応変な支援を行っていくことが必要となる。

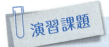 演習課題

1　難病支援のあゆみを整理してみよう。
2　現在の難病支援に関する施策を理解しよう。
3　障害児・者保健の概念を整理してみよう。
4　現在の障害児・者支援に関する施策を理解しよう。

＊レスパイトサービス：障害者をもつ家族を一時的に，一定期間，介護等から解放して，ケア負担を軽減するために提供されるサービス。

第2編 保健活動

第7章
歯科保健

この章では
- 歯科保健の意義を理解する。
- 歯科口腔保健法を理解する。
- 歯科保健における世界保健機関（WHO）の目標を学習する。
- う蝕（むし歯）・歯周疾患の予防を学ぶ。

歯科保健の意義

歯科保健（Dental Health）と口腔保健（Oral Health）は，現在，おおむね同意語として使用されている。

●**歯科保健の定義**　「口腔保健（口腔の健康）とは，口腔に疾病がないというだけではなく，口腔が機能的で，それにより社会的および心理的にも良好な状態」[1] "Oral health is not only an absence of disease but also includes functional aspects and social and psychological well-being." と Locker D.[2]（1988）が定義している。

●**歯科保健の役割**　日本では歯や口腔はからだの一部でありながら，歯学として独立した教育がなされており，医学・看護学ではごく一部しか教育されていなかった。しかし，口腔環境や機能が生命や生活の質（QOL）へ及ぼす影響が報告[3]され，その役割が認識されるようになってきた。食事・栄養を口から摂食（咀嚼）・嚥下することは，人間の基本的行為であり，元気なときは無意識に行われているが，いったん，その機能が衰え，障害されるとその重要性に気が付く。歯を喪失した後に，その機能を補うためブリッジ，入れ歯（義歯）やインプラントを入れるが，健康な状態の自分の歯と同じように使用することは難しい。自分の歯・口腔を健康な状態で維持・増進していくことが大切である。

●**歯科保健の現状**　2019 年国民生活基礎調査[3]によると，歯の病気による通院者率は男女共に上位に入っており，やや減少傾向にあるものの，依然として多くの国民が受診している（図 7-1）。以下に，歯科口腔の健康に関する運動，法律，健康日本 21 や WHO の口腔保健の目標を示す。

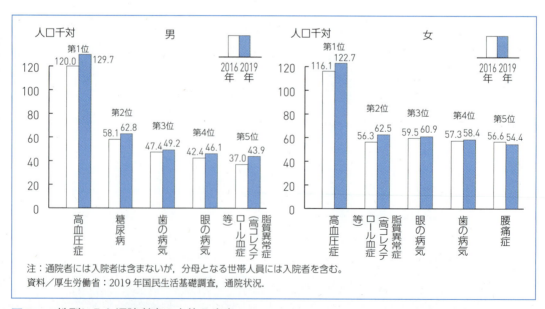

図 7-1 ●性別にみた通院者率の上位 5 疾病

1. 8020運動 [1), 4)]

　8020（ハチマルニイマル）運動は，1989（平成元）年に厚生省（現厚生労働省）が提唱した「80歳で20歯を残そうとする運動」のことである。これは1985（昭和60）年に愛知県豊田市老人保健調査で，少なくとも20本の歯があれば，ほとんどの食品をしっかりかんで食べられるという結果から，高齢になってもおいしく食べて楽しく話せるためのスローガンとして日本歯科医師会や自治体を中心として国民へよびかけられた。

● **8020達成者の現状**　歯科疾患実態調査[5)]は6年に1回行われる国の一般統計（対象者は実施年の国民健康・栄養調査と同じ）である。2016（平成28）年の本調査によると8020達成者(80歳で20本以上の歯を有する者の割合)は51.2％であり，2005（平成17）年の調査結果24.1％から大きく増加している（75歳以上80歳未満，80歳以上85歳未満の数値から推計）。

2. 健康日本21と健康増進法 [1), 6)]

　健康日本21では，2012（平成24）年に第2次として「歯・口腔の健康」領域の2022（令和4）年度までの目標値[6)]が設定された。また，1995（平成7）年から「老人保健法」で行われてきた歯科保健事業のうち歯周疾患の健康教育・歯周疾患の健康相談（40～64歳）と歯周疾患検診（40・50・60・70歳）は，2008（平成20）年度から「健康増進法」により市区町村が任意で実施している。

3. 歯科口腔保健の推進に関する法律（歯科口腔保健法）[1), 7)]

　2011（平成23）年に，「歯科口腔保健の推進に関する法律」が公布・施行された。この法律は，歯科疾患の予防など口腔保健の保持・増進についての施策を総合的に進めていくための基本法であり，その概要を図7-2に示す。2012（平成24）年には「歯科口腔保健の推進に関する基本的事項」が策定・告示された。

4. WHOの口腔保健目標 [8), 9)]

　WHOの新しい国際口腔保健はゴール，目標，ターゲットがあり，それらは，国際連合の開発計画報告書にある"Think globally, act locally"「地球的規模で考え，地域で活動する」という地域活動の精神を活発にすることを意図して策定された。世界的レベルで幅広く対応していくために，その枠組みを提供することを目的としており，地域，国，地区レベルの保健政策立案者に具体的な基準となる値を示していない。

　前述のとおり，口腔保健の具体的な数値は示されていないが，数値目標は情報ベースの適切さ，地域における優先順位，口腔保健システム，疾病の有病状況，重症度，社会経済的状況など地域の実状に応じて設定されるべきとされている。また，口腔疾患の疫学だけでなく，政治的，社会経済的，文化的，法規的な面も検討し，

図 7-2 ● 歯科口腔保健の推進に関する法律の概要

歯科口腔保健の推進に関する法律の概要

○口腔の健康は,国民が健康で質の高い生活を営むうえで基礎的かつ重要な役割
○国民の日常生活における歯科疾患の予防に向けた取り組みが口腔の健康の保持にきわめて有効

国民保健の向上に寄与するため,歯科疾患の予防等による口腔の健康の保持(以下「歯科口腔保健」)の推進に関する施策を総合的に推進

基本理念
① 国民が,生涯にわたって日常生活において歯科疾患の予防に向けた取り組みを行うとともに,歯科疾患を早期に発見し,早期に治療を受けることを促進
② 乳幼児期から高齢期までのそれぞれの時期における口腔とその機能の状態および歯科疾患の特性に応じて,適切かつ効果的に歯科口腔保健を推進
③ 保健,医療,社会福祉,労働衛生,教育その他の関連施策の有機的な連携を図りつつ,その関係者の協力を得て,総合的に歯科口腔保健を推進

責務
① 国および地方公共団体,②歯科医師,歯科衛生士など,③国民の健康の保持増進のために必要な事業を行う者,④国民について,責務を規定

歯科口腔保健の推進に関する施策
① 歯科口腔保健に関する知識等の普及啓発など
② 定期的に歯科検診を受けることなどの勧奨
③ 障害者等が定期的に歯科検診を受けることなどのための施策
④ 歯科疾患の予防のための措置など
⑤ 口腔の健康に関する調査および研究の推進など

実施体制

基本的事項の策定等
国:施策の総合的な実施のための方針,目標,計画その他の基本的事項を策定・公表
都道府県:基本的事項の策定の努力義務

口腔保健支援センター
都道府県,保健所設置市および特別区が設置〔任意設置〕
※センターは,歯科医療等業務に従事する者等に対する情報の提供,研修の実施等の支援を実施

※国および地方公共団体は,必要な財政上の措置等を講ずるよう努める。

出典/厚生労働省ホームページ.

各地域・国で目標が設定されている。以下の 16 のターゲットは重点項目である。①疼痛,②機能障害,③感染症,④口腔咽頭がん,⑤HIV 感染の口腔内症状の出現,⑥ノーマ(壊疽性口内炎;水がん),⑦外傷,⑧頭蓋顔面部の異常,⑨う蝕,⑩歯の成長発育期の異常,⑪歯周疾患,⑫口腔粘膜疾患,⑬唾液腺疾患,⑭歯の喪失,⑮ヘルスケアサービス,⑯ヘルスケア情報システム。

B 歯科保健の現状

1. う蝕(むし歯)の状況

1 1歳6か月児・3歳児のう蝕有病状況[10]

表 7-1 に 2002〜2020(平成 14〜令和 2)年の 1 歳 6 か月児・3 歳児の歯科健診における,う蝕有病者率と 1 人平均う歯数(未処置,処置等含む)を示す。1 歳 6 か月児のう蝕有病者率は 2002(平成 14)年の 3.72%から徐々に減少し 2020(令和 2)年には 1.12%となっている。3 歳児の場合は 2002(平成 14)年の 32.3

表 7-1 ● 1歳6か月児・3歳児の歯科健診におけるう蝕有病者率と1人平均う歯数

年		2002 (平成14)	2005 (平成17)	2010 (平成22)	2012 (平成24)	2014 (平成26)	2016 (平成28)	2018 (平成30)	2020 (令和2)
1.6歳児	有病者率(%)	3.72	3.07	2.33	2.08	1.80	1.47	1.15	1.12
	う歯数/人	0.12	0.09	0.07	0.06	0.05	0.04	0.03	0.03
3歳児	有病者率(%)	32.3	28.0	21.5	19.1	17.7	15.8	13.2	11.8
	う歯数/人	1.39	1.14	0.80	0.68	0.62	0.54	0.44	0.39

資料/厚生労働省:地域保健・健康増進事業報告.

％から徐々に減少し2020(令和2)年には11.8％となっている。

2 学校歯科保健状況[11]

学校保健安全法で行われている健康診断の疾病・異常を被患率等別にみると,幼稚園および小学校においては「むし歯(う歯)」の者の割合が最も高く,次いで「裸眼視力1.0未満の者」の順となっている。中学校,高等学校においては,「裸眼視力1.0未満の者」が最も高く,次いで「むし歯(う歯)」の順である。

学校保健統計調査から幼稚園,小学校,中学校,高等学校のう蝕有病者率(乳歯＋永久歯)および未処置者率は,幼稚園,小学校,中学校,高等学校で,1985(昭和60)年から徐々に減少した。なお,半数の小児がう蝕を経験している。世界的な目標となっている12歳児(日本では中学校1年)における1人当たり平均う歯数(喪失歯および処置歯数を含む)を表7-2に示す。永久歯(T:permanent Tooth)について,1人平均う蝕経験歯数(DMFT指数。DMFTは,永久歯のう蝕経験歯数を指す)は2015(平成27)年に1歯を切り,2020(令和2)年は0.68と過去最低となっている。DMFTには未処置う(蝕)歯(DT:Decayed Tooth),処置歯(FT:Filled Tooth),う蝕が原因の喪失歯(MT:Missing Tooth)が含まれる。

3 歯科疾患実態調査からのう蝕状況[1), 5), 10)]

歯科疾患実態調査の永久歯(5歳以上)のう蝕有病者率の年次推移は20歳未満では減少しているが,25～74歳の有病者率は90％を超えており,35～54歳の年齢階級では99％である。また,図7-3に2016(平成28)年に調査した1人平均う蝕経験歯数(DMFT指数)を年齢階級別に示す。未処置歯は各年齢階級で多

表 7-2 ● 12歳児(中学校1年)における1人平均う蝕経験歯数(永久歯)

年	1985 (昭和60)	1995 (平成7)	2000 (平成12)	2005 (平成17)	2010 (平成22)	2015 (平成27)	2019 (令和元)	2020 (令和2)
う蝕経験歯数(DMFT)	4.63	3.72	2.65	1.82	1.29	0.90	0.70	0.68
未処置歯数(DT)	1.32	0.98	0.73	0.60	0.46	0.34	0.24	0.25
処置歯数(FT)	3.26	2.69	1.88	1.19	0.81	0.55	0.45	0.42
喪失歯数(MT)	0.05	0.05	0.04	0.03	0.03	0.01	0.01	0.01

資料/文部科学省:学校保健統計調査.

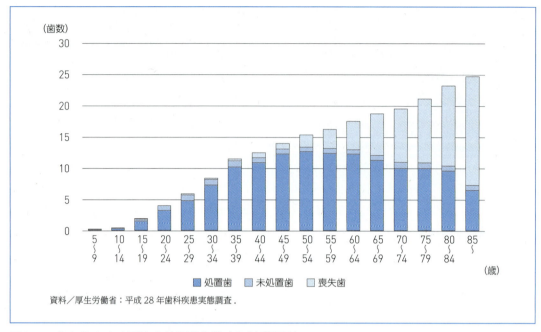

図 7-3 ● 永久歯の 1 人平均う蝕経験歯数，年齢階級別

くて 1 歯であるが，処置歯が 50～54 歳（ピーク）まで徐々に増え（約 13 歯），その後は喪失歯の割合が大きくなり 75 歳以上から喪失歯のほうが多くなる。

2．歯周疾患（歯周病）の状況[1]

歯科疾患実態調査の 2011（平成 23）年の調査の歯肉に所見のある者の割合を図 7-4 に示す。

歯肉の状態の評価は WHO 指定の探針を用い，地域歯周疾患指数（Community Periodonotal Index；CPI）に準じた方法で実施し，診査する部位（上下左右臼歯部と上下前歯部）で最も重症な部分を被験者の値とする。なお，歯周疾患（歯周病）とは歯肉炎と歯周炎を合わせた総称である。

健全な歯肉を有する者は 10 歳代後半～40 歳代前半まで 20～30％であり，歯肉炎の者は 10 歳代で多く約 30％で，20～74 歳は 10～20％である。歯石沈着の者は 10 歳代後半から 54 歳まで 40％前後で最も多く，初期・中等度の歯周炎の者は 30 歳代から増加し 50 歳代後半から 80 歳代で 30～40％にみられ，重度の歯周炎の者は 40 歳代から増加し 60 歳以降は 20％前後である。対象歯のない者は 70 歳から急激に増加し 85 歳以上では約半数となる。このように，10～20 歳代は歯肉炎が多く，30 歳以降歯周炎が進行し，40 歳以降になると中等度から重度の歯周炎の者が多くなる。歯石沈着はどの年代でも多く，定期的受診の必要性が示唆される。

3．歯科疾患関連の状況[1], [5]

2016（平成 28）年の歯科疾患実態調査でのいくつかの状況を示す。不正咬合（歯

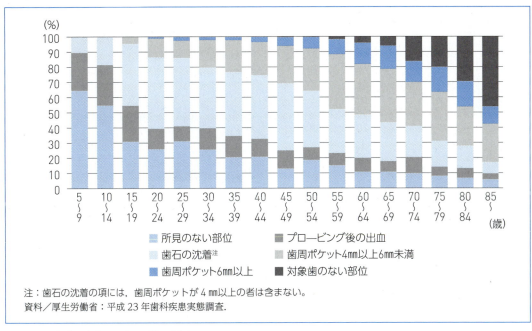

図 7-4 ● 歯肉に所見のある者の割合

並びやかみ合わせが悪い）は 12〜20 歳を対象に調査し，叢生（歯並びが凸凹）が 26.4％，オーバージェット 4 mm 以上（出っ歯）が 40.1％であったと報告されている。顎関節は 15 歳以上で顎関節の雑音（かくかく）は 15.0％（20〜24 歳で最大 32.9％），痛みがある者は 3.3％であり，雑音および痛みは女性のほうが多かった。

● **フッ化物塗布の経験者および歯磨き回数**　1〜14 歳のフッ化物塗布の経験者の割合は 1987（昭和 62）年 31.6％から増加し，2016（平成 28）年には 62.5％と倍増した。歯磨き回数は 1981（昭和 56）年は 1 日 1 回の者が 46.4％と最も多かったが，1987（昭和 62）年には 2 回の者が 44.9％となり，2016（平成 28）年は 1 日 2 回の者が 49.8％，3 回の者が 27.3％，1 回の者が 18.3％で 3 回の割合が多くなってきている。

C　う蝕予防[1)]

● **う蝕の原因**　う蝕の原因として Keyes[12)] はう蝕を多要因疾患として大きく 3 つの輪を要因とし，①宿主要因（歯質や唾液など），②口腔細菌（う蝕原因菌としてミュータンスレンサ球菌や乳酸桿菌など），③発酵性糖質（ショ糖・砂糖，果糖，ブドウ糖，麦芽糖，乳糖など）が重なりあうと生じるとした。のちに Newbrun[13)] が時間的要因を加えて 3 つの要因が重なっている時間が長いとう蝕が発生すると説明した。

● **う蝕の発生機序**　う蝕の直接的な発生機序は，口腔内細菌（ミュータンスレンサ球

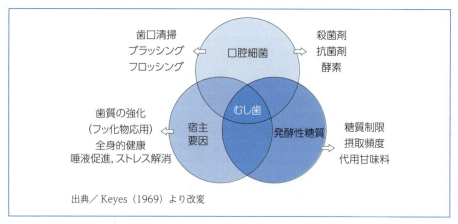

図7-5 ● う蝕（むし歯）の原因と予防

菌）がショ糖などから産生する粘着性の基質に500種以上の微生物が生息する歯垢（プラーク，Dental Plaque）が歯面に長時間付着し，そこに発酵性糖質が食事やおやつ・飲料で供給されると，う蝕原性細菌が酸を産生する。その酸で歯質が脱灰され，内部へ侵食してう蝕が生じる。その過程のどこかで予防手段を行えばう蝕を予防できる。

● **う蝕の要因別予防方法**　予防するためには，個人で，どの要因がう蝕を引き起こす可能性が高いのかリスク診断を行い，リスクに応じた予防方法を行うことが効果的である。各要因に対する予防方法を図7-5に示す。宿主要因の予防方法として，歯質の耐酸性を増強するなど，世界中で最も効果が認められている[14]のはフッ化物の応用[15]（フッ化物溶液塗布，フッ化物洗口，フッ化物配合歯磨剤，飲料水のフッ化物添加など）である。

　口腔細菌が多く生息するプラークを長時間付着させないため，プラークコントロール（歯口清掃）として，1日1回以上のブラッシングおよび歯間清掃（フロッシング）が効果的である。また，砂糖や果糖などを含む飲食物はプラーク中の細菌が酸を産生する基質となるため制限することが望ましい。近年，キシリトールなどの口腔細菌が酸を産生できない代用甘味料がガムなどに用いられている。

D 歯周疾患予防[1]

　歯周疾患（歯周病）は生活習慣に起因する多要因疾患であり，特に糖尿病などの生活習慣病との関連性が明らかとなってきた[16]。

● **歯周疾患の発生機序**　直接的な歯周疾患の発生機序として，主たる原因は歯と歯肉の境目の歯肉溝中のプラークである。Page, Kornman（1997）[17]は図7-6のように要因間の関連性を示した。

● **歯周疾患の病原菌**　慢性歯周炎の病原菌として，ポルフィロモナス・ジンジバリス

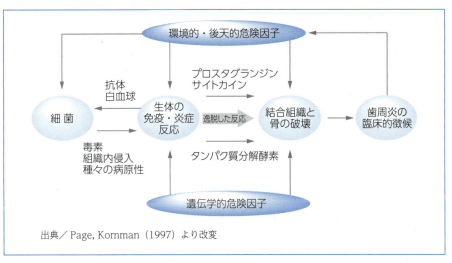

図7-6 ● 歯周疾患の発症モデル

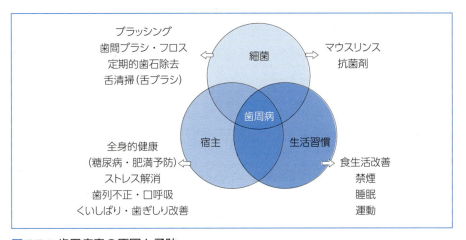

図7-7 ● 歯周疾患の原因と予防

(Porphyromonas Gingivalis)，タネレラ・フォーサイシア（Tannerella Forsythia），トレポネーマ・デンティコラ（Treponema Denticola）は偏性嫌気性菌で，たんぱく質を栄養源とし，強力なたんぱく質分解酵素を産生し，内毒素をもつ。急激に進行する侵襲性歯周炎の原因菌アグリゲイティバクター・アクチノミセテムコミタンス（Aggregatibacter Actinomycetemcomitans）は種々の毒素を産生する。また，歯周病関連細菌として，プレボテラ・インターメディア（Prevotella Intermedia）は妊娠性の歯周炎と，フゾバクテリウム・ヌクレアタム（Fusobacterium Nucleatum）は口臭の発生に関連する。

● 歯周疾患の予防法　図7-7に要因に応じた予防方法を示す。宿主要因も関連するが，一番重要なのは，プラークコントロール（歯口清掃：ブラッシングと歯間清掃）[18]で，歯と歯肉の境目のプラークをていねいにブラッシングし，歯間ブラシやデンタルフロスで歯間清掃を行うこと，歯石沈着も原因となるので歯石除去も定期的に受診して行うことが予防方法であり，初期の歯周疾患の改善方法でもある。また，歯列不

正，くいしばりなどかみ合わせに問題がある場合や糖尿病などの基礎疾患がある場合は，歯科・医科を受診し，関連疾患の治療を行うことも予防となる。

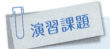

1 歯科保健の意義をまとめてみよう。
2 歯科口腔保健法の内容を把握しよう。
3 歯科保健におけるWHOの目標を知る。
4 う蝕・歯周疾患の予防方法には，どのようなものがあるかまとめてみよう。

column

歯科保健指導による改善例

　Aさんは47歳の男性。食生活では，朝の欠食，昼食はラーメンや牛丼が多く，夜はトンカツや焼き肉が好きでよく食べるという。身長169cm，体重92.7kgでBMIは32.46である。
　歯磨きは起床時に短時間1回のみ行っていた。会社の健康診断で空腹時の血糖値が高く，ヘモグロビンA1c（HbA1c）が11.0で糖尿病を指摘された。某病院の糖尿病教育入院に参加し，食生活指導や運動指導に加え歯科保健指導を受けた。
　入院中には時間があり，歯科保健指導時に提供された歯ブラシでていねいに歯を磨き，歯間ブラシも使用した。退院時には，歯磨き時の出血が減少した。投薬を受け，1か月後の外来受診時にHbA1cは9.8に改善し，体重は減少した。朝食をとり，野菜を食べるようにし，カロリーを気にするようになった。また，歯磨きは夜寝る前にも行い，歯間ブラシも使用しているとのことで，歯肉の出血や腫脹は改善し，家族から口臭がなくなったと言われたと話す。2か月後にHbA1cは7.3まで改善し，体重も10kg近く減少したとのこと。夜寝る前のていねいな歯磨きと歯間ブラシ使用も継続しており，歯肉の状態はさらに改善した。
　本事例は糖尿病の教育入院に歯科保健指導を入れることで，入院中の時間が取れるときに，ていねいなブラッシングと歯間ブラシ使用による口腔清掃を行う気持ちよさと歯肉の改善が自覚でき，退院後も継続，糖尿病と歯周病の両方に改善がみられた例である。

文献

1) 全国歯科衛生士教育協議会監：最新歯科衛生士教本，保健生態学，第2版，医歯薬出版，2014.
2) Locker D：Measuring oral health, a conceptual framework, Community Dental Health, 5：3-18, 1988.
3) 厚生労働省：2019年国民生活基礎調査の概況　https://www.mhlw.go.jp/toukei/saikin/hw/k-tyosa/k-tyosa19/dl/14.pdf（最終アクセス日：2020/9/10）
4) 8020推進財団ホームページ　http://www.8020zaidan.or.jp/index.html（最終アクセス日：2016/5/15）
5) 厚生労働省：歯科疾患実態調査　http://www.mhlw.go.jp/toukei/list/62-28.html（最終アクセス日：2018/8/31）
6) 厚生労働省：健康日本21第2次目標　http://www.mhlw.go.jp/seisakunitsuite/bunya/kenkou_iryou/kenkou/kenkounippon21/kenkounippon21/mokuhyou05.html（最終アクセス日：2016/5/15）
7) 厚生労働省：歯科口腔保健　http://www.mhlw.go.jp/stf/seisakunitsuite/bunya/kenkou_iryou/kenkou/shikakoukuuhoken/（最終アクセス日：2016/5/15）
8) WHO：Global goals for oral health 2020; Martin Hobdell: Houston, USA, Leader of FDI Joint Working Group Poul Eric Petersen: World Health Organization, Geneva, Switzerland John Clarkson: International Association for Dental Research, Alexandria, USA Newell Johnson: FDI Science Commission, Ferney-Voltaire, France International Dental Journal, 53：285-288, 2003
9) 8020推進財団：WHOの口腔保健目標　http://www.8020zaidan.or.jp/databank/aim.html（最終アクセス日：2016/5/15）
10) 国立保健医療科学院：歯科口腔保健の情報提供サイト　https://www.niph.go.jp/soshiki/koku/oralhealth/data.html（最終アクセス日：2022/11/16）
11) 国立保健医療科学院：学校歯科　http://www.mext.go.jp/component/b_menu/other/__icsFiles/afieldfile/2016/03/28/1365988_03.pdf（最終アクセス日：2016/5/15）
12) Keyes PH：Present and future measures for dental caries control. JADR, 79：1395-1404, 1969.
13) Newbrun E：Cariology, Williams & Wilkins Company, Baltimore, 1978.
14) WHO Expert Committee：Fluorides and oral health. Who technical report series, WHO, Geneva, 1994.
15) 眞木吉信監：フッ化物応用の手引き，東京都健康局，2003.
16) 8020推進財団：口腔と歯周病　http://www.8020zaidan.or.jp/pdf/jigyo/koukuu_zensin_2.pdf（最終アクセス日：2016/5/15）
17) Page RC, Kornman KS：The pathogenesis of human peridontitis：an introduction, Peridontology 2000, 14：9-11, 1997.
18) 石川烈，他編：歯周病学，永末書店，1996.

第2編 保健活動

第8章
学校保健

この章では
- 学校における子どもの健康について理解する。
- 学校保健の目的について理解する。
- 学校保健を支える法律・制度について理解する。
- 学校保健における健康課題の対策について理解する。
- 学校保健と地域・家庭との連携を理解する。

I 子どもの現状

子どもの発育と健康状況

　学校保健における健康課題は，子どもの発育や健康状況の推移や現状を分析し，運動・食事・休養・睡眠など生活全般において総合的に健康に関する対策を考える必要がある。

●**学校保健統計による現状**　学校保健統計2019（令和元）年によると，幼稚園〜高校生の男女とも身長は増加傾向にあったが，1994〜2001（平成6〜13）年度を境に横ばいである。体重も増加傾向にあったが，1998〜2006（平成10〜18）年度を境に減少傾向にある。

　疾病・異常の罹患率については，幼稚園・小学生では，う歯（むし歯），裸眼視力1.0未満の順に多く，中学生・高校生では，裸眼視力1.0未満，う歯の順に多い。鼻・副鼻腔疾患，アトピー性皮膚炎，喘息も多い。

　ここでは，罹患率の高いう歯，裸眼視力1.0未満の児童生徒の状況をみたい。裸眼視力1.0未満は，中学生，高校生ともに裸眼視力0.7未満0.3以上が多くなっているが，高校生は0.3未満が最も多く約3人に1人が0.3未満である。男女比較では，女子は中学生から0.3未満が多く高校生では41.27％と4割を超える（図8-1）。う歯は未処置歯が幼稚園19.15％，小学生21.74％，中学生34.00％，高校生17.33％とすべての年代で2割程度いる（図8-2）。

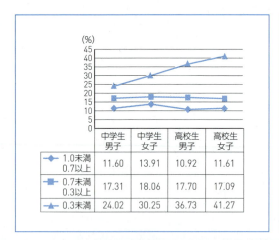

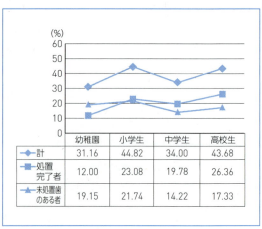

資料／文部科学省：学校保健統計調査，学校種別，疾病・異常罹患率等の推移，令和元年度.

図8-1 ● 裸眼視力1.0未満の男女比較　　図8-2 ● う歯のある児童生徒等の割合

B 子どもの体力・運動能力

　文部科学省の調査「全国体力・運動能力，運動習慣等調査結果の概要」2018（平成30）年によると，体力・運動能力の高い子どもに共通していたのは，「小・中学校男女ともに運動やスポーツをすることを大切だと考える，家の人と一緒にスポーツや運動について話をする」などであった。中学校における調査では，食事については，「毎日朝食を食べる，夕食を決まった時間に食べる，毎日決まった時間に寝る」など規則正しい生活習慣のある子どもの体力合計点が高かった。

1．運動・食事・睡眠に対する意識と体力との関連

　文部科学省「平成30年度全国体力・運動能力，運動習慣等調査」によると，小学生において運動・食事・睡眠について大切に考えている子どもは，大切ではないと考えている子どもよりも男女ともに体力合計点が高い。運動・食事・睡眠への意識は体力との関連が高く，子どもの日常生活への意識の向上が，体力の向上につながると考えられる（図8-3）。

2．運動・食事・睡眠に対する意識

　文部科学省「平成30年度全国体力・運動能力，運動習慣等調査」によると，運動・食事・睡眠について，大切だと考えているかどうかを質問したところ，小学校・中学校ともに食事や睡眠に比べて運動に対する意識は低かった。大切だと考えている割合は，食事に関しては小学校男子91.5%・女子92.7%，中学校男子90.3%・女子88.2%，運動に関しては小学校男子78.5%・女子73.8%，中学校男子75.9%・女子70.1%，睡眠に関しては小学校男子84.0%・女子89.2%，中学校男子84.4%・女子87.4%であった（図8-4）。

　睡眠については，就寝時間の遅い子どもや睡眠障害のある子どももおり，意識か

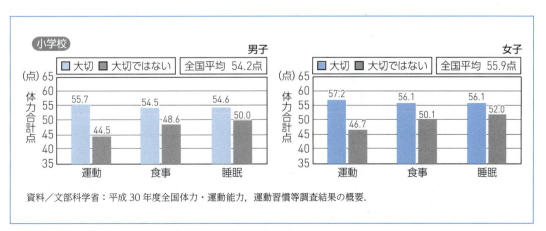

資料／文部科学省：平成30年度全国体力・運動能力，運動習慣等調査結果の概要．

図8-3 ●「運動」「食事」「睡眠」への意識と体力合計点との関連

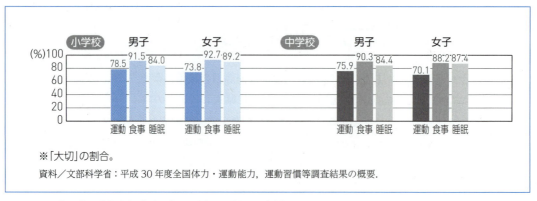

図 8-4 ●「運動」「食事」「睡眠」を大切と考える割合

ら行動変容に移すことも大切と考えられる。また地域における乳幼児健診でも就寝時間の遅い子どもがおり，家庭における就寝時間に関する幼少時からの生活習慣など，家庭への働きかけを地域と連携し，子どものライフサイクルに応じて行うことが大切である。

C 学校の取り組み

文部科学省の「平成30年度全国体力・運動能力，運動習慣等調査」によると，体力上位校の取り組みに共通していたのは，小・中学校男女ともに学年ごとの学校教育活動外での運動実施状況の把握，学年ごとの目標の設定，学校全体の目標の設定，家庭への説明や呼びかけ，調査結果を踏まえた授業の工夫改善などであった。

学校内だけでなく，学校外の状況の把握や調査結果を踏まえた授業の改善，また学校全体や学年の目標の設定など，学校内外の子どもの実態を踏まえた計画的な取り組みや，その取り組みを家庭に周知し連携していることが，体力上位校において特徴的であった。

D 教育委員会の取り組み

文部科学省「平成30年度全国体力・運動能力，運動習慣等調査」によると，健康の保持増進との関連を図った体力・運動能力の向上に関する施策や取り組みを実施している市区町村は，2016（平成28）年度の74.1%に対して，2017（平成29）年度は73.0%に減少した。幼児の運動促進のための取り組みを行っている市区町村は，2016（平成28）年度の39.4%に対して，2017（平成29）年度は40.3%に増加した。特に中学校女子の運動・スポーツ実施の意欲喚起，実施促進のための取り組みを実施している市区町村は，2016（平成28）年度は28.4%で

あったのに対して，2017（平成29）年度は33.6％に増加した。

上記の結果から中学校女子の取り組みは，平成29年のスポーツ庁の子どもの体力・運動能力の統計結果にもつながっている。

II 学校保健

● **学校保健の定義** 文部科学省は，「学校保健とは，学校において，児童生徒等の健康の保持増進を図ること，集団教育としての学校教育活動に必要な健康や安全への配慮を行うこと，自己や他者の健康の保持増進を図ることができるような能力を育成することなど学校における保健管理と保健教育」[1]と定義している。

A 学校保健に関する法律

学校保健に関する法律は，「学校保健安全法」であり，2009（平成21）年4月1日に「学校保健法」から改称された。

● **対象** この法律の対象となる学校とは「幼稚園，小学校，中学校，高等学校，中等教育学校，特別支援学校，大学，高等専門学校」（学校教育法第1条）を指し，児童生徒などは，学校に所属する幼児・児童・生徒・学生のことをいう。

● **学校安全への施策** 学校保健安全法への改正に伴い，学校保健計画と共に，災害・事故などに対応するため学校安全計画の策定，危険発生時対処要領を作成し，その周知，訓練，心的外傷の支援がされることとなった（表8-1）。

● **地域との連携** また救急処置，健康相談，保健指導における地域保健医療機関との連携，学校安全における保護者，住民，警察など地域や家庭との連携についても述べられている。学校保健計画，危険発生時対処要領においては，児童生徒だけでなく，職員の心身の健康や心的外傷の支援についても取り組むようにされている。

B 学校保健の体系と場

学校保健は大きく保健管理・保健教育を柱としているが，その実施されている場は，地域との関連・連携のなかで運営されている。

● **縦横の連携** 学校保健管理においては，年間の学校保健計画・学校安全計画が，地域のなかで縦のかかわり（幼稚園～小・中学校～高校～大学）と，横のかかわり（保健・福祉行政・住民組織等の社会資源・地域保健福祉行政・学校保健委員会・食生活改善推進委員・保健推進委員などの保健組織活動など）のなかで作成され，国の

表 8-1 ● 学校保健安全法の内容

第1章	総則	
第1条	目的	児童生徒等及び職員の健康保持増進，保健管理，安全管理
第2条	定義	学校：学校教育法，児童生徒学生等（幼児，児童，生徒，学生）
第3条	国及び地方公共団体の責務	相互連携，財政措置，施策
第2章	学校保健	
第5条	学校保健計画の策定等	児童生徒等と職員の心身の健康保持増進のため，健康診断，環境衛生検査，児童生徒等の指導，保健の計画策定を行う
第6条	学校環境衛生基準	学校環境衛生基準（換気，採光，照明，保温，清潔維持，給食：学校給食法）
第7条	保健室	健康診断，健康相談，保健指導，救急処置を行う
第8条	健康相談	児童生徒等の心身の健康相談
第9条	保健指導	養護教諭，その他の職員は相互連携し，児童生徒等の健康観察，健康相談を実施，健康問題の指導，保護者に助言を行う
第10条	地域の医療機関等との連携	救急処置，健康相談，保健指導を行うにあたり地域の医療機関等との連携を図る
第11・12条	就学時の健康診断	市町村教育委員会による実施。健康診断の結果，治療勧告，助言，義務の猶予，免除，特別支援学校就学指導を行う
第13・14条	児童生徒等の健康診断	学校は毎学年定期に児童生徒等の健康診断を実施し，治療指示，運動や作業軽減等の措置をとる
第15・16条	職員の健康診断	学校設置者は健康診断の結果，治療を指示，勤務を軽減する等の措置をとる
第19条	出席停止	校長は感染症，または疑いのある児童生徒等を出席停止できる
第20条	臨時休業	学校の設置者は，感染症予防に関し，学校の全部，一部を休業できる
第22・23条	学校保健技師・学校医・学校歯科医及び学校薬剤師	学校保健技師を都道府県教育委員会に置く。学校医を学校に，学校歯科医・学校薬剤師を大学以外の学校に置き，学校における保健管理，専門的事項の技術・指導に従事する
第24条	地方公共団体の援助	地方公共団体は，設置する小・中学校，特別支援学校等の生活保護法にあたる児童生徒の疾病の医療費に必要な援助を行う
第3章	学校安全	
第26条	学校安全に関する学校の設置者の責務	学校の設置者は，事故，加害行為，災害等の危険を防止し，適切に対処するよう措置を行う
第27条	学校安全計画の策定等	学校施設，設備の安全点検，通学を含めた学校生活・日常生活の安全指導，職員研修，安全計画策定
第28条	学校環境の安全の確保	校長は施設・設備について児童生徒等の安全確保，改善措置を行う
第29条	危険等発生時対処要領の作成等	危険等発生時において当該学校の職員がとるべき内容，手順の作成・周知，訓練。事故等による児童生徒等その他関係者の心理的外傷・心身の健康の影響の回復を支援
第30条	地域の関係機関等との連携	児童生徒等の保護者との連携，警察署，関係団体，住民との連携を図る
第4章	雑則	
第31条	学校の設置者の事務の委任	学校の法律に基づき処理すべき事務を校長に委任する
第32条	専修学校の保健管理等	医師を置く（保健管理，技術及び指導のため），保健室設置（健康診断，健康相談，保健指導，救急処置等のため）

資料／昭和33年4月10日法律56号，最終改正　平成28年4月1日施行「学校保健法」より作成.

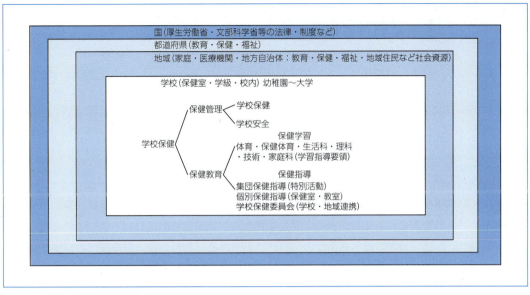

図 8-5 ● 学校保健の体系と場の関係

法律や制度と関連している。2つの計画に基づき各学年の年間指導計画において保健教育・保健学習が実施される。

　こうした横や縦の連携のためには，学校間または学校・地域の連携会議が必要であり，そのなかで子どものライフサイクル・発達段階に応じた切れ目のない健康のサポートシステムができる（幼稚園〜大学までの地域・学校健康支援会議・計画・評価等）。

● **学校保健の体系と場の関係**　図 8-5 に学校保健の体系と場の関係を示した。そのなかで，子どもたちに最も近い場は，学校では保健室・教室となる。そのため，保健室運営では，1〜3次予防として日々の子どもたちの心身の状態の観察，個別の相談，保健指導，学校環境の衛生，安全の整備，疾病や救急処置などがあり，養護教諭の役割は大きい。また子どもたちの学習の場に近い学級担任の役割も大きく，両者の連携が大切になる。

● **関係職種との連携**　こうした子どもたちの健康に携わる養護教諭や学級担任は，保健指導主事，校長などの管理職や教職員と連携・支援し，学校保健における子どもたちの心身の健康を支援していく必要がある。また子どもの健康のためには，家庭・地域との連携も必要であり，地域全体で子どもを育てていくネットワークとサポートシステムが必要である。その向上のために国や都道府県は，研修の実施，財政による支援評価を行うことなどにより，質を高めるための支援をしていくことが大切であると考える。

学校保健管理

　学校保健管理は，学校保健安全法第4条によると，「学校の設置者は，その設置する学校の児童生徒等及び職員の心身の健康の保持増進を図るため，当該学校の施設及び設備並びに管理運営体制の整備充実その他の必要な措置を講ずるよう努めるものとする」とされている。

1．学校保健事業

●**学校保健事業における看護の役割**　学校保健事業は図8-6のように，学校保健と学校安全に大きく分かれる。学校保健は，学校保健計画において学校環境衛生・健康相談・健康診断・感染症の予防の活動がある。これらは，保健室において養護教諭を中心に，校長・保健主事・栄養教諭と共に実施されている。また，生活習慣病対策について，市町村・保健所・医療機関との連携，学校医，学校歯科医・学校薬剤師などとの連携が必要とされる。また学校安全においては，災害や事件など危機発生時のマニュアルを作成し，その教育および訓練が，市町村・消防署・警察などに支援され実施されている。

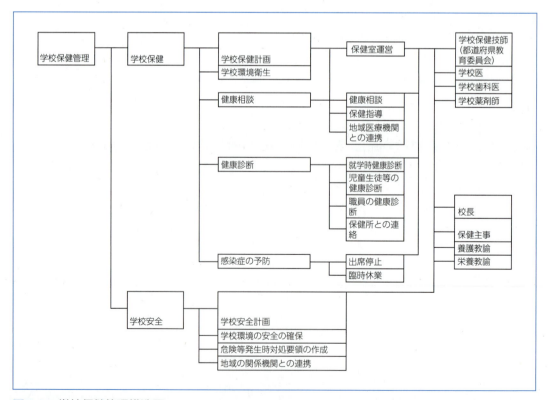

図8-6 ● 学校保健管理構造図

2．健康診断

- **健康診断とは** 健康診断は,「学校保健安全法」において,学校が毎年6月30日までに実施し,作成した健康診断票は5年間保管しなければならないとされている。
- **健康診断項目** ①身長・体重,②栄養状態,③脊柱・胸郭,四肢,骨・関節の疾病・異常,④視力・聴力,⑤眼の疾病・異常,⑥耳鼻咽喉頭・皮膚疾患,⑦歯・口腔疾患・異常,⑧結核,⑨心臓疾患・異常,⑩尿(たんぱく,糖),⑪その他の疾病および異常の有無であり,幼稚園,大学は特定の学年で行われるものもある。また,2016(平成28)年4月より運動器健診(運動不足・運動過多による運動器疾患・障害:全体の1%・早期発見,側彎症検査,歩行の状態,家庭:運動器健診対応体操・学校・学校医:背中傾斜角5°以上,両肩の左右高低差7〜8cm・健診など)が加わった。
- **健康診断の事後措置** 予防処置,医療指示,特別支援学級への編入の助言,保健指導などが実施される。
- **臨時健康診断** そのほか就学時健診,食中毒,災害時,感染症,保護者からの要望などにより,臨時健康診断が実施される場合がある。
- **教職員の健康診断** 児童・生徒・学生の健康に対して,教職員の心身の健康状態は影響を与える場合もある。学校保健のなかでは,職員の健康診断も実施されており,2015(平成27)年度の「学校保健安全法施行規則」改正により,生活習慣病予防に腹囲項目が加わった。健康診断の結果は,養護教諭が情報を分析し,都道府県に報告するシステムになっている。

3．健康相談

1 健康相談の目的

文部科学省「教職員のための子どもの健康相談及び保健指導の手引」(平成23年)によると,「健康相談の目的は,児童生徒の心身の健康に関する問題について,児童生徒や保護者等に対して,関係者が連携し相談などをとおして問題の解決を図り,学校生活によりよく適応していけるように支援していくことである」とされている。

2 健康相談における連携の必要性

- **健康相談時に発見されやすい問題** 健康相談は,養護教諭による児童生徒の保健室来室状況,就学時からの経年的観察や学級担任による健康観察などから,アレルギー疾患やメンタルヘルス・性に関する問題などが発見されやすい。発見時には,学校医,学校歯科医,学校薬剤師などと連携し,受診,医療の必要性を判断し,進めていく必要がある。
- **家庭との連携への取り組み** また近年,保護者の就労などの関係から,家庭訪問などを実施しない学校も多く,家庭との連携の機会が少なくなっている。子どもを取り巻く家庭環境・生活環境や保護者との関係性は,子どもの健康問題の予防・改善につながる。そのため,家庭と学校との連携が取りにくい場合,保健ノート(連絡

帳や日々の記録のように子どもの保護者との健康の予防・改善に関する連絡・記録をする）などの双方向による家庭との連携の取れる形式の健康相談も考える。

　学校保健委員会・就学時健診・入学時などといった保護者との連携の取れる機会を大切にし，歯科・眼科・生活習慣病などの相談・指導・健康教育などを実施している学校もある。また健康診断や健康教育などの際に，アンケートや結果報告のなかに相談希望記載欄を設け，事後に個別に子どもと保護者に対応している学校もある。

4．学校環境衛生

　「学校保健安全法」第6条において，学校環境衛生基準が定められており（平成30年4月一部改正），児童生徒などおよび職員の健康を保持するうえで維持されることが望ましい基準とされている。この基準は，学校の設置者および校長の責務とし，学校保健計画に策定し，「学校保健安全法施行規則」第1条環境衛生検査（定期検査・臨時検査），第2条日常点検にて実施しなければならないとされている。

1 学校環境衛生基準

- **換気・保湿・保温の基準**　教室内では換気・保温の基準（年2回検査）として，二酸化炭素は1500ppm以下とされている。湿度は人間の生理的な負担から，相対湿度は30～80％，快適性では50～60％程度が望ましいとされている。温度は，夏は28℃以下，冬は17℃以上と改正された。
- **ダニ・アレルゲン**　保健室の寝具・教室のカーペット敷に多いとされ，喘息（ぜんそく）の発作予防のため100匹/m^2以下であることが望ましいとされている。保健室の寝具にはカバーなどをかけ，のりづけをすると布団からのダニの侵入を予防することができ，カーペットは掃除機をかける（フィルターの交換も行う）。
- **揮発性化合物のホルムアルデヒド**　発がん性があるとされ，机・椅子・フローリングなどの合板の接着剤に含まれ，100μg/m^3（0.08ppm）が基準値である。
- **照度の基準**　教室の照度の基準（年2回検査）は300lx（ルクス）以上，黒板の照度は500lx以上が望ましく，まぶしさは黒板をつや消しにしたり，窓を覆ったりする。コンピュータを使用する教室等の机上の照度は500～1000lx程度が望ましい。
- **教室内の騒音基準**　教室内の騒音の基準（年2回検査）は，窓を閉じているときは等価騒音レベル50db（デシベル）以下，窓を開けているときは55db以下とされており，音に過敏，聴力・発声に障害のある場合，補聴器を使用している場合は座席の位置を考慮し，移動騒音対策は椅子の脚にゴムキャップをつけるなどの工夫が必要とされている。
- **水質基準**　水道水の飲料水の水質は，pH5.8以上8.6以下，色度5度以下，遊離残留塩素0.1mg/L以上保持（病原生物汚染0.2mg/L），塩化物イオン200mg/L以下，大腸菌検出不可，一般細菌1mL中100以下とされている。検査は，1年以内に1回（井戸水月1回）とされ，定期的に地方公共団体の機関または厚生労働

大臣の登録を受けた者の検査を受けなければならない。水泳プールは，pH5.8以上8.6以下，濁度2度以下，遊離残留塩素0.4mg/L以上（また，1.0mg/L以下であることが望ましい），一般細菌1mL中200コロニー以下などの基準があり，試用期間中30日に1回検査することとなっている。

● **学校の環境衛生検査**　「学校保健安全法施行規則」第24条において，学校薬剤師が検査の実施，維持，改善，指導，助言を行うこととなっている。

2 学校における感染症

学校において予防すべき感染症を表8-2に示す。近年，予防接種の未接種の時期にある世代の感染症の流行，海外から拡大する新しい感染症，災害に伴う地域的な感染症などがある。そのため，平常時より学校・地域・家庭において感染症を想定した対策を行い，マニュアルを作成し，その感染の予防・拡大の防止が迅速にできるようにしておく必要がある。また，幼児に関しては，2012（平成24）年に改訂された「2012年改訂版保育所における感染症対策ガイドライン」が参考になる。

表8-2　学校において予防すべき感染症の種類　　2015（平成27）年1月改正

種類	疾病	出席停止期間
第1種	エボラ出血熱，クリミア・コンゴ出血熱，痘そう，南米出血熱，ペスト，マールブルグ病，ラッサ熱，急性灰白髄炎，ジフテリア，重症急性呼吸器症候群（病原体がベータコロナウイルス属SARSコロナウイルスであるものに限る），中東呼吸器症候群（病原体がベータコロナウイルス属MERSコロナウイルスであるものに限る）および特定鳥インフルエンザ（H5N1およびH7N9）	治癒まで
第2種	インフルエンザ（特定鳥インフルエンザ，新型インフルエンザ等感染症を除く）	発症後5日経過かつ解熱後2日（幼児3日）経過
第2種	百日咳	特有の咳の消失または5日間の抗菌薬の治療終了まで
第2種	麻疹	解熱後3日経過
第2種	流行性耳下腺炎	耳下腺，顎下腺または舌下腺の腫脹発現後5日経過かつ全身状態が良好になるまで
第2種	風疹	発疹が消失するまで
第2種	水痘	すべての発疹が痂皮化するまで
第2種	咽頭結膜熱	主要症状が消失した後2日経過まで
第2種	結核	病状により学校医その他の医師において感染のおそれがないと認めるまで
第2種	髄膜炎菌性髄膜炎	病状により学校医その他の医師において感染のおそれがないと認めるまで
第3種	コレラ，細菌性赤痢，腸管出血性大腸菌感染症，腸チフス，パラチフス，流行性角結膜炎，急性出血性結膜炎，その他の感染症	病状により学校医その他の医師において感染のおそれがないと認めるまで

5．学校安全

　地震，洪水，噴火などにより日本各地でも大きな災害が発生している。地球温暖化による気候変動の影響もある。子どもにかかわる事件も増加している。

●**学校外における安全**　学校は，就学中はもちろん，通学などにおいても児童生徒の安全を守るために，保護者や地域と連携し，その果たす役割は大きい。熱中症対策や，洪水，地震，津波，噴火，化学物質などに対する地域のハザードマップ，避難訓練，保護者との安全情報確認システム，防犯教育などといった災害・事件に対する安全対策やシステムは各地域で構築されつつある。

　幼児・障害児・者は，特に配慮を要し，個人防災計画を家庭・学校・地域で策定し，災害が生じたときの避難や福祉避難所などにもつなげられるようにする必要がある。

D　学校保健教育

1．学校保健指導（個別保健指導）

1 学校保健指導の定義

　学校保健指導は，「学校保健安全法」第9条に定められた保健指導によると，「養護教諭その他の職員は，相互に連携して，健康相談又は児童生徒等の健康状態の日常的な観察により，児童生徒等の心身の状況を把握し，健康上の問題があると認めるときは，遅滞なく，当該児童生徒等に対して必要な指導を行うとともに，必要に応じ，その保護者に対して必要な助言を行うものとする」と定義されている。

2 学校保健指導に関する学校・地域の連携

●**学校保健指導の進め方**　学校保健指導は，学校保健計画に基づき，児童生徒の心身の健康問題の支援者である養護教諭，担任教諭，スクールカウンセラー，スクールソーシャルワーカー，栄養教諭，保健体育教諭などが，子どもたちの現状を把握，分析し，その対策を考える。そして発達に応じた学年ごとの行事やカリキュラムを作成し，**ライフサイクルに応じた包括的な保健指導計画**により指導していく。また各学校が連携するには，各学校のカリキュラムや課題を明確にし，地域の養護教諭部会などの学校間，または小・中・高等学校の情報交換や連携も大切である。

●**様々な機関との連携の必要性**　児童生徒の健康問題（生活習慣病，アレルギー疾患，精神疾患など）や医療・生活問題（家庭の経済問題など）への対応の必要性は増しており，地域・福祉機関との連携は欠かせない。またライフサイクルをとおして支援できるように，**幼稚園・小・中・高等学校の連携**も必要である。さらに，都道府県・市町村の枠を越えて，子どもの状況を把握・分析し，対策を考え，**地域保健計画の策定，実施，評価**をしていくことも大切である。

　現在学校においては生活支援のために，スクールソーシャルワーカーを配置して

いる学校も増えてきている。学校内の専門家である**養護教諭**，スクールカウンセラー，スクールソーシャルワーカー，学校医，学校歯科医，学校薬剤師，保育士などや，地域の保健師，学校相談員，医師，ソーシャルワーカー，臨床心理士，栄養士などの学校を取り巻く地域や専門機関の専門家が集い，学校保健計画・地域保健計画のなかで，どのように子どもたちを育てていくかを考えていく必要がある。

● **健康管理手帳** 地域と学校の連携においては，「健康管理手帳＊」（アレルギー・心臓病・腎臓病・側彎症（そくわん）・生活習慣病などの記録）を学校側に提出してもらい，医療機関で記載された内容や受診状況などを確認しながら，学校で対応していくシステムである。保護者を介しての情報収集になるので，情報が不足していたりする場合もあり，直接医療機関に情報収集することは，個人情報ゆえ難しい場合もある。

2．学校保健学習（集団保健指導）

1 学校保健学習の目的

学校保健学習の目的は，文部科学省「学習指導要領総則」第1章第1の3（平成21年）において，「学校における食育の推進並びに体力の向上に関する指導，安全に関する指導及び心身の健康の保持増進に関する指導については，体育科の時間はもとより，家庭科，特別活動などにおいてもそれぞれの特質に応じて適切に行うよう努めることとする。また，それらの指導を通して，家庭や地域社会との連携を図りながら，日常生活において適切な体育・健康に関する活動の実践を促し，生涯を通じて健康・安全で活力ある生活を送るための基礎が培われるよう配慮しなければならない。」とされている。

2 学校保健学習

学校保健学習は，集団保健指導の場において学級・学年・保護者などに対して実施される。学校保健計画のなかに位置づけられ，ライフサイクル・発達段階に応じて進められる。性教育・薬物・喫煙・飲酒などの様々な分野で，養護教諭，学校保健主事，学級担任，行政保健師，助産師，栄養士，学校医，学校歯科医，学校薬剤師などが学校と地域の様々な専門家と連携し進められている。

包括的性教育の展開例（東京都教育委員会の「性教育の手引」を参考に作成）を表 8-3 に示す。学習指導要領に準じ，発育・発達または障害に合わせ，学年，学校において，段階的，包括的に性について学べるように構成され，家庭・地域との連携も大切である。

3．各学校区の健康課題と地域連携

各学校区における健康課題と地域連携を表 8-4 に示した。

＊**健康管理手帳**：2013（平成25）年日本学校保健会から健康日本21に基づき発行され，保護者・児童生徒が自ら記載することにより，自己健康管理能力を育み，母子健康手帳の乳幼児期からの健康情報，予防接種記録の継続的な記録などを，就学以降社会人になってからも活用できることを目的としている。就学時・定期の健康診断・歯科検診や，健康相談・医療の記録として担当医師が年月日，症状，指示事項，処方内容を記載する頁がある[2]。

表 8-3 ● 発達段階・障害に応じた包括的性教育

	学習指導要領	教育内容	関連教科
(小学校) 小学校1年 小学校2年	自分の成長	生き物への親しみ・ソーシャルサポート・命の尊さ，心身の調和・個性	生活・道徳・特別活動
小学校3年	毎日の生活・安全	食事・運動・休養・睡眠の調和のとれた生活・からだの清潔・環境，命の尊さ	体育・道徳・特別活動
小学校4年	育ちゆくからだとわたし	心身の発育・発達の理解，初経・精通・異性への関心，命の尊さ，心身の調和・個性	体育・道徳・特別活動
小学校5年	心の健康	心の発達，心身の関係，ソーシャルサポート，ストレス理解，ストレスコーピング，生命の尊重，動物の発生・成長，個性	体育・道徳・理科・特別活動
小学校6年	病気の予防	病気，生活習慣病の予防（食事，口腔衛生，喫煙・飲酒・薬物乱用の影響），生命の尊重，心身の調和・個性	体育・道徳・特別活動
(中学校) 中学校1年	心身の機能の発達と心の健康	生殖機能の成熟，適切な行動・自己形成，欲求・ストレスへの対処，自他の生命の尊重	保健体育・道徳・特別活動
中学校2年	異性とのかかわり，尊重	自他の生命の尊重，集団活動，自己を生かす能力	道徳・特別活動
中学校3年	健康な生活と疾病の予防	食事・運動・休養・睡眠の調和のとれた生活，性感染症・感染経路の遮断，自他の生命の尊重，自己を生かす能力，保育・性の多様性	保健体育・特別活動・家庭科
(高等学校) 高校1年 高校2年 高校3年	生活習慣病の予防・生涯の健康・集団活動	生命，心身の健康・疾病予防，自己形成，生涯発達，ライフサイクル，結婚・保育，家族計画・人工妊娠中絶の影響，自他の理解と尊重，男女平等・男女共同参画社会，健康安全・性の多様性	理科・保健体育・倫理・現代社会・特別活動

表 8-3 （つづき）

特別支援学校 初等科	（盲学校）清潔，集団生活，男女の違い，尊重 （ろう学校）相手を思いやる，男女協力 （肢体不自由養護学校）生活リズム，自他の意識 （知的障害養護学校）身体の名称，性別の理解，自他を大切にする，家庭の役割ルール	（盲学校）清潔，男女のからだの理解，安全対策（触覚，聴覚） （ろう学校）男女の尊重，安全対策 （肢体不自由養護学校）自他の尊重，トーキングエイド・安全対策 （知的障害養護学校）男女のからだの理解，自他を大切にする，安全対策	家庭・地域との連携 （盲学校）・（ろう学校）保健体育・家庭・理科・自立活動 （肢体不自由養護学校）医師・言語聴覚士・理学療法士との連携 （知的障害養護学校）生活・体育・特別活動
中等科	（盲学校）発育・発達理解，的確な情報，性犯罪被害防止対策 （ろう学校）安全で正しい情報 （肢体不自由養護学校）自分の身体，異性への関心 （知的障害養護学校）自他を大切にする，男女の身体の相違，犯罪被害を防ぐ方法	（盲学校）人間関係・安全対策 （ろう学校）携帯電話，事件・事故，友人関係，安全対策 （肢体不自由養護学校）男女の思いやり，尊重，安全対策 （知的障害養護学校）自他の心身の理解・尊重，犯罪防止，安全対策	家庭・地域との連携 （盲学校）・（ろう学校）・（肢体不自由養護学校）保健体育・家庭・理科・自立活動 （知的障害養護学校）保健体育・理科・社会・職業・家庭
高等科	（盲学校）性に関する正しい知識 （ろう学校）生き方，節度ある行動 （肢体不自由養護学校）性に関する正しい知識・社会性 （知的障害養護学校）自他の理解，適切な行動，男女の尊重，性情報，性被害，安全な生活	（盲学校）・（ろう学校）・（肢体不自由養護学校）・（知的障害養護学校）自他の尊重，妊娠，性感染症，性の多様性，安全対策	家庭・地域との連携 （盲学校）・（ろう学校）・（肢体不自由養護学校）保健体育・家庭・理科・自立活動 （知的障害養護学校）保健体育・理科・家庭・道徳・総合・自立活動

表 8-4 ● 各学校区の健康課題と地域連携

学校区	健康課題	地域連携（機関，根拠法令・規則）
幼稚園（保育所）	発達障害（ADHD・高機能自閉症等）：多動，集団への適応 言葉の発達（3歳児健診） 発育の問題（身長体重等） 母親の育児不安・保育困難	幼稚園（保育所）・地域母子保健連携 ・巡回保育（保健師・心理士） 経過観察児，気になる幼児の観察
	虐待	幼稚園（保育所）・小学校・教育委員会・民生児童委員・医療機関・児童相談所・警察・弁護士会・地域母子保健連携 ・要保護児童対策地域協議会 養護教諭・教諭・保育士・スクールカウンセラー・スクールソーシャルワーカー・学校相談員・保健師・児童福祉司・弁護士・民生児童委員
	う歯（むし歯）	幼稚園（保育所）・地域母子保健・医療機関連携 ・歯科衛生士による歯磨き指導（幼児・保護者）・フッ素塗布
	栄養状態，脊柱・胸郭の疾病・異常，視力聴力，目の疾病・異常，耳鼻咽喉・皮膚疾患，歯・口腔疾患・異常	幼稚園（保育所）・小学校・医療機関・地域母子保健連携 ・教育委員会（実施，治療勧告，助言，義務教育の猶予，免除，特別支援学校就学指導） ・学校教育法第18条 ・就学時健診 対象（学籍簿市町村10月1日現在在住，4月1日満6歳児・住民基本台帳）4か月前（4月から11月30日）に実施 学校保健安全法第11条・学校保健安全法施行令第2条 ・学校保健調査（発育，健康状態の調査） 学校保健安全法第11条
小学校 中学校 高等学校	身長，体重の異常（肥満・痩身，成長の異常，生活習慣病），栄養状態（不良，貧血等） 脊柱・胸郭の疾病・異常（側彎症），視力・聴力異常，眼の疾患・異常，耳鼻咽喉疾患・皮膚疾患（アトピー性皮膚病，喘息等），歯・口腔疾患・異常（う歯），結核，心臓疾患・異常，尿（たんぱく・糖の検出）	小・中学校・医療機関・地域母子保健 ・健康診断（毎学年6月30日まで，事後措置：予防処置，医療指示，特別支援学級編入助言，保健指導，健康診断票5年間保存） 学校保健安全法第13条 学校保健安全法施行規則第5・6・7・8・9条 ・小中学校保健連絡会議（小・中学校連携） ・地区養護教諭連絡会（小・中・高等学校連携） ・学校保健調査（発育，健康状態の調査）全学年 学校保健安全法施行規則第11条 ・学校保健委員会（学校・家庭・地域社会） ・地域学校保健委員会（幼・小・中・高連携） 保健体育審議会答申 文部省体育局長通達
	虐待	幼稚園（保育所）・小学校・医療機関・児童相談所・地域母子保健連携 ・要保護児童対策地域協議会 個別健康相談（児童・生徒・保護者），家庭訪問

表 8-4 ● (つづき)

学校区	健康課題	地域連携（機関，根拠法令・規則）
	う歯	小・中学校・地域母子保健・医療機関連携 ・歯科衛生士・養護教諭による歯磨き指導（児童・生徒），フッ素洗口 予防集団教育
	生活習慣病	小・中学校・地域母子保健・医療機関連携 ・生活習慣病の理解，食生活，運動等保健指導（児童・生徒・保護者） 予防集団教育
	感染症 食中毒	小・中学校・医療機関・保健所 学校保健安全法施行規則第10条
	精神障害・疾患（うつ症状，うつ病，統合失調症等） 自殺	小・中・高等学校・医療機関・教育委員会・地域母子保健連携 スクールカウンセラー・スクールソーシャルワーカー・学校相談員 ・個別健康相談（児童・生徒・保護者） ・集団健康教育（メンタルヘルスケア教育）
	性感染症 十代妊娠・人工妊娠中絶 喫煙 飲酒・薬物中毒（嗜癖）	小・中・高等学校・医療機関・地域母子保健連携・保健所 ・個別健康相談（生徒・保護者） ・集団健康教育（生徒・保護者，内容：性教育・命の教育・喫煙・飲酒・薬物中毒）
大学	身長，体重の異常（肥満・痩身，成長の異常，生活習慣病） 栄養状態（不良，貧血等） 眼の疾患・異常 耳鼻咽喉疾患・皮膚疾患（アトピー性皮膚病，喘息等） 結核 心臓疾患・異常 脊柱・胸郭の疾病・異常（側彎症） 視力・聴力異常 歯・口腔疾患・異常（う歯）	大学・医療機関 大学保健室 ・健康診断（毎学年6月30日まで，事後措置：予防処置，医療指示，保健指導，健康診断票5年間保存） 学校保健安全法第13条 学校保健安全法施行規則第5・6・7・8・9条
	感染症 食中毒	大学・医療機関・保健所 学校保健安全法施行規則第10条
	精神障害・疾患（うつ症状，うつ病，統合失調症等） 自殺	大学・医療機関 大学保健室 個別健康相談（学生）
	性感染症 十代妊娠・人工妊娠中絶 喫煙 飲酒・薬物中毒（嗜癖）	大学・医療機関・保健所 大学保健室 ・個別健康相談（学生） ・集団健康教育（生徒・保護者，内容：性教育・命の教育・喫煙・飲酒・薬物中毒）

学校保健の課題と展望

1．生活習慣・健康管理の個人差

●**禁煙教育** 学校保健統計によると，生活習慣，喫煙・飲酒は，個人の健康への意識・健康管理に影響を受けている。児童生徒などの学生時代の状況が成長後も継続している。

2015（平成27）年の厚生労働省の調査によると，男性・女性ともに20歳代の喫煙習慣が生涯の喫煙習慣につながっている。また男性の現在喫煙者の禁煙希望は少なく，20歳代までの学校教育のなかで，喫煙と健康の関連について教育していくことが大切である。

●**体重管理の教育** 2019（令和元）年の「国民健康・栄養調査」によると，15～19歳では男性やせ16.3％，肥満5.4％，女性やせ21.0％，肥満2.5％であり，男女共に10歳代ではやせが多い。20～29歳では男性やせ6.7％，肥満23.1％，女性やせ20.7％，肥満8.9％となっており，20歳代は10歳代に比べ，男女共に肥満が増加しやせが減少している。いずれも思春期までに適正な体重管理に関する教育が大切である。

●**保護者への健康教育** また，同じく厚生労働省による2018（平成30）年の「国民健康・栄養調査」によると，家庭において保護者の世代も睡眠に関して時間不足・質不足を感じていることがわかる。親世代の健康への意識・健康管理も，子どもの食事・運動・睡眠などへの影響があった。

そうした生活習慣や健康への意識は幼児期からすでに形成されており，学校保健・地域保健の連携などにより，幼児期または幼児期以前から保護者への健康教育，健診などの継続した支援をしていくことが，子どもの生活習慣・健康管理にも，より効率的・効果的であると考える。

●**児童生徒などへの健康教育** 児童生徒などへの健康教育は，学校教育において1次予防（生活習慣の調整），2次予防（健康診断など），3次予防（生活習慣病）も含めて，自ら心身の健康管理意識・健康管理能力を高める教育の継続を発達段階に合わせて行う（学習指導要領やカリキュラム，学校保健計画に取り入れていく）ことが望まれる。

特にう歯，裸眼視力1.0未満は小・中学校で多く，親子歯磨き指導（幼稚園～小学校中学年），食育，自宅でのIT機器の時間制限などの独自の取り組みをしている学校や地域もあり，学校保健と地域・家庭との連携も含め，効果のある対策を実施していく必要がある。

2．自殺対策

児童生徒などの自殺率は高く，特に男子の割合が高く中・高・大・専門学校生

の自殺者数の約7割（高校生は8割）が男子である。その状況は青年期・成人期まで継続している。集団健康教育における精神保健・命の教育などの実施や，保健室・学級・健康診断などにおいて日頃の子どもの様子・変化を観察することが大切であり，その状況を学校の職員間で共有し，スクールカウンセラーや家庭とも連携して支援することが大切となる。

●**自殺の原因** 内閣府の「自殺対策白書」2015（平成27）年によると，自殺の原因は，小・中学生は家庭問題が多く，男子は52.9%と半数を超える。子どもたちの家庭環境は様々であり，個別性に対応した学校・地域・家庭の連携したきめ細かい支援を児童生徒などや保護者・家庭にしていくことが必要とされる。高校生では，男子は学業問題，女子はうつ病・統合失調症などの精神疾患の比率が高い。大学生

---

column

思春期保健教育〜赤ちゃんふれあい体験の効果について〜

厚生労働省によると2014（平成26）年と，2013（平成25）年の15〜19歳の死因第1位は自殺であり，10〜14歳の死因第2位も自殺である。一方で自殺予防に取り組んでいる自治体は19.1%である。

筆者は，中学生が自らの命や存在を大切にし，自己を肯定し，発達課題に向かい，自らの人生について考えていくことを目的として，「赤ちゃんふれあい体験」を，学校や市町村・保健所と連携して企画し，地域の保護者と乳児の協力を得て実施している。

赤ちゃんふれあい体験は，中学生の自己肯定感，レジリエンス，ソーシャルサポートに関する自己意識を高めていた。一方で，体験への反応は，対象による差もあり，ふれあい体験後に自己肯定感を高め，さらに赤ちゃんふれあい体験を肯定的に受け止める場合と否定的に受け止める場合もある。

赤ちゃんふれあい体験後の感想によると，「自他の命の大切さの理解」「自らの育ちを振り返り」「親の思いを理解」「親への感謝」などの肯定的な意見がある一方，「赤ちゃんへの否定的な思い」「結婚への思い」（否定的）「子育てへの思い」などの意見がある。いずれにしても赤ちゃんふれあい体験は多くの子どもの自己意識を高めることにつながる。同時に，家庭環境や親子関係等，赤ちゃんふれあい体験により自らの育ちを振り返り，体験を肯定的に受け止められない子どももいる。

そうした状況に対して事前に対象について把握し，体験の際にチームティーチングで養護教諭，担任・学年の先生，地域保健師などが協力し，子どもを観察して声かけや見守りをすることで，体験により自らの命や存在，親との関わりを振り返ることのできた子どももいる。

健康教育は，集団に対して実施されることが多いが，そのなかでも一人ひとりの子どもの観察や支援を大切にしていくことが，体験の効果を高め，自他の命を大切に思うことにつながると考える。

の男子の自殺の原因は，学業・就職・うつ病・進路，女子はうつ病の比率が高い。大学生は学生一人ひとりをサポートすることが難しく，ストレス対処の講演会や学生自身がゲートキーパーになるなどのピアサポート体制も必要と考えられる。
- **対応策** 学校におけるメンタルヘルス教育・ゲートキーパーとなる教職員への研修，地域の保健・福祉社会資源の活用などが困難な場合は，地域の専門家（医療・保健・福祉など）と連携して対応していく必要がある。また18歳以下の自殺は長期休暇後の9月が多く，子どもたちの様子の変化を，学校・家庭などは見守る必要がある。

3．学校保健と地域の関係機関との連携

発達障害・精神疾患・生活習慣病・アレルギー疾患の治療による長期入院・治療前後の自宅療養などの疾患や問題を抱える児童・生徒などでは，学校保健だけでは対応の難しい場合が多くある。また病気や精神的な学校への適応困難などが原因の長期欠席児童・生徒も増加している。

そうした児童生徒などの健康管理・生活習慣の個別性に関して，保護者・家庭と幼稚園・小・中・高等学校などとの連携，地域の社会資源である医療機関・市町村・保健所と小中高等学校などとの連携は，児童生徒などの疾患・心身の状況や保護者・家庭に合わせた対応をするために必要になる。それは2次・3次予防からだけでなく，1次予防の段階から各地域の児童生徒などの心身の健康をどのようにしていけばいいのか，学校保健委員会・地域学校保健委員会などで検討し，学校保健計画の作成において，発達段階に合わせた段階的・包括的な計画を実施していくことが大切である。

学校が地域にある社会資源情報を把握していることは大切である。しかし，その全体のコーディネートをしていくことは難しい。地域連携会議がある場合は，虐待における要保護児童対策地域協議会（子どもを守る地域ネットワーク）などで情報を共有し，連携して対策を取りやすい。そうした横の連携がない場合には，個別に対応する必要があり，医療機関や地域保健が連携してコーディネートをしていくことで機関連携を取りやすくなる。地域の多くの機関が情報を共有しあい，対象に多くの人がかかわることで，対象やその家族のもつ健康課題を解決していくことにつながる。

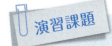

1 学校における子どもの健康の現状から考えられる健康課題について考えてみよう。
2 学校保健における健康課題にかかわる法律・制度について考えてみよう。
3 学校保健における健康課題を達成し，解決するための対策について話し合ってみよう。
4 学校保健における健康課題の対策のために必要な地域・家庭との連携について考えてみよう。
5 少子高齢化・家庭環境の多様化・地球温暖化・災害等における学校保健の対策について考えてみよう。

文献
1) 文部科学省：学校保健の推進，http://www.mext.go.jp/a_menu/kenko/hoken/
2) 日本学校保健会（平成25年）：わたしの健康　生涯にわたる健康のために　平成25年改訂版，http://www.gakkohoken.jp/book/ebook/ebook_H240010/H240010.pdf（最終アクセス日：2016/6/27）

参考文献
・青木利江子：赤ちゃんとのふれあい体験が中学生の自己意識に与える影響：自己意識尺度，M-GTAを用いたMixed methods approach分析，日本世代間交流学会誌，5（1）：3-10，2015.
・厚生労働省：平成25年人口動態統計月報年計の概況.
　http://www.mhlw.go.jp（最終アクセス日：2014/12）
・厚生労働省：平成24年「国民生活基礎調査」
　http://www.mhlw.go.jp/seisakunitsuite/soshiki/toukei/dl/tp151218-01_1.pdf（最終アクセス日：2016/5/30）
・国土交通省：ハザードマップポータルサイト
　http://disaportal.gsi.go.jp（最終アクセス日：2016/8/16）
・WHO：心理的応急処置（サイコロジカル・ファーストエイド：FPA）フィールド・ガイド，2011.
・東京都教育委員会：性教育の手引（高等学校編）．
　http://www.kyoiku.metro.tokyo.jp/buka/shidou/sei_text/text_h.pdf（最終アクセス日：2016/4/4）
・東京都教育委員会：性教育の手引（小学校編）．
　http://www.kyoiku.metro.tokyo.jp/buka/shidou/sei_text/text_s.pdf（最終アクセス日：2016/4/4）
・東京都教育委員会：性教育の手引（盲・ろう・養護学校編）．
　http://www.kyoiku.metro.tokyo.jp/buka/shidou/sei_text/text_m.pdf（最終アクセス日：2016/4/4）
・内閣府：「自殺対策白書」学生・生徒等の自殺をめぐる状況．
　http://www8.cao.go.jp/jisatsutaisaku/whitepaper/w-2015/pdf/honbun/index.html（最終アクセス日：2016/5/31）
・内閣府（防災担当）：福祉避難所の確保・運営ガイドライン
　http://www.bousai.go.jp/taisaku/hinanjo/pdf/1604hinanjo_hukushi_guideline.pdf（最終アクセス日：2016/10/30）
　http://apps.who.int/iris/bitstream/10665/44615/18/9789241548205_jpn.pdf（最終アクセス日：2016/4/4）
・日本学校保健会：学校保健委員会マニュアル
　http://www.gakkohoken.jp/books/archives/94（最終アクセス日：2016/8/16）
・文部科学省：現行学習指導要領．
　http://www.mext.go.jp/a_menu/shotou/new-cs/youryou/chu/sou.html（最終アクセス日：2016/4/4）
・文部科学省：学校環境衛生管理マニュアル『学校環境衛生基準』の理論と実践，改訂版．
　http://www.mext.go.jp/a_menu/kenko/hoken/1292482.html（最終アクセス日：2016/6/27）
・文部科学省：教職員のための子どもの健康相談及び保健指導の手引．
　http://www.mext.go.jp/a_menu/kenko/hoken/__icsFiles/afieldfile/2013/10/02/1309933_01_1.pdf（最終アクセス日：2016/4/4）

・文部科学省：平成30年全国体力・運動能力，生活習慣等調査結果の概要．
　http://www.mext.go.jp/prev_sports/comp/b_menu/other/__icsFiles/afieldfile/2018/12/21/1411922_009_037.pdf（最終アクセス日：2019/9/5）

第2編 保健活動

第9章 産業保健

この章では
- 産業保健の目的と定義を理解する。
- 産業保健活動における制度とシステムを理解する。
- 産業保健の動向を理解する。
- 産業保健活動の実際を理解する。

産業保健の理念と定義

●**産業保健の目標** 産業保健の目標は，1950年に国際労働機関（International Labour Organization；ILO）と世界保健機関（World Health Organization；WHO）によって採択され，1995年に改定されて以下のように示された。

あらゆる職業に従事する人々の身体的精神的および社会的福祉を最高度に増進し，かつこれを維持させること。作業条件に基づく疾病を予防すること。健康に不利な諸条件から雇用労働者を保護すること。作業者の生理的心理的特性に対する作業環境にその作業者を配置すること。以上を要約すれば，仕事を人間に適応させること，各人の適性に基づいた適切な就業を達成させること。

●**産業保健の目的** ILOとWHOはさらに，産業保健の主要な3つの目的を以下のように示した。

①作業者の健康と労働能力の維持と増進
②安全と健康のための作業環境と作業の改善
③作業中の健康と安全を支援し，積極的な社会的気風（企業風土）と円滑な運営を促進し，企業の生産性を高めることになるような作業組織，労働文化＊の発展

これらを基に日本産業衛生学会産業看護部会では，産業保健の目的を以下のように定義している。

①職業に起因する健康障害を予防すること
②健康と労働の調和を図ること
③健康および労働能力の保持増進を図ること
④安全と健康に関して好ましい風土を醸成し，生産性を高めることになるような作業組織，労働文化を発展させること

●**産業保健活動の定義** 上記の目的の達成を目指して行う活動が産業保健活動である。目的を踏まえると，産業保健活動では働く人々はもちろんのこと，その人々を雇用する事業者やそれらの人々が働く組織に対しても働きかけを行う必要がある。すなわち，産業保健活動は労働者個人のみならず，労働者が所属する集団・組織および地域全体を対象とした活動であり，それらに対して専門的立場から一体的な支援を行う。

なお産業保健活動の対象である労働者は，おおむね生産年齢人口（15～64歳）にあり，そのライフステージは主に青年期～壮年期に該当する。産業保健活動は人々の一生のうちの長い期間にかかわること，また幅広い年齢層に応じた活動であることを踏まえておくことが重要である。

＊**労働文化**：ここでいう労働文化とは，当該企業で採用される不可欠な価値体系への反映を意味するように意図されている。このような文化は実際には企業の経営体制，人事方針，教育訓練方針および品質管理に反映される。

B 産業保健活動における制度とシステム

1. 産業保健活動に関する法的基盤

　わが国のすべての国民は，1947（昭和22）年に施行された日本国憲法第27条により，勤労の権利および義務を負っている。その具体的な勤労（労働）条件に関する基準を定める法律として同年に**労働基準法**が制定された。労働基準法は労働者保護の理念に基づき，就業時間や休息などの労働条件に関する最低基準を示しており，その遵守を強く求めるものであった。

● **労働安全衛生法**　その後の高度経済成長による産業社会の変化と相まって，より予防的な観点で労働者の健康と安全の確保に取り組む必要性が高まったことから，1972（昭和47）年に**労働安全衛生法**が制定された。労働安全衛生法は，労働基準法の安全衛生に関する規定・規則などを集大成したものであり，現代の産業保健活動における法的基盤である。

　この法律は，労働災害の防止のための危害防止基準の確立，責任体制の明確化および自主的活動の促進の措置を講じるなど，その防止に関する総合的計画的な対策を推進することにより，職場における労働者の安全と健康を確保するとともに，快適な職場環境の形成を促進することを目的としている（第1条）。また，これらの義務を事業者に課す（第3条）とともに，労働者もそれに協力するよう努める（第4条）こととした（column 参照）。

　なお労働基準法，労働安全衛生法のほか，労働者災害補償保険法，じん肺法，作業環境測定法は併せて労働5法とよばれ，わが国の産業保健の推進にあたり重要な基盤である。

2. 労働安全衛生法に準じる労働衛生管理体制

　事業者には事業場の労働衛生管理体制を整備することが，「労働安全衛生法」により義務付けられている。事業者は，事業場の規模に応じて総括安全衛生管理者，衛生管理者，産業医などを選任するとともに，毎月1回以上衛生委員会を開催しなければならない。これらの体制を確立し，それぞれが密に連携しながら規定された役割・機能を果たすことで産業保健活動を効果的に進めることが重要である（表9-1）。

　なお産業看護職は，看護専門職の立場で産業保健活動を展開しているが，現在のところ法的な位置付けはなく，衛生管理者として機能するしくみになっている。

3. 産業保健活動の基本

　産業保健活動は従来，「労働衛生の3管理」とよばれる「健康管理」「作業管理」「作業環境管理」の3つの視点で展開されてきた。しかし，それらを計画的かつ効果

表 9-1 ● 事業場における労働衛生管理体制

	選任・設置すべき事業所または作業	職務内容
総括安全衛生管理者（法第10条関係）	・建設業など屋外産業的業種　100人以上 ・製造業など工業的業種　300人以上 ・その他1000人以上の事業場	安全管理者，衛生管理者を指揮し，次の業務を統括管理する ①労働者の危険又は健康障害を防止するための措置に関すること ②労働者の安全又は衛生のための教育の実施に関すること ③健康診断の実施，その他健康の保持増進のための措置に関すること ④労働災害の原因の調査及び再発防止対策に関すること ⑤その他，労働災害を防止するために必要な業務
衛生管理者（法第12条関係）	・常時50人以上の労働者を使用する事業場 50～200人　　1人以上 201～500人　　2人以上 501～1000人　3人以上 1001～2000人　4人以上 2001～3000人　5人以上 3001人以上　　6人以上	・上記①～⑤の業務のうち衛生に係る技術的事項を管理する ・少なくとも毎週1回作業場を巡視し，設備，作業方法または衛生状態に有害のおそれがあるときは，直ちに，労働者の健康障害を防止するため必要な措置を講じること
産業医など（法第13条関係）	・常時50人以上の労働者を使用する事業場 50～3000人　1人以上 3001人以上　2人以上 ・専属産業医の選任 ①常時1000人以上の労働者を使用する事業場 ②一定の有害な業務に常時500人以上の労働者を従事させる事業場	・次の事項で医学に関する専門的知識を必要とすることを行う ①健康診断及び面接指導などの実施とその結果に基づく労働者の健康を保持するための措置に関すること ②作業環境の維持管理に関すること ③作業の管理に関すること ④①～③のほか，労働者の健康管理に関すること ⑤健康教育，健康相談その他労働者の健康の保持増進を図るための措置に関すること ⑥衛生教育に関すること ⑦労働者の健康障害の原因の調査及び再発防止のための措置に関すること ・上記①～⑦につき，事業者又は総括安全衛生管理者に対して指導し，もしくは助言する ・少なくとも毎月1回作業場を巡視し，作業方法または衛生状態に有害のおそれがあるときに，直ちに，労働者の健康障害を防止するため必要な措置を講じること
衛生委員会（法第18条関係）	常時50人以上の労働者を使用する事業場	・次の事項を調査審議し，事業者に対して意見を述べる ①労働者の健康障害を防止するための基本となるべき対策に関すること ②労働者の健康の保持増進を図るための基本となるべき対策に関すること ③労働災害の原因及び再発防止対策で，衛生に係るものに関すること ④①～③のほか，労働者の健康障害の防止及び健康の保持増進に関する重要事項 ・毎月1回以上開催する

的に行い，また労働者・事業者らの自主的な対応力を高めるための取り組みも必要であるため，現在では，3管理に「総括管理」「労働衛生教育」も加えた5分野について取り組むことが求められている（表9-2）。これらは事業場内の労働衛生管理体制のもとに行われる（column参照）。

C 産業保健の動向

1. 労働者の就業状況

総務省統計局による「労働力調査」の結果，2021（令和3）年の労働力人口（就業者と完全失業者の合計）は6860万人（前年より8万人減少），就業者は6667万人であった。就業率（15歳以上の人口に占める就業者の割合）は62.1％で，就業者の割合は横ばい傾向がみられる。

産業別にみると農業・林業・漁業からなる第1次産業，および鉱業・建設業・製造業などからなる第2次産業の就業者の割合は低下している一方，卸売業・医療・福祉・飲食サービス業などからなる第3次産業就業者の割合は戦後から一貫して上昇を続けている（図9-1）。

労働者と事業者の義務

労働者と事業者はそれぞれ，以下の義務を負っている。

【労働者：自己保健義務】
・労働災害および健康障害を防止するため必要な事項を守るほか，自身が労働に適するよう，健康の保持に努めなければならないという労働提供契約に付随する努力義務（労働安全衛生法第4条など）

【事業者：安全配慮義務】
・労働者が生命，身体等の安全（心身の健康も含む）を確保しつつ労働することができるよう必要な配慮を講ずべき労働契約に付随する義務（労働契約法第5条）

したがって産業保健活動では，この双方が遂行されるように働きかけることが重要である。具体的には，自己保健義務を果たして健全に働ける「人づくり」と，安全配慮義務を尽くした安全安心な「職場づくり」であるといえよう。

表 9-2 ● 産業保健活動の基本

活動	概要および目的
総括管理	作業環境管理，作業管理，健康管理，労働衛生教育が適切に実施されるように体制を整え，それらがより効果的に展開できるようにする
作業環境管理	作業環境中の様々な有害因子を取り除いて良好な作業環境を確保することにより，労働者の健康障害を防止し，さらに快適な職場環境をつくる
作業管理	作業方法や作業内容，労働時間など作業のあり方を適正に管理し，労働者の健康障害を防止する。作業と人との調和を図ることともいえる
健康管理	労働者の心身の健康状態を把握し，作業環境や作業との関連を検討することにより，労働者の健康障害を未然に防ぐとともに，さらなる健康の保持増進を図る
労働衛生教育	作業環境管理，作業管理および健康管理などについての教育を行い，労働者自らが正しい知識を持って健康障害防止のための行動を実践できるようにする

2．労働者の健康に関する状況

1 業務上疾病の発生状況

業務上疾病*は，1970年代半ばには3万人前後みられたが，その後は減少傾向を示し，2000年頃からは増減を繰り返してきた。2020（令和2）年は1万5038人と大幅増となった（図9-2）。内訳は「負傷に起因する疾病」が43.4％，「病原体による疾病」が41.8％であった（図9-3）。

2 脳・心臓疾患および精神障害の労災認定数

●労働災害とは　労働者が業務上の事由または通勤によって負傷，疾病，障害，死亡する災害（業務災害，通勤災害）を労働災害（労災）という。労災の認定は各認定基準に基づき行われる。労災認定された被災労働者や遺族に対しては，迅速かつ公平な保護のため，労働者災害補償保険法に基づく保険給付のほか，社会復帰の促進

---

column

産業保健と労働衛生の違いとは

「産業保健」と「労働衛生」はほぼ同義語である。あえていうならば以下のような違いが挙げられる。
・労働衛生：健康障害のリスクを取り除く，または低減し管理する
・産業保健：健康障害のリスクを受容しつつ，対応能力の向上により自主的に管理する
つまり産業保健は「労働すること」と「健康であること」の「調和」を目指して行われる活動であるといえる。

＊業務上疾病：業務上の負傷または疾病で，労働基準法第75条に基づき使用者に療養補償義務が課せられている疾病のこと。

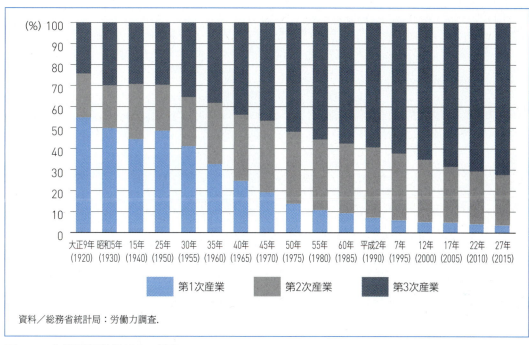

図9-1 ● 産業別就業者割合の推移

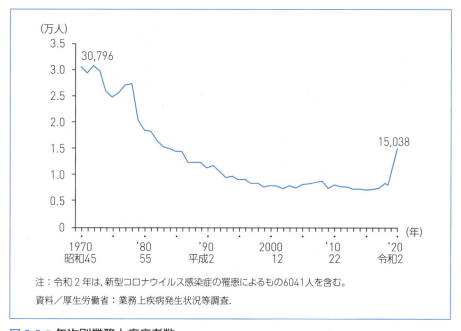

図9-2 ● 年次別業務上疾病者数

などの補償が行われる。

●**労働災害認定数**　仕事が特に過重であったために発症した脳・心臓疾患は労災補償対象の一つであり，死に至るものは「過労死」ともよばれる。また，仕事による強いストレスにより精神障害を発病する場合があり，これらは近年労働災害として認

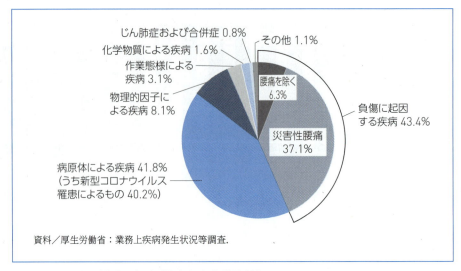

図 9-3 ● 2020（令和 2）年業務上疾病発生状況

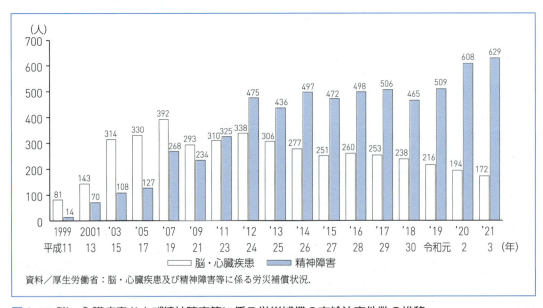

図 9-4 ● 脳・心臓疾患および精神障害等に係る労災補償の支給決定件数の推移

定される件数が多くなっている。

脳・心臓疾患の労災認定件数は，2021（令和 3）年は 172 人であった。2002（平成 14）年以降は 300 人前後の高い水準で推移を続けてきたが，最近は減少傾向がみられる。精神障害による労災認定件数は，2010（平成 22）年以降は脳・心臓疾患の認定件数を上回っており，2021（令和 3）年は 629 人と，過去最多となっている（図 9-4）。

3 定期健康診断の実施結果

事業者は，労働安全衛生法に基づき定期健康診断を実施する義務を負っている。さらに常時 50 人以上の労働者を使用する事業者は健康診断の結果について，「定

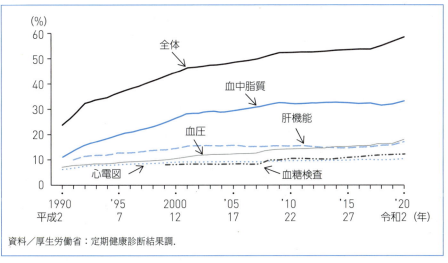

図9-5 ● 定期健康診断結果における有所見率の推移

期健康診断結果報告書」を所轄労働基準監督署長に報告する必要がある。2020（令和2）年度の定期健康診断の結果によれば，全受診者のうち所見のあった者の割合（有所見率）は58.5％であった。近年では有所見率は増加傾向にある。なかでも血中脂質の有所見率が30％を超えて最も高く，次に血圧および肝機能の有所見率が17％程度みられる（図9-5）。

4 強い不安，悩み，ストレスを感じる労働者の状況

2012（平成24）年の「労働者健康状況調査」によれば，「仕事や職業生活に関することで強い不安，悩み，ストレスがある」と感じる労働者の割合は60.9％であった。5年ごとに行われる同調査結果では，1997（平成9）年以降おおむね60％前後での推移が続いている（図9-6）。また2012（平成24）年調査結果の「強い不安，悩み，ストレスの内容」をみると，「職場の人間関係の問題」が41.3％と最多で，次に「仕事の質の問題」33.1％，「仕事の量の問題」30.3％となっている。

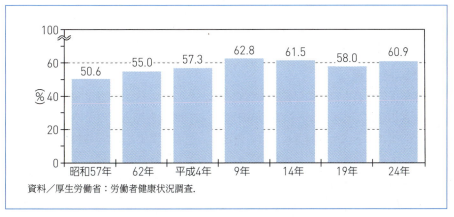

図9-6 ● 強い不安，悩み，ストレスを感じる労働者の割合の推移

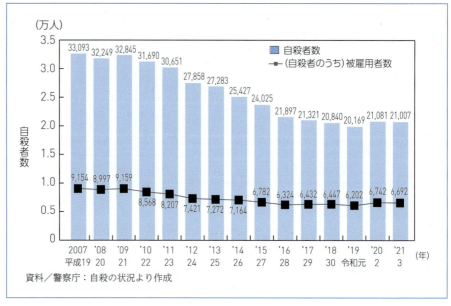

図 9-7 ● 自殺者数の推移

5 自殺者数の推移

　ここでは警察庁でまとめた自殺の概要をもとに記す。自殺者数は 1998（平成10）年に急激に増加して 3 万人を上回り，その状況が 14 年続いた後，2012（平成24）年以降はおおむね減少傾向にある。一方，全自殺者のうち被雇用者の割合は全体の 25％を上回ったままで，ほぼ横ばいの状況である（図 9-7）。

D 職場における保健活動の実際

1．産業保健活動の実際

　産業保健活動は，産業保健計画，健康診断，健康相談，健康教育，職場巡視が基本的な活動であるが，そのほかに健康づくり，メンタルヘルスケア，疾病管理，救急処置などもある。

1 産業保健計画

　産業保健計画もほかの保健計画と同様に，ヘルスニーズの把握に始まり，ヘルスニーズの確定，ヘルスニーズ解決策作成，具体的な展開方策作成の経過をたどる。特にヘルスニーズの把握方法には日常業務，健康に関する調査，研究活動などがあげられるが，健康診断，健康相談，職場巡視などの日常の活動から得られるヘルスニーズもある。筆者らも通常の相談業務から得た情報が重要なヘルスニーズにつながった例を多く経験している。産業看護職はほかの保健職より従業員・社員の身近な存在である場合が多い。そのため従業員・社員の視点に立ったニーズの把握が可

能であり，単なるケアやサービス提供者となるのみならず，ニーズの把握から活動の展開までを担う重要な役割が期待できる。

2 健康診断

産業保健における健康診断の種類は法定健康診断，行政指導による健康診断，企業ニーズによる健康診断などがある。法定健康診断には一般健康診断（表9-3）と特殊健康診断がある。

健康診断は適切な時期と方法で実施されなければならず，職場の状況や労働状況を反映した企画が重要である。また，健診実施後はハイリスク対応のみならず，ポピュレーションアプローチに活かせるよう健診結果を活用することが望まれる。

3 健康相談

産業保健活動における健康相談の目的は，職場と労働に密着しながら働く人の働きがいを支援することである。特に健康問題をもたなくても，働くことによって起こる様々な状況により心理的な負荷やストレスを抱えることも多い。産業保健の目的は働く人々の健康と労働の調和を図り，心身ともに健康で充実した職業生活を送れるようにすることである。産業看護職は，労働者にとって最も身近な存在であり，働くことのバックグラウンドがわかる専門職である。

●**産業看護職の役割**　産業看護職は，セルフケアの支援として労働者おのおのにかかわり，ラインケア*の支援として職制（管理・監督者）ともかかわることのできる存在である。単なる健康問題に視点を当てるのみならず，個人の困りごと（健康問題）と働くことの関係性を類推することが重要である。たとえば，残業により帰宅時間が遅く，食事時間が深夜になるような場合，個人の努力では解決しない状況であれば，職場調整も健康相談には欠かせない対応となる。

また，健康相談は，職場の状況（業務の状況，人間関係など）のリサーチもできる。特に職制（管理・監督者）とは相談を契機にネットワークの構築につながることもある。健康相談は日常の活動では最も基本的で重要な活動といえる。

4 健康教育

健康教育には，個別教育，集団教育，啓発教育などがあり，状況に応じた教育活動が展開できる。

個別教育では，健康診断，健康相談，職場巡視の機会を利用できる。集団教育では，そもそも職場で実施されている既存の教育（入社時，管理・監督者，幹部社員

表9-3 ● 一般健康診断

1）雇入時の健康診断（安衛則第43条）
2）定期健康診断（安衛則第44条）
3）特定業務従事者の健康診断（安衛則第45条）
4）海外派遣労働者の健康診断（安衛則第45条の2）
5）給食従業員の検便（安衛則第47条）
6）自発的健康診断

*ラインケア：管理・監督者による職場環境の把握や改善の取り組み。

など）のカリキュラムに健康教育を組み込めば，効率的・効果的に実施できる。啓発教育では，社内報，パンフレット・リーフレット，メールでの健康情報配信など，教育実施については工夫の余地が多い。これらも産業保健の特徴である。

5 職場巡視

職場巡視は，安全と健康の確保と快適な作業環境・作業条件づくりを支援するために必要な職場の情報を入手するために行われ，管理・監督者が作業者と協力して行う。産業医，衛生管理者は一定の期間職場巡視を行うが，産業看護職にとっての職場巡視は違う目的ももつ。まずは，何よりも自分でその場に臨むこと（臨場感）が大切である（column参照）。産業看護職の行う職場巡視は，情報を得るためだけではなく，社員・従業員に「声かけ」することによりコミュニケーションが円滑となり，その後の関係性構築にも役立つと思われる。

2．産業保健に特有の健康問題と対策

1 職業性疾病の予防

- **職業性疾病とは** 作業を行っているなかで曝露されたり，負荷を受けることによって生じる疾病の総称をいう。以下にある「災害性疾病」と「職業病」を併せたものである。

  職業性疾病には表9-4のような要因がある。

- **災害性疾病とは** 一時的な曝露あるいは負荷を受け，直ちに健康障害が現れるものをいう。例としては，災害性腰痛（ぎっくり腰），酸素欠乏症，硫化水素中毒などがこれにあたる。

- **職業病とは** 少量の曝露あるいは負荷を繰り返し受けることによって，比較的長時間の経過の後に種々の健康障害が現れてくるものをいう。例としては，職業がん，

---

column

産業看護職の職場巡視の目的

筆者は産業看護職として就業した新人時代に，上司より「職場に出向いて，働いている現場を見て，話を聞いて，どのような場所でどのような業務をしているのかをレポートする」という課題を与えられた。

受け持ちの職場に月に1回のペースで出向き，いろいろな職場の業務を見聞した。働くということ，労働とはどういうものなのかを身をもって体験した。その経験はその後の保健活動の基礎となっていると言っても過言ではない。また，管理・監督者のみならず，実際の作業者とその職場で話をすることによりコミュニケーションが円滑となり，その後のほかの活動がしやすくなったこともあった。

表 9-4 ● 職業性疾病の要因

1）化学物質
2）石綿（アスベスト）
3）粉じん（じん肺）
4）振動
5）騒音
6）電離放射線
7）熱中症

表 9-5 ● 特殊健康診断が義務付けられている業務

1）有機溶剤業務（有機溶剤中毒予防規則）
2）鉛業務（鉛中毒予防規則）
3）四アルキル鉛等業務（四アルキル鉛中毒予防規則）
4）特定化学物質・製造禁止物質（試験研究用）等の製造・取扱業務（特定化学物質障害予防規則）
5）高圧室内業務と潜水業務（高気圧作業安全衛生規則）
6）放射線業務（電離放射線障害防止規則）
7）除染等業務（東日本大震災により生じた放射性物質により汚染された土壌等を除染するための業務等に係る電離放射線障害防止規則）
8）石綿等業務（石綿障害予防規則）

じん肺がこれにあたる。

● **特殊健康診断** 有害業務に従事する労働者については，有害業務により生じるおそれのある健康障害の早期発見のため，特別に行われる特殊健康診断があり，法令などにより義務付けられている場合もある（表 9-5）。健康診断結果に基づき適切な健康管理の実施が重要である。

● **職業性疾病の予防策** また，職業性疾病の多くは，労働衛生の 3 管理と労働衛生教育により，予防が可能である。有害業務に関して，ひとたび重大な事故などの労働災害が起これば，社会的な問題となるおそれもある。その改善には，産業医などと連携し，場合によっては職場環境や労働条件の改善・整備のため，職場の関係者に働きかけを行うこともある。産業看護職としては，日々の相談活動や職場巡視などから，労働内容や労働者のおかれた状況などを理解して，健康管理を主軸として予防に努めなければならない。

2 作業関連疾患

作業関連疾患とは 1976 年に世界保健機関（WHO）によって提唱された概念である。これは心身の負荷の大きい仕事をすることによって，その発病が早まる，もともとあった病気が増悪する疾患をいう。

● **代表的な作業関連疾患** 循環器疾患や脳血管疾患といった過労死の引き金となる疾患や，不眠症，胃潰瘍などのストレス性疾患などがある。生活習慣病（糖尿病，脂質異常症など）も作業関連疾患となることがある。健康診断結果などによる事後指導に際しては，労働との関係性を考慮した保健指導が重要である。

3 VDT作業

VDT（Visual Display Terminals）作業とは，ディスプレイ，キーボードなどにより構成される機器を使用して，データの入力，検査・照合，文書の作成・編集・修正・プログラミングなどを行う作業である。

- **VDT作業による症状**　目の疲れ，視力低下，筋（頸，肩，腕，腰など）の疲労，心理面の訴えなど症状は多岐にわたる。作業時の緊張感や単調感および長時間作業となる傾向から，ストレスが加わりやすい。
- **VDT作業における労働衛生管理のためのガイドライン**　過去はキーパンチャー*やプログラマーなどに特化した作業であったが，近年のIT化（情報技術化）により，VDT作業は多くの業種で取り入れられている。厚生労働省から「VDT作業における労働衛生管理のためのガイドライン」が策定され，そのなかに作業管理，作業環境管理にかかわる基準が決められている。適切な作業管理，作業環境管理，労働衛生教育が重要である。

4 快適な職場環境形成

1）快適職場づくり

1992（平成4）年5月に労働安全衛生法が改正され，快適職場づくりが事業者の努力義務となり，「事業者が講ずべき快適な職場環境の形成のための措置に関する指針」（快適職場指針）が公表された。快適職場指針では，「仕事による疲労やストレスを感じることの少ない，働きやすい職場づくり」を目指して，作業環境の管理，作業方法の改善，労働者の心身の疲労の回復を図るための施設・設備の設置・整備，そのほかの施設・設備の維持管理などが示されている。

2）職場における禁煙対策

健康増進法の施行に伴い，2003（平成15）年に「職場における喫煙対策のためのガイドライン」が公表された。ガイドラインでは，たばこの煙が漏れない喫煙室の設置，喫煙室と非喫煙場所との境界において気流の風速を0.2m/s以上とするなどが示されている。職場では基本的に禁煙・分煙の対策をしている場合が多い。

5 職場の健康増進・生活習慣病対策

1）職場における健康づくり（トータルヘルスプロモーションプラン）

事業場における労働者の健康保持増進のための指針（トータルヘルスプロモーションプラン：THP）は，事業者が行う労働者の心身両面にわたる健康増進対策である。健康測定結果により，運動指導，保健指導，心理相談，栄養指導が行われる。

健康測定と前述の健康診断には，目的に違いがある。健康診断はその結果により，必要に応じ作業転換，労働時間の短縮，職場環境の改善など行うことを目的としている。これに対して，健康測定は健康診断で所見ありとされた労働者のみならず，すべての労働者を対象に各人の健康状態を総合的に測定して，それに基づいた健康指導を行うことを目的としている。

＊キーパンチャー：コンピューターで情報処理するデータの入力をする職業に従事する人のこと。

2) 特定健康診査と特定保健指導

2008（平成20）年に制定された「高齢者の医療の確保に関する法律」により，医療保険者[*]には40歳から74歳の被保険者・扶養者を対象に生活習慣病予防のための健康診断（特定健康診査）と保健指導（特定保健指導）の実施が義務付けられた。メタボリックシンドローム（肥満，高血圧，糖尿病，脂質異常症）に着目し，生活習慣病の予防を行う。産業保健が対象とする労働者の年代と重なることから，産業保健分野においても特定健康診査項目を網羅する健康診断が行われるようになってきているが，産業保健活動における健康診断やその事後指導および健康増進対策とは事業実施主体や目的などに違いがある。特定健康診査および特定保健指導では，生活習慣病の予防を行うことにより，医療費の適正化を図ることを目的としている。実施主体は医療保険者（健康保険組合）であり，健康診査対象者は40歳から74歳の被保険者，保健指導対象者はメタボリックシンドロームに限定される。

産業保健においては，業務を行うことによって労働者に健康障害が発生するのを予防すること，労働者の健康状態に合わせた配置を行うことで健康状態の悪化を予防することを目的として，健康診断や事後指導および健康増進対策が行われている。

6 職場のメンタルヘルス対策

今やどの分野のどの業種においてもメンタルヘルス対策は大変重要なものとなっている。メンタルヘルス対策には，2000（平成12）年に「事業場における労働者の心の健康づくりのための指針」が，2006（平成18）年に「労働者の心の健康の保持増進のための指針」などが策定されたことにより，メンタルヘルスケアに取り組むようになっている。事業場におけるメンタルヘルスケアの推進は以下の4つのケアにより実施される。

① セルフケア：労働者自身によるストレスケアやストレスへの対処
② ラインケア：管理・監督者による職場環境の把握と改善
③ 事業場内産業保健スタッフによるケア：メンタルヘルスケア実施に関する企画立案
④ 事業場外資源によるケア：メンタルクリニックへの受診，地域産業保健センターへの相談

また，2015（平成27）年度の労働安全衛生法の改正により，50名以上の労働者のいる事業場ではメンタルヘルスチェックが義務化され，さらなるメンタルヘルスケアの推進が図られることとなった。

E 産業保健の課題と展望

現在，労働者をめぐる状況は様々な点で多様化している。働く人自身についても，

---

[*] **医療保険者**：医療保険事業を運営するために加入者から保険料（保険税）の徴収や加入者に対して各種保険給付を行ったりする実施団体（事業主）のこと。

高齢化が進み労働者の雇用延長が促進されている。また，グローバル化の影響で外国籍の労働者も増えつつある。

　雇用形態も正規雇用，非正規雇用など様々である。労働条件も勤務時間を例にすれば，定時勤務だけでなく，短時間勤務やフレックス勤務というように多岐にわたる。そのため，同じ職場で働いていても労働者自身の年齢，性別，国籍，雇用形態，勤務時間など異なる場合もありうる。このように多様化した労働状況で産業保健活動を行う場合，誰が何を，どこまで，どのように行うのかの理解と調整が大変重要となってくる。加えて，ワークライフバランス（就労と生活の調和）やユニバーサル化が産業保健活動においても重要な課題となりつつある。基本的なことではあるが，その職場ごとの特性を理解し，必要な活動を適正な方法で行っていくことが必要かつ重要であろう。

演習課題

1. 産業保健には，どのような定義と目的があるかをまとめてみよう。
2. 産業保健に関連する法制度とその内容を理解しよう。
3. 労働衛生管理体制を整理してみよう。
4. 産業保健に特有の健康問題とその対策をまとめてみよう。
5. 産業保健における基本的な活動をまとめてみよう。

第2編 保健活動

第10章
健康危機管理・災害保健

この章では
- 健康危機管理体制を理解する。
- 感染症発生時の対策と予防活動を理解する。
- 災害発生時の対策と平常時の活動を理解する。

A 健康危機管理とは

　近年，わが国だけでなく世界規模で，東日本大震災などをはじめとする地震や津波，洪水，台風，有珠山や御嶽山のような火山噴火などの自然災害，福島第一原子力発電所の事故の発生，エボラ出血熱や高病原性鳥インフルエンザなどの危険な感染症の発生，様々なテロ行為などが発生している。

　1999（平成9）年に策定された**厚生労働省健康危機管理基本指針**によると，健康危機管理とは「医薬品，食中毒，感染症，飲料水その他何らかの原因により生じる国民の生命，健康の安全を脅かす事態に対して行われる健康被害の発生予防，拡大防止，治療等に関する業務であって，厚生労働省の所管に属するものをいう」とされている。

　また，この定義における「その他何らかの原因」には，阪神・淡路大震災や有珠山噴火のような自然災害，和歌山市毒物混入カレー事件のような犯罪，核燃料加工会社JCOによる東海村臨界事故のような放射線事故，健康被害は発生しなかったがその可能性が心配されたコンピューター西暦2000年問題など，様々な原因の健康危機事例が含まれること，また，サリン事件のような化学兵器や毒劇物を使用した大量殺傷型テロ事件が発生した場合にも対処を求められる可能性があることにも留意する必要がある。すなわち，「不特定多数の国民に健康被害が発生又は拡大する可能性がある場合には，公衆衛生の確保という観点から対応が求められているということである」[1)]とされている。

　健康危機管理においては，平常時の予防・準備，危機発生時の緊急対応，復旧・復興の各段階において適切な対策を行う必要がある。

B 健康危機管理体制と平常時の活動

　厚生労働省健康危機管理基本指針では，医薬品，食中毒，感染症，飲料水などの健康危機管理のための迅速な情報収集，対策の策定・実施の基本的なしくみについて定めている。地震などの災害の危機管理には厚生労働省防災業務計画に沿い，総合的かつ計画的な推進に努めることとなっている。複数の部局で対応することが必要な健康被害に関しては，関係部局間の調整により健康危機管理の円滑な実施を図ることを目的として，**健康危機管理調整会議**が設置される。2001（平成13）年3月には「地域における健康危機管理について－地域健康危機管理ガイドライン－」が作成された。

●**災害対策の関係法律**　災害対策の関係法律には「災害対策基本法」（1961［昭和36］年公布）および「災害救助法」（1947［昭和22］年公布）がある。

●**災害対策基本法**　「災害対策基本法」は，1959（昭和34）年の伊勢湾台風を契機

として1961（昭和36）年に制定された。同法第1条では「国民の生命，身体及び財産を災害から保護し，防災に関し，基本理念を定め，国，地方公共団体及びその他の公共機関を通じて必要な体制を確立し，責任の所在を明確にするとともに，防災計画の作成，災害予防，災害応急対策，災害復旧及び防災に関する財政金融措置その他必要な災害対策の基本を定めることにより，総合的かつ計画的な防災行政の整備及び推進を図り，もって社会の秩序の維持と公共の福祉の確保に資する」ことを目的としている。この法律において，わが国における災害の予防，応急対応，復旧・復興の各段階における基本となる事項が定められている。

- **災害救助法** 「災害救助法」は，1947（昭和22）年の南海大地震を契機として同年に制定された。同法第1条では「災害に際して，国が地方公共団体，日本赤十字社その他の団体及び国民の協力の下に，応急的に，必要な救助を行い，災害にかかった者の保護と社会の秩序の保全を図る」ことを目的とし，救助における行政機関の役割と救助の種類を定めている。
- **健康危機管理体制の整備** 健康危機管理においては，保健所は広域的・専門的な立場から，市町村は防災対策の第一次的責務を負い，住民に身近な立場から活動し，重要な機能を果たす。特に準備期（平常時）における防災・減災活動が重要であることは広く周知されてきており，これらの法に基づいた各種の計画立案だけでなく，各自治体による住民への積極的な啓蒙活動や，災害時のマニュアル作成，官民一体型の防災訓練なども数多く実施されている。このように，わが国においては，様々な健康危機に関する管理体制が整備，運営されている。

C 健康危機管理の実際

1．感染症発生時の対策と予防活動

1 感染症対策の関係法律

感染症対策の関係法律には，1998（平成10）年に制定された「感染症の予防及び感染症の患者に対する医療に関する法律」，1948（昭和23）年に制定された「予防接種法」などがある。

- **感染症法** 「感染症の予防及び感染症の患者に対する医療に関する法律」は，一般に「感染症法」と称される。同法第1条にて「感染症の予防及び感染症の患者に対する医療に関し必要な措置を定めることにより，感染症の発生を予防し，及びそのまん延の防止を図り，もって公衆衛生の向上及び増進を図る」ことを目的としている。1999（平成11）年4月の感染症法の施行により，従来の「伝染病予防法」，「性病予防法」，「後天性免疫不全症候群の予防に関する法律（エイズ予防法）」は統合され，廃止された。

この法律は，移動手段の発展に伴い，海外で発生したエボラ出血熱やウエストナ

イル熱などの**新興感染症**やこれまで知られていなかった感染症が国内に流入する可能性が高まり，結核やマラリアなどの**再興感染症**の増加などの感染症を取り巻く状況や環境の変化を受けて，感染症対策の抜本的見直しを図るために定められた。その特徴としては，集団の感染症予防に重点を置いた従来の考え方から，個々の国民の予防と良質かつ適切な医療の積み重ねによる社会全体の感染症の予防の推進という考え方への転換がある。

また，感染症発生動向調査の法定化や国による基本指針の策定・都道府県による予防計画の策定などの事前対応型行政の構築，特定感染症指定医療機関などの法定化などの医療体制の構築，動物由来感染症対策の充実や国際協力の推進も示されている。これらを踏まえ，2003（平成15）年11月に同法においては，対象疾患の増加（74疾患から86疾患）や重症急性呼吸器症候群（SARS）および天然痘の1

---

column

デンジャーグループ（Danger group）の健康管理

　結核は過去の病気と思われがちだが，現在も主要な感染症の一つである。2014（平成26）年の日本の結核の罹患率は15.4で，アメリカの5.5倍，ドイツの3倍である。高齢者では，若いころに結核菌に感染しても発病しなかった者が，免疫力や体力が衰え発病するケースが多く，若年層では結核に対する興味・関心の低下から重篤な状態になるまで気がつかないケースがみられている。

　結核の集団発生の予防の一つに，デンジャーグループ（Danger group）の健康管理がある。デンジャーグループとは，感染症を発病した場合に周囲の多くの人々に感染させるおそれが高いグループなどのことで，医療保健関係者，学校の教職員，接客業者などがこれに属する。これらのグループには，表に示すような易感染者を含む場合もある。予防的な対策として，積極的な健康教育や定期的な健康診断などが実施されている。また，これらの実施にあたっては，いわれのない差別や偏見が生じることがないような配慮も必要である。

表● デンジャーグループ

1. 排菌している結核患者に接触した人，ツベルクリン反応で自然陽転が疑われる人。
2. 結核にかかったことのある人。
3. 免疫抑制につながる病気や薬に関係ある人（糖尿病，胃潰瘍，ステロイド治療，人工透析，塵肺等）。
4. 健康管理からもれがちな集団（生活困窮者，中小企業就労者，アルコール依存症，自分で症状を訴えることの少ない精神障害者，検診連続未受診者）。
5. 職業上のハイリスク集団（医療従事者）。

資料／財団法人結核予防会：ホームページ，http://www.jata.or.jp/rit/rj/kekkak97.htm（最終アクセス日：2016/11/10）

類感染症への指定など対象疾患の分類が見直された。2007（平成19）年4月には，生物テロや事故による感染症の発生・まん延を防止するための病原体管理体制が確立され，また「結核予防法」が廃止され統合された。2008（平成20）年5月には，鳥インフルエンザ（H5N1）の2類感染症への追加とともに，「新型インフルエンザ等感染症」という分類が創設された。2021（令和3）年2月には，新型コロナウイルス感染症が新型インフルエンザ等感染症に位置づけられた。このように同法は，社会情勢の変化に即した改定が重ねられている。また，就業制限や入院などの感染症のまん延防止の措置について，「最小限度の措置の原則」を明記するなどの人権に配慮した改訂も行われている。

●**予防接種法** 「予防接種法」第1条では，「伝染のおそれがある疾病の発生及びまん延を予防するために公衆衛生の見地から予防接種の実施その他必要な措置を講ずることにより，国民の健康の保持に寄与するとともに，予防接種による健康被害の迅速な救済を図る」ことを目的としている。同法では予防接種の類型を定義し，それぞれの対象疾患や接種時期を定めている。また，予防接種基本計画や予防接種などの適正な実施のための措置，定期の予防接種などによる健康被害の救済措置などについても定められている。2007（平成19）年4月には「結核予防法」が「感染症法」へ統合され，BCG接種に関する内容が「予防接種法」に追加された。

2 感染症発生時の対策

感染症発生時の対策には，感染拡大の予防と感染症の患者の適切な治療がある。

1）感染拡大の予防

感染拡大を予防するためには，届け出を受理あるいは事件を探知したら，感染者の把握と感染経路を特定するための疫学調査を迅速に行う。疫学調査は疫学の3要素である「時・人・場所」の分布がわかるように情報収集を行う。内容は発生状況，疾患，感染者の特徴，感染者の行動，生活環境，発症前後の行動などであるが，調査項目は状況に応じて検討される。調査対象は1～3類感染症では全数，4・5類感染症の全数把握対象疾患は，①致死率が高く早急な防疫対策が必要な場合，②地域での流行が懸念される場合，③集団発生がみられる場合などの基準により，必要な調査を行う。調査の実施は，届け出の有無にかかわらず，感染症対策上，保健所が必要と判断した場合に行われる。

2）感染症の患者への対応

感染症の患者への対応として，各感染症に応じた良質な医療を提供し，感染症の指定医療機関などで適切な治療に専念できるようにする。感染症の患者や家族に，疾患の治療経過や2次感染予防，必要な消毒や手洗い方法など，生活場面の基盤において，対策を具体的に伝えることが必要である。

感染症の患者や家族は突然の事態に驚き，病気への不安や周囲への影響などを心配し，孤立感を抱きやすい。感染症の患者や家族の不安，罪悪感，孤独感，怒りなど精神的な問題を受け止め，プライバシーの保護に十分な配慮をして，ともに解決する姿勢で援助を行う。

治療後には，学校や職場などへの復帰に際し，周囲の理解を十分得られるように心がける。不十分な知識とそれに基づいた不安が，感染者，家族，関係者などの地域での再生の妨げにならないように対応する必要がある。

3 感染症の予防活動

第一線で防疫活動にかかわる職員は，正しい知識を伝えるとともに，自らが感染源や感染者にならないように健康管理し，消毒，清潔・不潔など基本的な感染予防の知識，具体的な対処方法を身につけ，前向きに活動に取り組めるように心がける必要がある。

潜在患者や保菌者を早期に発見して，感染拡大を防止するためには，日頃から住民の生活や感染症サーベイランス事業の発生動向，感染経路などの情報を収集し，流行前から注意を喚起して感染防止に努める。健康相談，集団検診，家庭訪問，健康教育などの機会を利用して，感染予防の正しい知識と適切な方法を伝え，セルフケア能力を高めるよう指導・援助する。さらに，多くの人が集まる乳幼児健診や高齢者の集いなどでは，集まったときに手洗いやうがいを習慣化するなど，集団感染の予防に努めることも方法の一つである。

地域全体の衛生環境や生活環境の改善に努め，関係機関や地域住民と連携し，感染症が発症した際には協力を得られる「地域における支援ネットワークの構築」などの取り組みが必要である。

新型鳥インフルエンザなどの大流行の危険性のある感染症については，平常時から感染拡大防止に向けての医療提供体制の確保，抗インフルエンザウイルス薬などの医薬品の備蓄の準備をしておくことがある。

2．災害の定義と種類

災害対策基本法では，第2条1号にて災害とは「暴風，竜巻，豪雨，豪雪，洪水，崖崩れ，土石流，高潮，地震，津波，噴火，地滑りその他の異常な自然現象又は大規模な火事若しくは爆発その他その及ぼす被害の程度においてこれらに類する政令で定める原因により生ずる被害」と定義されている。

高橋[2]によると災害は3種類に大別される（図10-1）。一つは自然現象によってもたらされる**災害**である。被害が広域にわたる災害で，台風，集中豪雨，洪水，地震，津波，干ばつ，雪害，雷，火山噴火などを**自然災害**という。二つ目は何らかの人為的な要素が加わったために起こった災害である。比較的，局所に限定されている災害で，化学爆発，都市大火災，船舶・航空機・列車などの大型交通災害，ビル・地下街災害，炭鉱事故などの**人為災害**という。最後は自然災害と人為災害の複合型災害で，放射能，有毒物汚染の拡大などの**特殊災害**をいう。被害および影響の長期化，2次・3次災害の発生・拡大などを引き起こすことが多い。

また，これらの災害は都市型か地方型かで，被害状況や救援方法が異なる。都市型災害は，「人口密度が高い，高層ビルが多い，地下街・地下鉄の存在，電気・ガス・水道の密集化と供給を都市外に依存している」などの特徴があり，2次災害の発生

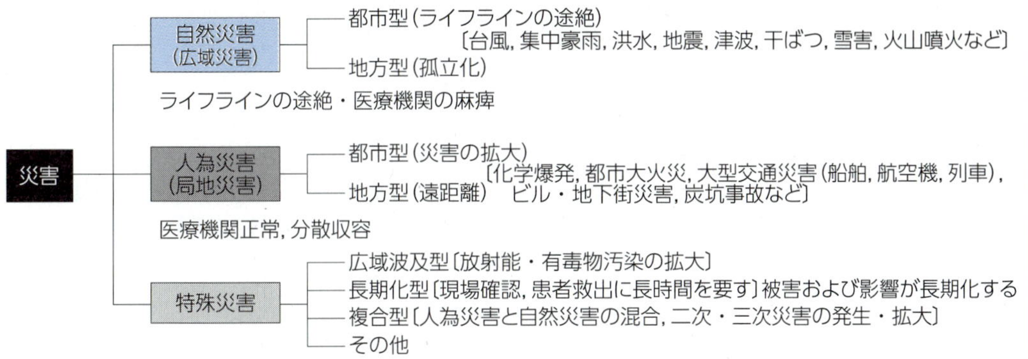

```
                  ┌─ 都市型（ライフラインの途絶）
       ┌ 自然災害 ─┤     〔台風,集中豪雨,洪水,地震,津波,干ばつ,雪害,火山噴火など〕
       │ （広域災害）└─ 地方型（孤立化）
       │  ライフラインの途絶・医療機関の麻痺
       │
       │         ┌─ 都市型（災害の拡大）
災害 ──┤ 人為災害 ─┤     〔化学爆発,都市大火災,大型交通災害（船舶,航空機,列車），
       │ （局地災害）└─ 地方型（遠距離）  ビル・地下街災害,炭坑事故など〕
       │  医療機関正常,分散収容
       │
       │         ┌─ 広域波及型〔放射能・有毒物汚染の拡大〕
       │         ├─ 長期化型〔現場確認,患者救出に長時間を要す〕被害および影響が長期化する
       └ 特殊災害 ─┤  複合型〔人為災害と自然災害の混合,二次・三次災害の発生・拡大〕
                  └─ その他

都市型,地方型の差異：人口密度,高層ビル,住宅と工場の混在,医療施設数,情報,通信・交通の便,救急搬送体制
など
出典／髙橋有二：災害処理の原則と防災計画,救急医学,15：1745-1752, 1991.
```

図 10-1 ● 災害の分類

や復旧に時間がかかり，衛生状態の悪化も顕著となる。その一方で，交通網の発達により孤立化しない，医療機関が多いという特徴ももつ。地方型災害は，「人口密度が低い，住宅が分散している，交通が不便，医療機関が少ない」などの特徴があり，孤立性が高く，救援や負傷者の搬送に困難をきたす。

3. 災害発生時の対策と平常時の活動

災害には，準備期（平常時），対応期（災害発生により被害を受けた時期），復旧・復興対策期（災害を受けてから平常の生活へ復旧・復活する時期）があり，各時期の被災者の健康と生活状況に応じた活動を行う（図 10-2）。

1 準備期

準備期の活動としては，まず災害に向けた防災や減災のための啓発活動がある。災害対応のための避難経路の確保，必要物品の整備，連絡方法の確認などについて，住民や保健・医療・福祉関係者に対し啓発活動を行う。

次に，災害発生に向けて医薬品，医療機器，育児用品，介護用品，食糧・飲料水，衣料品，寝具などの物品の備蓄を行う。地域の住民の年齢構成，家族構成，健康状態，介護状態などから，プライバシーに十分配慮しつつ，災害時に要支援者の情報収集を行う。さらに住民組織や保健・医療・福祉関係者の役割の確認とネットワークの構築，災害時対応マニュアルの作成などによる救護・支援体制整備を行う。訓練に関しては，災害時の連絡方法の確認，避難訓練や災害時の救急対応の講習会などを行う。

2 対応期

対応期の活動は，0～3までのフェーズに分類される。

●フェーズ0　災害発生直後からおおむね24時間まで（フェーズ0）は，初動体制の確立の時期であり，トリアージをもとに負傷者の救出・救助に専念する。早急な

図 10-2 ● 災害各期におけるフェーズ区分の概要

	フェーズ 0	フェーズ 1	フェーズ 2	フェーズ 3	フェーズ 4	フェーズ 5
時期	おおむね災害発生後 24 時間以内	おおむね災害発生後 72 時間以内	おおむね 72 時間〜2 週間まで	おおむね 2〜3 週間から 2 か月	おおむね 2 か月以降	おおむね 1 年以上
主な課題	初動体制の確立：負傷者の救出・救助	緊急対応期：生命・安全の確保，被災者の救出・救助	応急対応期：生活の安定，避難所の対策と運営	応急対応期：生活の安定，避難所からおおむね仮設住宅入居までの期間 生活環境の整備	復旧・復興対策期：人生の再建・地域の再建，仮設住宅対策や新しいコミュニティづくり	復興支援期：復興住宅に移行するまで，コミュニティの再構築と地域との融合，新たな町づくり

出典／日本公衆衛生協会全国保健師長会：平成 24 年度地域保健総合推進事業「東日本大震災における保健師活動の実態とその課題」を踏まえた改正版，大規模災害における保健師の活動マニュアル，p.47-73，2013．を基に作成．

災害対策本部の設置・運営が求められ，初期医療チームである **DMAT**（**災害派遣医療チーム**；Disaster Medical Assistance Team）などによる救命・救護活動との連携や被災状況などの情報収集，避難所・福祉避難所の設営などが中心に行われる。

● **フェーズ 1** おおむね 24〜72 時間以内（フェーズ 1）は，被災者の生命・安全の確保の時期であり，被災者の救出・救助が中心となる。被災した自治体での対応や支援の方針の決定がなされ，近隣の保健医療関係職員の派遣が始まる。また，救護所の設置・運営や要医療者への継続支援も行われる。

● **フェーズ 2** おおむね 72 時間〜2 週間まで（フェーズ 2）は，避難所対応が中心の時期である。避難所での生活者に対して生活環境の整備を行うとともに，感染症などの発生予防，妊婦・母子や障害児が安心して生活できるための支援，生活習慣病や持病の悪化予防，環境の変化や災害により生じた人・財産・仕事などの喪失や災害の衝撃によるストレスへの対応，震災時の要支援者の把握と支援などを継続的に行う。

● **フェーズ 3** おおむね 2〜3 週間から 2 か月まで（フェーズ 3）は，主に仮設住宅入居までの時期となる。避難所での生活が継続している場合は，引き続き感染症などの発生予防の対応を中心とした生活環境の整備を行うとともに，高齢者の介護予防などを行う。新たに仮設住宅へ入居した被災者に向けては，これらに加えて入居者どうしのコミュニティづくりの支援や孤立化の予防などの心のケアに重点を置いた支援，健康状態の把握が行われる。この頃になると，被災した自治体においても，自治体の通常業務再開に向けての調整が始まり，仮設住宅へ移行する中長期的な活動計画の策定と実施・評価なども行われるようになってくる。

3 復旧・復興対策期

● **フェーズ 4** フェーズ 4 からは，復旧・復興対策期と称される。おおむね 2 か月

以降（フェーズ4）では，生活の場が避難所から仮設住宅や自宅へと移行してくる頃である。これらの被災者に対して，日常生活の再建への支援とともに，心身の疲弊からくる健康障害の予防と対応，PTSDなどへのこころのケア，被災者の閉じこもりや孤立の防止と新たなコミュニティの構築への活動を，住民やボランティア，保健・医療・福祉関係者のほか，建築・産業・教育などの地域のあらゆる機関と関係者が連携し，協働で行う。

●フェーズ5　おおむね1年以上（フェーズ5）になると，生活の場は新たに復興住宅に移行することが多い。被災者は，新たに居住した地域において再びコミュニティの構築と地域との融合を重ねていかなくてはならない。ここでは，仮設住宅から再び移動することに伴う新たな健康問題への支援や定期的な住民の健康調査の実施，被災者のこころのケアが重要になる。また，被災者が地域との融合を図り，新たなまちづくりを行っていくためには，地域の自治組織やボランティア，関係機関との連携・協働も不可欠である。さらに，支援の長期化による弊害も生じてくる時期でもあり，支援者のこころのケアも，欠かすことはできない課題である。

　放射能汚染などの災害に関しては，上記と共通する対応などのほか，住民が放射能被曝を避けるための対応を迅速かつ的確に行い，健康への影響を回避するための対策を講じる。

---

column

被災地を全国の保健医療関係者などで支援

　大規模災害の発生時には，被災した自治体の保健医療職関係者だけでは，十分に対応しきれない。そのため被災した自治体は，国（厚生労働省）に保健医療職者などの派遣要請を行い，国は各自治体，各自治体は，保健所や市町村に派遣要請できるしくみができている。被災した自治体の保健医療関係者は，救護，避難所での健康管理，感染症予防，仮設住宅入居者の健康管理などを近隣の自治体や全国からの応援職員の協力を得て，継続して行っている。

　たとえば，東日本大震災の際には厚生労働省の発表では，発災直後のDMATの派遣から中・長期にわたる保健医療職の派遣が続けられ，その累計は3万5千人を超えている。看護職による支援活動では，全国の自治体からの保健師や日本看護協会からの看護師などの派遣だけではなく，多くのNPO法人による支援やボランティア活動も行われた。

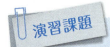

1 健康危機管理体制をまとめてみよう。
2 感染症発生時の対策と予防活動をまとめてみよう。
3 災害発生時の対策と平常時の活動をまとめてみよう。

文献
1) 厚生労働省：地域における健康危機管理について；地域健康危機管理ガイドライン．
   http://www.mhlw.go.jp/general/seido/kousei/kenkou/guideline/index.html
2) 高橋有二：災害処理の原則と防災計画，救急医学 15：1745-1752，1991．

参考文献
・厚生労働統計協会：図説国民衛生の動向 2014/2015．
・厚生労働省：健康危機管理基本指針．
   http://www.mhlw.go.jp/general/seido/kousei/kenkou/sisin/index.html
・内閣府：防災情報のページ，災害対策関係．
   http://www.bousai.go.jp/shiryou/houritsu/index.html
・内閣府：防災情報のページ，最近の主な災害対策基本法の改正．
   http://www.bousai.go.jp/taisaku/kihonhou/kaitei.html

第2編 保健活動

第11章
国際保健

この章では
- 健康水準の国際的な格差について理解する。
- ODA（政府開発援助）とはどのようなものか理解する。
- 健康に関連の深い国連機関とその活動について理解する。
- わが国の開発協力の基本方針を理解する。

I 国際保健とは，国際保健活動とは

●**国際保健の定義** 国際保健とは何を指しているのであろうか。島尾は国際保健医療学を「全世界的な立場でみた場合に，健康水準，保健医療にみられる国，地域別な違いや格差が，どの程度以上であれば容認し難いと考えるか，そのような違いや格差が生じたことにはどのような要因が関連しているか，さらにそれを容認できる程度にまで改善するにはどのような方策があるかを研究し，解明する学問」と定義している[1]。近年では，**グローバルヘルス（Global Health）**という用語を使うことも増えてきている。

本節では，この健康水準，保健医療にみられる国・地域別の違いや格差の現状をみていくこととしたい。

●**平均寿命と乳幼児死亡率** 健康水準を示す代表的な指標には，平均寿命や乳幼児死亡率（5 歳未満死亡率）がある。世界各国の平均寿命を国別にみたものが図 11-1 である。また，世界各国の乳幼児死亡率を示したものが図 11-2 である。

日本は世界有数の長寿国として知られているが，アフリカ諸国のなかには平均寿命が 60 歳に満たない国も多くみられる。乳幼児死亡率も，1000 出生当たり 100 を超える国も多くある。これは，5 歳までに 1 割の子どもが命を落とすことを意味しているのである。

●**経済格差と健康格差** このような国別の格差をみると，経済的に豊かとされる地域が，平均寿命が長く乳幼児死亡率も低い一方，経済的に貧しい地域はその逆になっていることがわかる。このような，国の経済的な豊かさが健康状況に与える影響については，**プレストン曲線（Preston Curve）**が知られている[2]（図 11-3）。これは，1 人当たり**国内総生産**＊（Gross Domestic Products；**GDP**）を横軸に，平均寿命を

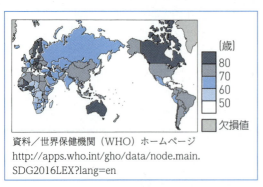

資料／世界保健機関（WHO）ホームページ
http://apps.who.int/gho/data/node.main.SDG2016LEX?lang=en

図 11-1 ● 世界各国の平均寿命（2015 年）

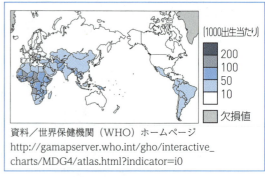

資料／世界保健機関（WHO）ホームページ
http://gamapserver.who.int/gho/interactive_charts/MDG4/atlas.html?indicator=i0

図 11-2 ● 世界各国の乳幼児死亡率（2015 年）

＊**国内総生産**：国内で一定期間内に生産されたモノやサービスの付加価値の合計額のこと。"国内"なので日本企業が海外支店で生産するモノやサービスの付加価値は含まれず，海外企業が日本支店で生産したモノやサービスの付加価値は含まれる。

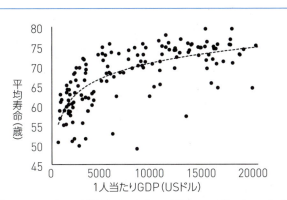

図 11-3 ● 豊かさと平均寿命の関係

縦軸にとってグラフに表すと，右肩上がりの曲線，それも，1人当たりGDPが低いほど傾きが大きくなるというもので，豊かになればなるほど平均寿命は延びてゆく。また，貧しい状態にあればあるほど，経済的な豊かさの少しの改善でも，より大きな平均寿命の延びにつながることを意味しているものである。

II 国際協力のしくみ

政府開発援助（ODA）とは

　国際協力のしくみを理解するには，**政府開発援助**（Official Development Assistance；**ODA**）が特に重要である。ODAは，以下がその要件となっている。
①政府または政府の実施機関によって行われていること
②開発途上国の経済開発や福祉の向上に寄与することを主たる目的としていること
③資金協力をする場合に，その条件（利率や返済期間など）が重い負担にならないように一定の基準を満たすこと

　わが国のODAは，1970年代，80年代を通じて増加し，1989（平成元）年にはアメリカを抜いて世界最大の援助国となった。その後も1990（平成2）年を除き2000（平成12）年までの10年間，日本は世界最大の援助国であったが，2016（平成28）年の実績は第4位となっている（図11-4）。

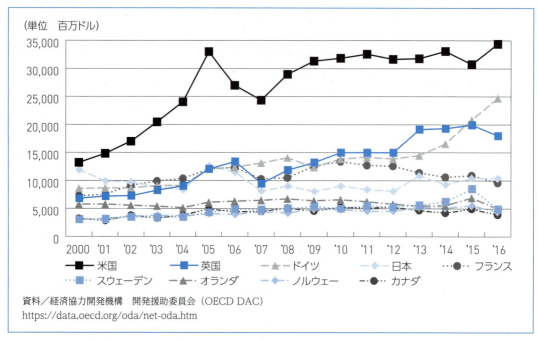

図11-4 ● 主要援助国のODAの実績（支出純額ベース）

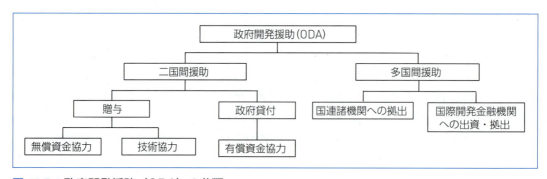

図11-5 ● 政府開発援助（ODA）の分類

●**援助の種類**　ODAは，**二国間援助**と**多国間援助**（国際機関を通じた援助）の2つに大きく分かれる（図11-5）。以下，二国間援助と健康問題と関連の深い国連機関について順にみていくことにする。

Ⓑ　ODAと二国間援助

二国間援助は，まず「**贈与**」と「**政府貸付**」に分けることができる。「贈与」は，途上国に対して返済義務を課さずに行われるもので，無償援助ともよばれる。

●**無償資金協力**　「無償資金協力」は，途上国のなかでも所得水準が低い国を中心に，保健・感染症，衛生，水，教育，農村・農業開発などの基礎生活分野，社会基盤整

備，環境分野などのために返済義務を課さないで資金を供与（贈与）し，必要な資材や機材，設備などを購入する資金として使われるものである。

●**技術協力**　「技術協力」は，途上国の社会・経済の持続可能な発展の担い手となる人材を育成するために，日本の技術や技能，知識を途上国の人々に伝えるというものである。たとえば，技術協力には，途上国の技術者などを対象に研修を行ったり，専門的な技術や知識をもった専門家やボランティアを日本から派遣したりするものがある。「技術協力」は，所得水準が比較的高いために無償資金協力や有償資金協力の対象とならない国・地域にも行われる。

●**政府貸付**　「政府貸付」とは，将来，途上国が返済することを前提としたもので，有償資金協力または円借款とよばれる。ODA による円借款は，銀行で資金を借りるより返済の条件が緩やか（利息が少なく，返済期限が長い）であることから，相手国の所得水準，協力分野，わが国の優れた技術やノウハウの活用の有無などに応じ，より大規模な事業への支援が可能になるという特徴がある。

C 多国間協力

1. 国際連合のしくみ

多国間の援助のしくみを考えるうえでは，**国際連合**（United Nations；**UN**，国連）について理解する必要がある。国連は 1945 年 10 月 24 日に発足した。わが国は，1956（昭和 31）年 12 月 18 日に 80 番目の加盟国として加わった。国連の目的は以下のとおりである。

①全世界の平和と安全を守ること
②各国の間に友好関係を作り上げること
③貧しい人々の生活条件を向上させ，飢えと病気と読み書きのできない状態を克服し，お互いの権利と自由の尊重を働きかけるように，共同で努力すること
④国がこれらの目的を達成するのを助けるための話し合いの場となること

国連には 6 つの主要機関（総会，安全保障理事会，経済社会理事会，信託統治理事会，国際司法裁判所，事務局）のほか，国連と関連して，専門機関とよばれる組織が存在し，保健，農業，郵政，気象など，様々な分野で活動を行っている。

2. 健康問題と関連の深い国連機関

1 世界保健機関（WHO）

世界保健機関（World Health Organization；**WHO**）は，1946 年にニューヨークで開かれた国際保健会議が採択した世界保健憲章（1948 年 4 月 7 日発効）によって設立された。「すべての人々が可能な最高の健康水準に到達すること」（世界保健機関（WHO）憲章第 1 条）を目的に掲げている国連の専門機関である。

2 国連児童基金(UNICEF)

国連児童基金(United Nations Children's Fund;**UNICEF**)は,1946年の第1回国連総会において設立された。当初は第2次世界大戦で被災した子どもたちに対する緊急支援を目的としていたが,1950年代以降は,開発途上国,被災地の子どもたちに対する支援にも活動内容を広げている。現在は,保健,HIV/AIDS,水・衛生,栄養,教育,子どもの保護などの分野において,自然災害や武力紛争の際の緊急人道支援から中長期的な開発支援まで幅広く活動している。子どもの生存のための現場での支援に加え,子どもたちをめぐる現状分析,モニタリング,具体的な政策提言も行っている。

3 国連人口基金(UNFPA)

国連人口基金(United Nations Population Fund;**UNFPA***)は,開発途上国における,より質の高い家族計画およびリプロダクティブ・ヘルス(性と生殖に関する健康)における支援,さらに持続的発展を支えるための人口政策立案において途上国を支援することを目的として活動を行っている。

4 国連開発計画(UNDP)

国連開発計画(United Nations Development Programme;**UNDP**)は,1966年に2つの国連技術協力機関(国連特別基金と国連拡大技術援助計画)の統合で発足した。国連総会と国連・経済社会理事会の管轄下にある国連機関の一つとして,人々がより良い生活を築くべく,各国が知識・経験・資金にアクセスできるよう支援している。貧困の撲滅,不平等の排除と大幅な是正を同時に達成することを2014〜2017年の活動目標として掲げている。

5 国連合同エイズ計画(UNAIDS)

エイズ対策の国際協力は,1981年に初めてエイズ患者が発見されて以来,WHOを中心に進められてきた。しかし,1990年代半ばより,HIV/AIDSの世界的な広がりが及ぼす社会・経済的影響の大きさから,国連システム全体の取り組みのいっそうの強化が求められることとなった。そこで,WHOと並んで,UNICEF,UNFPA,UNDPなどの国連機関もエイズ対策を推進し,それらの活動の調整の必要性が認識されるようになり,国連機関および世界銀行が共同スポンサーとして参画する**国連合同エイズ計画**(Joint United Nations Programme on HIV/AIDS;**UNAIDS**)が発足した。

III WHOの役割・活動

世界保健機関(WHO)は,1946年にニューヨークで開かれた国際保健会議が

***UNFPA**:略称のUNFPAは,1988年に改称を行う前の組織名,国連人口活動基金(United Nations Fund for Population Activities)の略称を使用していることによる。

採択した**世界保健機関憲章**（1948年4月7日発効）によって設立された国連の専門機関である。WHOの目的は，「到達し得る最高水準の健康を享受することは，人種，宗教，政治的信念，そして，経済的もしくは社会的条件の差別なしに，万人の有する基本的権利のひとつである。」（WHO憲章前文）としている。

本部はスイスのジュネーブにおかれている。各加盟国は，世界6つの地域（アフリカ，アメリカ，南東アジア，ヨーロッパ，東地中海，西太平洋）のいずれかに属し，各地域には地域事務局がある。日本は西太平洋地域（フィリピンのマニラに事務局がある）に所属している。

A WHOの主な組織

1. 世界保健総会（WHA）

世界保健総会（World Health Assembly；**WHA**）は，WHOの最高意思決定機関であり，全加盟国で構成されている。毎年1回開催し，WHO全体の事業計画や，予算の決定，執行理事国の選出，事務局長の任命などを行う。

2. 執行理事会

執行理事会（Executive Board）は，総会で選出された34か国が推薦する執行理事により構成される。執行理事会の任務は，世界保健総会の決定および政策の実施，世界保健総会への助言または提案などを行う。

3. 地域的機関

地域的機関（Regional Organization）は，世界保健総会が定める地域（アフリカ，アメリカ，南東アジア，ヨーロッパ，東地中海，西太平洋）に配置され，地域委員会と実施機関である地域事務局からなる。

B WHOの活動

WHOの主要事業活動は表11-1のとおりであるが，具体的には以下のような活動が知られている。

1. WHOによる健康の定義

「健康」とはいったい何だろうか。WHO憲章の前文において「健康とは，肉体的，精神的および社会的に完全に良好な状態であり，単に疾病または病弱の存在しないことではない。」[3)] (Health is a state of complete physical, mental and social

表 11-1 ● WHO の主要事業活動

1. 医学情報の総合調整
2. 国際保健事業の指導的かつ調整機関としての活動
3. 保健事業の強化についての世界各国への技術協力
4. 感染症及びその他の疾病の撲滅事業の促進
5. 保健分野における研究の促進・指導
6. 生物学的製剤及び類似の医薬品，食品に関する国際的基準の発展・向上

資料／外務省：世界保健機関（WHO），概要，
http://www.mofa.go.jp/mofaj/gaiko/who/who.html

well-being and not merely the absence of disease or infirmity.）とされている。

2．アルマ・アタ宣言とプライマリヘルスケア

アルマ・アタ宣言（Declaration of Alma-Ata）は，1978年9月12日にWHOとUNICEF主催のカザフスタン共和国アルマ・アタで開催されたアルマ・アタ会議において採択された。

このアルマ・アタ宣言は，健康に対する新しい概念として**プライマリヘルスケア**（Primary Health Care；PHC）を提唱した。PHC基本活動として，人間の基本的な権利である健康に関して格差や不平等は容認されるべきではないという基本精神に基づき，健康教育，食料と適切な栄養の供給，安全な水，母子保健，感染症予防，地域特有の疾患の予防と管理，普通の病気と外傷の適切な治療，そして必須の治療薬の供給などに取り組むことをうたっている。この宣言が出されたことによって，PHCがそれ以後の世界的な健康戦略の基本となったのである。

3．たばこの規制に関する世界保健機関枠組条約

WHOは，喫煙による健康被害の拡大を憂慮して，加盟国に対してたばこ対策の実施を呼びかける世界保健総会決議を1970年以来採択してきた。

たばこの規制に関する世界保健機関枠組条約（WHO Framework Convention on Tobacco Control；WHO FCTC）は，1999年5月21日，第56回世界保健総会において採択され，2005年2月27日に発効された多国間条約である。わが国は2004年6月8日に条約の批准国となった。

この条約は，たばこの消費などが健康に及ぼす悪影響から現在および将来の世代を保護することを目的とし，たばこに関する広告，包装上の表示などの規制およびたばこの規制に関する国際協力について定めたものである。

4．国際保健規則

国際保健規則は，WHO憲章第21条に基づく国際規則であり，「国際交通に与える影響を最小限に抑えつつ，疾病の国際的伝播を最大限防止すること」を目標としている。1951年に国際衛生規則として制定され，1961年に国際保健規則と改名された。

当初は黄熱，コレラ，ペストの3疾患を対象としていたが，近年のSARS，鳥インフルエンザなどの新興・再興感染症による健康危機への対応，各国のコンプライアンスを確保する機序の確立，WHOと各国の協力体制の構築，現実の脅威となったテロリズムへの対策強化の必要性などが指摘され，2005年に大規模改訂された。規制の対象は，原因を問わず，国際的な公衆衛生上の脅威となりうるすべての事象（Public Health Emergency of International Concern；PHEIC）へと広げられた。そのほか，PHEICに関しては，24時間以内のWHOへの通告が義務化された。

IV 国際保健における日本の役割

A 国際的な取り組み

- **ミレニアム開発目標** ミレニアム開発目標（Millennium Development Goals；MDGs）は，2000年9月にニューヨークで開催された国連ミレニアム・サミットで採択された開発分野における国際社会共通の目標である。極度の貧困と飢餓の撲滅など，2015年までに達成すべき8つの目標を掲げたもので，達成期限となる2015年までに一定の成果をあげた。
- **持続可能な開発目標** 2015年9月，ニューヨーク国連本部において「国連持続可能な開発サミット」が開催され，193の加盟国によって「我々の世界を変革する：持続可能な開発のための2030アジェンダ」が採択された。2030アジェンダでは，MDGsの後継である新たな目標として「持続可能な開発目標（Sustainable Development Goals；SDGs）」を掲げている。SDGsは17の目標（ゴール）と169のターゲットで構成されている（表11-2）。

B 国内の取り組み

1．ODA大綱から開発協力大綱へ

ODA大綱は1992（平成4）年に閣議決定され，日本のODA政策の根幹をなしてきた。2015（平成27）年にODA大綱は改定され，**開発協力大綱**が定められた。この改定では，国際社会の平和と安定および繁栄の確保にいっそう積極的に貢献する国家として国際社会を力強く主導していくこと，国際社会が直面する課題の解決のために開発途上国と協働する対等なパートナーとしての役割をさらに強化す

表 11-2 ● SDGs（持続可能な開発目標）一覧

目標 1	あらゆる場所のあらゆる形態の貧困を終わらせる
目標 2	飢餓を終わらせ，食料安全保障及び栄養改善を実現し，持続可能な農業を促進する
目標 3	あらゆる年齢のすべての人々の健康的な生活を確保し，福祉を促進する
目標 4	すべての人に包摂的かつ公正な質の高い教育を確保し，生涯学習の機会を促進する
目標 5	ジェンダー平等を達成し，すべての女性及び女児の能力強化を行う
目標 6	すべての人々の水と衛生の利用可能性と持続可能な管理を確保する
目標 7	すべての人々の，安価かつ信頼できる持続可能な近代的エネルギーへのアクセスを確保する
目標 8	包摂的かつ持続可能な経済成長及びすべての人々の完全かつ生産的な雇用と働きがいのある人間らしい雇用（ディーセント・ワーク）を促進する
目標 9	強靭（レジリエント）なインフラ構築，包摂的かつ持続可能な産業化の促進及びイノベーションの推進を図る
目標 10	各国内及び各国間の不平等を是正する
目標 11	包摂的で安全かつ強靭（レジリエント）で持続可能な都市及び人間居住を実現する
目標 12	持続可能な生産消費形態を確保する
目標 13	気候変動及びその影響を軽減するための緊急対策を講じる
目標 14	持続可能な開発のために海洋・海洋資源を保全し，持続可能な形で利用する
目標 15	陸域生態系の保護，回復，持続可能な利用の推進，持続可能な森林の経営，砂漠化への対処，ならびに土地の劣化の阻止・回復及び生物多様性の損失を阻止する
目標 16	持続可能な開発のための平和で包摂的な社会を促進し，すべての人々に司法へのアクセスを提供し，あらゆるレベルにおいて効果的で説明責任のある包摂的な制度を構築する
目標 17	持続可能な開発のための実施手段を強化し，グローバル・パートナーシップを活性化する

資料／外務省：我々の世界を変革する，持続可能な開発のための 2030 アジェンダ仮訳，
http://www.mofa.go.jp/mofaj/gaiko/oda/files/000101402.pdf（最終アクセス日：2016/10/30）

ることが目標とされた。

　また，多額の民間資金が開発途上国に流れ，企業や地方自治体，非政府組織（NGO）をはじめとする様々な主体がグローバルな活動に携わり，開発途上国の開発課題の解決と持続的成長に重要な役割を果たしている現状から，ODAのみならず，様々な力を結集して，開発課題に対処していかなくてはならないという問題意識を踏まえたものである。

2．開発協力の基本方針

　わが国の開発協力大綱にある基本方針は以下のとおりである。
　①非軍事的協力による平和と繁栄への貢献
　②人間の安全保障＊の推進

＊**人間の安全保障**：人間一人ひとりに着目し，生存・生活・尊厳に対する広範かつ深刻な脅威から人々を守り，それぞれのもつ豊かな可能性を実現するために，保護と能力強化を通じて持続可能な個人の自立と社会づくりを促す考え方。

③自助努力支援と日本の経験と知見を踏まえた対話・協働による自立的発展に向けた協力。

また，開発協力を行うための具体的な方策として以下のものがある。

①国別援助方針の作成（5年をめどとしてその国に対するわが国の援助重点分野や方向性を示すもの）

②分野別開発政策として，保健医療・人口，万人のための質の高い教育，環境・気候変動，安全な水・衛生，ジェンダー，防災などについて日本の援助の基本方針と具体的取り組みを示した政策文書を作成すること

③開発協力重点方針として年度ごとに，外交政策の進展や新たに発生した開発課題などに迅速に対応するために重点事項を明確にすること

3．国際保健の分野別方針

現在の国際保健の分野別方針は，「平和と健康のための基本方針」（2016〜2020年）である。これは開発協力大綱のもとに位置づけられる保健分野における課題別政策として，2015（平成27）年9月11日に健康・医療戦略推進本部において決定された。

この方針は，すべての人々の健康が保障され，感染症などの公衆衛生危機・災害などの外的要因にも強い社会の構築を実現するために，感染症の予防・対策強化はもとより，保健システム全体の強化を図る。究極的には，すべての人が生涯を通じて必要なときに基礎的な保健サービスを負担可能な費用で受けられる**ユニバーサル・ヘルス・カバレッジ（Universal Health Coverage；UHC）**の実現を目指す。また，わが国の経験・知見および技術力やわが国の人材の派遣などを通じ，世界各国の様々な保健課題の取り組みに貢献することを目標としている。

演習課題

1. 乳幼児死亡率について，世界のなかでどの地域が高いか，低いか，まとめてみよう。
2. 世界保健機関（WHO）はどのような仕事をしているかまとめてみよう。
3. WHOの健康の定義にはどのような特徴があるか考えてみよう。
4. 「人間の安全保障」や「ユニバーサル・ヘルス・カバレッジ」とはどのようなものか，まとめてみよう。

文献

1）日本国際保健医療学会編：国際保健医療学，第1版，杏林書院，2005.
2）Preston SH：The Changing Relation between Mortality and Level of Economic Development, Population Studies, 29（2）：231-248, 1975.
3）厚生労働省編：平成26年版厚生労働白書　健康長寿社会の実現に向けて〜健康・予防元年，日経印刷，2014.

参考文献

・外務省：開発協力，ODAって何だろう，http://www.mofa.go.jp/mofaj/gaiko/oda/about/oda.html（最終アクセス日：2016/10/30）
・財務省：ODAの定義，http://www.mof.go.jp/international_policy/economic_assistance/oda/oda.html（最終アクセス日：2016/10/30）
・JICA：3．ODAの種類や内容について，http://www.jica.go.jp/aboutoda/basic/03.html#a02（最終アクセス日：2016/10/30）

索引

[欧文]

AIDS　164
Bq　42
CO　59
Cohort　142
COPD　171
DALE　100
DMAT　326
EBM　29
ET　39
FCTC　216
GDP　330
Global Health　330
Gy　42
H5N1　166
HIV　164
ICD　12, 119
ICD-10　94
ICF　10, 260
ICIDH　260
ILO　304
NBM　29
NICU　207
NO_2　59
ODA　331
ODA大綱　337
PHC　336
PM2.5　59
RCT　142
ROC曲線　149
SARS　166
SDGs　251
SO_2　59
SPM　59
Sv　42
THP　316
UHC　339
UN　333
UNAIDS　165, 334
UNDP　334
UNFPA　334
UNICEF　334
VDT作業　316
WHA　335
WHO　333
WHO憲章　7
WHOによる子どもの事故予防　172
WHOの健康の定義　9
WHOの口腔保健目標　271

[和文]

あ

アウトリーチ活動　249
アクション・リサーチ　30
アクティブガイド　213
アスベスト　68
アルマ・アタ宣言　336
アレルゲン　290

い

委員組織　192
閾値　55
育成医療　202
育成医療給付事業　256
医師・歯科医師・薬剤師調査　113, 115, 122
医事法規　178
医制　20
イタイイタイ病　57
一類感染症　162
1歳6か月児の健康診査　202
一酸化炭素　59
一般健康診断　313
一般廃棄物　49, 51
一般廃棄物の処理　50
医療介護総合確保推進法　231
医療関係者統計　122
医療支援　266
医療施設調査　113, 115, 122
医療施設統計　121
医療費助成事業　256
医療法　121
因果関係の推論　132
飲酒　216
陰性反応適中度　148

う

ウイルスによる食中毒　75
ウィンスロー　8
う蝕　272
う蝕予防　275
運動　283
運動習慣　213
運動普及推進員　32

え

エイズ対策　164
衛生　4, 22
衛生学　14
衛生行政　20
衛生行政報告例　113, 115, 122
栄養改善　70
栄養改善法　69
栄養強化事業　207
栄養士法　69
栄養所要量　71
栄養の改善　69
疫学　16, 23, 126
疫学研究に関する倫理指針　130
疫学研究を実施するにあたっての倫理宣言　131
疫学三角形　130
疫学指標　142
疫学調査　135
疫学のサイクル　136
疫学の定義　126
疫病　14
疫病頻度　142
エドウィン・チャドウィック　6
エンゼルプラン　105
エンパワメント　26

お

黄色ブドウ球菌　74
横断研究　140
オゾン層の破壊　62
オタワ憲章　26

音　40
オレンジプラン　231
温熱環境　40

か

介護給付　233, 235
介護支援専門員　233
介護保険制度　107, 232
介護保険法　182, 230, 232
介護予防・日常生活支援総合事業　231, 236
快適職場づくり　316
介入研究　136, 137, 140
開発協力大綱　337
貝原益軒　4
外部被曝　63
海洋汚染　62
外来感染症　161
化学的酸素要求量　59
化学物質過敏症　68
学習指導要領総則　293
可視光線　44
家族計画事業　207
家族支援　267
語りに基づいた医療　29
学校　284
学校安全　292
学校環境衛生　290
学校環境衛生基準　290
学校給食　70
学校歯科保健　273
学校における感染症　291
学校の環境衛生検査　291
学校の精神保健　247
学校保健　285, 300
学校保健安全法　153, 182, 285
学校保健学習　293
学校保健管理　288
学校保健教育　292
学校保健事業　288
学校保健統計　282
学校保健統計調査　114, 116
学校保健法　285
活動　13
カットオフ値　148
家庭の精神保健　246
家庭用品の安全　64
がん　167, 171
感覚温度　39

換気の基準　290
環境　24, 34
環境アセスメント　80
環境衛生法規　178
環境汚染　36
環境基準　49
環境基本計画　80
環境基本法　53
環境行政　37, 80
環境問題　52, 57
がん検診　223
観察研究　137
患者調査　113, 114
感染拡大の予防　323
感染経路　24, 160
感染源　24
完全参加と平等　262
感染症　75
感染症の患者　323
感染症の予防及び感染症の患者に対する医療に関する法律　321
感染症の予防活動　324
感染症発生動向調査　115
感染症法　161, 321
感染性疾患　159
感染性疾患予防の原則　160
がん対策　221
がん対策基本法　223
がん対策推進基本計画　223
がん登録推進法　223
がん登録等の推進に関する法律　169, 223
カンピロバクター　74

き

気温　38
企画　157
期間有病率　146
期間有病割合　146
危険因子　129
気候　40
気湿　39
記述疫学　136
技術協力　333
記述研究　137
寄生虫病　75
喫煙　216
揮発性化合物のホルムアルデヒド　290

基本的人権　5, 6
吸収　54
休養　214
教育委員会　284
教室内の騒音基準　290
教職員の健康診断　289
共同生活援助　244
業務上疾病　308
業務担当制　31
虚血性心疾患　168, 171, 219
居住・生活衛生　36
居宅介護　244
許容1日摂取量　78
気流　39
禁煙教育　298
禁煙週間　216
禁煙の日　156
禁煙普及員　32

く

空気　37, 38
空気の組成　38
国　179, 184
グループホーム　244
グレイ　42
グローバルヘルス　330

け

計画被曝状況　42
経済格差　330
傾聴　26
下水処理　47
下水道　46
下水道の水質基準　47
結核　165
検疫　14
検疫感染症　161
検疫法　161
研究費助成事業　256
健康運動実践指導者　214
健康運動指導士　28, 214
健康格差　330
健康課題　210
健康管理　153, 298, 305, 308
健康管理手帳　293
健康危機管理　193, 320
健康危機管理体制　320

健康危機管理調整会議　320
健康教育　28，154，313
健康教育の意義　156
健康行動　27
健康指標　116
健康寿命　100，116，211
健康食品　76
健康診査　153
健康診断　153，289，313
健康診断項目　289
健康増進　9，152
健康増進活動　211
健康増進事業　211
健康増進事業実施者　211
健康増進法　70，153，181，211，230，271
健康相談　289，313
健康づくり　210
健康づくりのための身体活動基準2013　213
健康づくりのための身体活動指針　214
健康づくりのための睡眠指針2014　214
健康手帳　211
健康日本21　100，211，271
健康日本21（第2次）　181，212
健康の維持　73
健康の享受　7
健康の増進　13
健康の定義　9
健康の保持　13
健康の流行現象　126
健康防御　28
健康保険法　182
研修指導　186
現象論　136
建築物衛生　65

こ

5-W-Bridge　135
公害　52
公害健康被害補償法　53
公害対策基本法　53
公害防止計画　81
光化学オキシダント　60
後期高齢者医療広域連合　230
後期高齢者医療費　102
口腔保健　270

合計特殊出生率　92
高血圧　218
公衆衛生　2
公衆衛生運動　15，17
公衆衛生活動　193
公衆衛生活動の原理　23
公衆衛生指導体制　21
公衆衛生の基本原理　5
公衆衛生の定義　8
公衆栄養学　70
更生医療給付事業　256
厚生労働省健康危機管理基本指針　320
後天性免疫不全症候群　164
行動　26
公費負担　258
高齢化社会　65，100
高齢化進展の国際比較　101
高齢化率　100
高齢者　228
高齢者医療確保法　220，230
高齢社会　101
高齢者虐待の防止，高齢者の養護者に対する支援等に関する法律　231
高齢者虐待防止法　231
高齢者の医療の確保に関する法律　153，154，182，220，230
高齢者への事故予防　173
高齢者保健福祉推進十か年戦略　231
ゴールドプラン　231
ゴールドプラン21　231
呼吸物質　37
国際疫学会　126
国際疾病分類　12
国際障害分類　260
国際人口会議　85
国際人口開発会議　86
国際生活機能分類　10，260
国際統計分類　119
国際保健　330
国際保健規則　163，336
国際連合　333
国際連合の持続可能な開発目標　251
国際労働機関　304
国勢調査　89
国内総生産　330
国民医療費　113，116，122

国民医療費統計　122
国民医療費の推移　103
国民健康・栄養調査　70，113，114，212
国民健康保険法　182
国民生活基礎調査　113，114
国連　333
国連開発計画　334
国連合同エイズ計画　334
国連児童基金　334
国連人口基金　334
戸籍制度　112
個体　24
国家公務員共済組合法　182
子ども・子育て応援ビジョン　106
子ども・子育て応援プラン　106
子ども・子育て支援法　106
子どもの運動能力　283
子どもの健康状況　282
子どもの体力　283
子どもの発育　282
個別保健指導　292
コホート　142
コホート研究　140
ごみの処理　50
コミュニティ　29
コミュニティ・アプローチ　26，28
コミュニティ・オーガニゼーション　28
五類感染症　162
コレラ　5
婚姻　97
婚姻率　97
根拠に基づいた医療　29
こんにちは赤ちゃん事業　204

さ

災害　324
災害救助法　321
災害性疾病　314
災害対策基本法　320，324
災害の種類　324
災害の定義　324
災害派遣医療チーム　326
細菌学　17
再興感染症　322
作業環境管理　305，308

作業管理　305, 308
作業関連疾患　315
砂漠化　63
サルモネラ菌属　74
参加　13
産業看護職　313
産業廃棄物　49, 51
産業廃棄物の処理　50
産業保健　304, 308
産業保健活動の定義　304
産業保健計画　312
産業保健の動向　307
３歳児の健康診査　202
酸性雨　62
酸素　37
残留農薬　78
三類感染症　162

し

シーベルト　42
死因　92
死因分類　112
ジェンナー　15
紫外線　44
歯科口腔保健の推進に関する法律　271
歯科口腔保健法　271
歯科疾患実態調査　273
歯科保健　270
ジクロロメタン　60
試験検査　186
事故予防　171, 172
自殺者数の推移　312
自殺総合対策推進センター　215
自殺対策　215, 298
自殺対策基本法　215, 251
自殺の原因　299
自殺予防　251
死産　95
死産の原因　95
死産率　95
脂質異常症　218
支持的精神保健活動　249
歯周疾患の状況　274
歯周疾患予防　276
歯周病の状況　274
思春期保健教育　299
自浄能力　58
次世代育成支援対策推進法　106

自然環境　35, 37
自然増減率　97
自然毒による食中毒　75
持続可能な開発目標　337
市町村　179, 186, 249
市町村の母子保健事業　207
市町村保健センター　190
シックハウス症候群　67
執行理事会　335
実施　158
実体論　136
室内空気汚染　67
疾病予防　9, 28
指定感染症　162
指定難病　257
児童虐待防止　203
児童福祉法　261, 262
死亡　146
死亡数　98
死亡率　92, 98
社会医学　2
社会医療診療行為別統計　114
社会基盤整備関係法規　178
社会生活　35
社会正義　5
社会福祉関係法規　178
社会防衛　5
社会保険関係法規　178
車輪モデル　130
就学支援　267
住環境　66
就業状況　307
周産期医療施設設備整備事業　207
周産期死亡　95, 96
周産期死亡率　95, 96
周産期の母子保健事業　207
重症急性呼吸器症候群　166
集団保健指導　293
住民参加　23, 25, 28
住民組織の育成　31
住民の組織化　28
就労移行支援　244
就労継続支援　244
就労支援　267
宿主　160
宿主の感受性　24
主体環境系　34
出生　92
受動喫煙防止　216

種痘法　15
主要死因別にみた死亡率　94
受療行動調査　113, 114
受療率　119
循環器疾患　168
純再生産率　92
準備期　325
障害　260
障害者基本計画　262
障害者基本法　243, 261, 262
障害者権利条約　265
障害者自立支援法　243, 263
障害者総合支援法　243, 263
障害者対策に関する新長期計画　262
障害者対策に関する長期計画　262
障害者の定義　261
障害者プラン～ノーマライゼーション7か年戦略～　262
障害調整平均余命　100
障害年金　243
生涯を通じた女性の健康支援事業　205
消化器系感染症　75
消極的健康　9, 13
少子化社会対策基本法　106
少子化対策　105
少子高齢化　107
浄水場　45
上水道　44
上水道・水道施設　44
上水道の水質基準　45
照度の基準　290
小児慢性疾患　203
小児慢性特定疾患治療研究事業　203, 256
小児慢性特定疾病医療費助成制度　198, 203
傷病統計　117
症例対照研究　140
昭和60年モデル人口　93
食育基本法　213
職業性疾病の予防策　315
職業病　314
食事　283
食事摂取基準　71
食生活　69
食生活改善推進員　32, 213
食中毒　74

食中毒統計調査　113, 115
食中毒の予防　75
食の安全　76
職場巡視　314
職場における禁煙対策　316
職場の精神保健　248
食品　36
食品安全基本法　74
食品衛生法　73
食品管理の体制　73
食品添加物　78
食品の安全とリスク　77
食品のリスク　76
食品のリスク分析　76
食品標準成分表　70
食品保健　69, 73
食物連鎖　35
ジョン・スノウ　133
私立学校教職員共済法　182
自立訓練　244
自立支援医療　244
自立支援医療費　202
人為災害　324
新エンゼルプラン　105
新オレンジプラン　231
新型インフルエンザ等感染症　162
新感染症　162
新久里浜式アルコールスクリーニングテスト　217
新興感染症　322
人口構造　87
人口静態統計　89
人口増加　84
人口置換水準　103
人口動態調査　113, 114
人口動態統計　91
人口の動向　84
人口爆発　84
人口ピラミッド　89
新ゴールドプラン　231
新障害者基本計画　262
心身機能　13
心身障害者対策基本法　262
新生児集中治療室　207
身体構造　13
身体障害者手帳　261
身体障害者の定義　261
身体障害者福祉法　261, 262
身体的虐待　203
心理的虐待　203

す

水質汚染　57
水質汚濁　57
水質汚濁対策　58
水質汚濁の指標　58
水質基準　290
睡眠　283
睡眠時間　214
スクリーニング　147
スクリーニング検査　147
健やか親子21（第2次）　196
健やか健康親子21　196
住まい　65

せ

性・主要死因別にみた年齢調整死亡率　94
生活衛生関係営業　64
生活環境　51
生活環境統計　123
生活訓練　244
生活習慣　298
生活習慣病　212
生活習慣病予防　239
生活排水処理　51
精神医療　242
精神衛生法　245
成人期　210
精神疾患　242
精神障害者福祉　243
精神障害者保健福祉手帳　243
精神病院法　244
精神病者監護法　244
精神保健　246
精神保健及び精神障害者福祉に関する法律　261
精神保健福祉センター　187, 249
精神保健福祉対策活動　242
精神保健福祉法　243, 261
精神保健法　245, 246
生存権　5, 6
生存数　98
生存率　147
生態学　34
生態学的研究　139
生態系ピラミッド　35
性的虐待　203
性と生殖に関する健康　86

性と生殖に関する権利　86
政府開発援助　331
政府貸付　332
生物化学的酸素要求量　59
生物濃縮　35
生命表　97
生命表関数　99
政令指定都市　184
世界禁煙デー　156, 216
世界人権宣言　7
世界人口会議　84
世界人口行動計画　85
世界人口の将来予測　84
世界保健機関　333
世界保健機関憲章　335
世界保健総会　335
赤外線　44
積極的健康　9, 13
積極的精神保健活動　249
船員保険法　182
1985年モデル人口　93
全国がん登録　113, 115
全数調査　89
線量限度　42

そ

騒音　40
騒音に係る環境基準　41
騒音の身体影響　41
総括管理　307, 308
総合的精神保健活動　249
総再生産率　92
贈与　332
粗再生産率　92
粗死亡率　92
粗出生率　92
措置制度　263

た

対応期　325
ダイオキシン類　60
体温調節　38
大気汚染　58
大気汚染の環境基準値　60
大気汚染の物質　59
代謝　54
体重管理　298
大日本私立衛生会　4
耐容1日摂取量　78

太陽光エネルギー　35
第4次国民健康づくり対策
　　152, 212
対話　26
高木兼寛　25, 134
多国間援助　332
多国間協力　333
ダニ　290
たばこ規制枠組条約　216
たばこの規制に関する世界保健
　　機関枠組条約　216, 336
多要因原因説　132
多要因モデル　132

ち

地域移行支援　244
地域活動支援センター　244
地域子育て支援拠点事業　204
地域支援事業　230
地域疾病登録事業　115
地域社会　239
地域精神保健　249
地域組織　192
地域定着支援　244
地域的機関　335
地域における事故予防活動
　　173
地域の精神保健　249
地域包括ケアシステム　193,
　　237
地域包括支援センター　235
地域保健　176
地域保健・健康増進事業報告
　　113, 115
地域保健活動　176
地域保健計画　292
地域保健対策の推進に関する基
　　本指針　180
地域保健法　179, 188
地域連携　300
地縁組織　192
地球　34
地球温暖化　61
地球規模の汚染　62
地区診断　28
地区担当制　31
窒素　38
知的障害者の定義　261
知的障害者福祉法　261, 262
チフス　5

地方衛生研究所　186
地方公衆衛生行政　21
地方公務員等共済組合法　182
致命率　147
中核市　184
中間処理　50
中毒学　53
中毒物質　54
腸炎ビブリオ　74
超高齢社会　101
調査研究　186
長寿社会　237
直接最終処分　50
直接資源化　50

つ

通院者率　118

て

定期健康診断　310
抵抗力　24
定常人口　98
低体重児の届出　198
テトラクロロエチレン　60
点有病率　146
電離放射線　41

と

当事者組織　192
糖尿病　170, 171
糖尿病予防　217
トータルヘルスプロモーション
　　プラン　316
特異度　148
特殊健康診断　315
特殊災害　324
特定健康診査　220, 230,
　　317
特定疾患治療研究事業　256
特定疾病　233
特定保健指導　220, 230,
　　317
特別区　184
土壌汚染　61
都道府県　179, 184
鳥インフルエンザ　166
トリクロロエチレン　60

な

ナイチンゲール　17
内部被曝　63
長与専斎　4
難治性疾患克服研究事業　256
難病　256
難病指定医　258
難病対策　257
難病対策要綱　256
難病の患者に対する医療等に関
　　する法律　256
難病法　256

に

二国間援助　332
二酸化硫黄　59
二酸化炭素　38
二酸化窒素　59
21世紀における国民健康づく
　　り運動　211
二重ブラインド法　142
二重盲検法　142
日本疫学会　127
日本国憲法　6
日本人の食事摂取基準　213
入院形態　242
乳児家庭全戸訪問事業　204
乳児死亡　95, 96
乳児死亡率　96
乳児の健康診査　201
乳幼児死亡率　330
二類感染症　162
任意事業　237
妊娠高血圧症候群　202
認知症施策推進5か年計画
　　231
認知症施策総合戦略〜認知症高
　　齢者等にやさしい地域づくり
　　に向けて〜　231
妊婦健康診査　201
妊婦乳児等保健相談事業　207

ね

ネグレクト　203
ネットワーク構築　250
年齢階級別出生率　105
年齢調整死亡率　93
年齢別死亡率　97

の

脳血管疾患　168, 171, 219
脳血管障害　219
ノーマライゼーション　260

は

廃棄物　49
廃棄物処理法　49
廃棄物の処理及び清掃に関する法律　49
排泄　54
曝露　54, 129
曝露量　54
8020運動　271
発達障害者支援法　265
母親の出生年齢　105
バリアフリー　66
半数影響量　55
半数致死量　55

ひ

比　143
非感染性疾患　24, 167
微小粒子状物質　59
ビッグデータ　124
非電離放射線　43
ヒト免疫不全ウイルス　164
被曝　42
病院報告　113, 115, 122
評価　159
病原性大腸菌　75
病原体　24, 160
敏感度　148
ピンクリボンデー　156

ふ

プールの衛生　66
フェーズ3（災害各期における区分）　326
フェーズ2（災害各期における区分）　326
フェーズ5（災害各期における区分）　327
フェーズ4（災害各期における区分）　326
フェーズ1（災害各期における区分）　326
不快指数　39
複合型災害　324
復旧・復興対策期　326
物理化学的要因の計測　48
浮遊物質量　59
浮遊粒子状物質　59
プライマリヘルスケア　25, 336
ブラインド法　142
不慮の事故　171
ブリンクマン指数　216
ブレスローの7つの健康習慣　3
分析疫学　136
分析研究　137, 139
分布　54

へ

平均寿命　98, 116, 330
平均余命　98, 116
ベクレル　42
ペット動物　66
ヘルス・プロモーション　26
ヘルスメイト　213
ベンゼン　60

ほ

包括的支援事業　237
放射性物質　63, 78
放射線　41
ホームヘルプ　244
保温の基準　290
保健医療資源統計　121
保健衛生法規　178
保健事業　230
保健所　21, 187, 249
保健所の運営　188
保健所の任意事業　189
保健所の必須事業　188
保健統計　112
保護者　298
母子健康手帳　199
保湿の基準　290
母子への健康教育　201
母子への健康診査　201
母子への訪問指導　200
母子への保健指導　200
母子保健　196
母子保健活動　206
母子保健指導事業　207
母子保健推進員活動事業　207
母子保健地域組織育成事業　207
母子保健法　153, 182, 198, 199
補装具　202
母体保護法　199
ボツリヌス菌　75
ボランティア組織　192
本質論　136

ま

マーケティング　27
マキューン・テーゼ　16
マスク　161
まとめ　159
慢性呼吸器疾患　170
慢性閉塞性肺疾患　170

み

未婚率　104
未熟児　198
未熟児訪問指導　198
水　44
水俣病　57
ミレニアム開発目標　337

む

無作為化比較試験　142
むし歯　272
無償資金協力　332

め

メタボリックシンドローム　219
免疫力　24
メンタルヘルスケア　215
メンタルヘルス対策　317

も

盲検法　142

や

薬剤耐性菌　79

薬剤耐性対策アクションプラン　80
薬事法規　178
薬物　37, 79
薬物乱用依存症対策　79

ゆ

有害物質による食中毒　75
有訴者率　118, 228
有病期間　119
有病率　118, 143, 144
有病割合　146
ユニバーサル・ヘルス・カバレッジ　339

よ

養育医療　202
養生　3
養生訓　3, 19
陽性反応敵中度　148
溶存酸素量　59
予防　152
予防衛生法規　178
予防給付　233, 235
予防接種法　323
予防の分類　12
4大公害病　53
四類感染症　162

ら

蘭学　19

り

罹患率　118, 143
離婚　97
離婚率　97
リスク管理　77
リスクコミュニケーション　56, 77
リスク評価　77
リスク分析　76
リスク分析の考え方　76
率　143
リハビリテーション　260
リプロダクティブ・ヘルス　86
リプロダクティブ・ライツ　86
療育医療　203
量-影響関係　55
量-反応関係　54
臨時健康診断　289
臨床医学　2
倫理的配慮　129

る

累積罹患率　144

れ

レスパイトサービス　268
レセプト情報　124

ろ

老人健康診査　230
老人福祉法　230
老人保健法　230
労働安全衛生規則　153
労働安全衛生法　182, 305
労働衛生　308
労働衛生管理体制　305
労働衛生教育　307, 308
労働関係法規　178
労働基準法　305
労働災害　308
労働災害認定数　309
労働力調査　307
ロコモティブシンドローム　214, 225

わ

ワークライフバランス　318
割合　143

新体系 看護学全書　健康支援と社会保障制度 ②　公衆衛生学	
2002年11月29日　第1版第1刷発行	定価（本体2,500円＋税）
2006年11月15日　第2版第1刷発行	
2013年 1月11日　第3版第1刷発行	
2016年12月 7日　第4版第1刷発行	
2024年 1月31日　第4版第9刷発行	

編　集　　代表　佐々木明子 ©　　　　　　　　　　　　　　＜検印省略＞

発行者　　亀井　淳

発行所　　株式会社 メヂカルフレンド社

https://www.medical-friend.jp
〒102-0073　東京都千代田区九段北3丁目2番4号　麹町郵便局私書箱48号　電話 (03) 3264-6611　振替00100-0-114708

Printed in Japan　落丁・乱丁本はお取り替えいたします　　印刷／大盛印刷（株）　製本／(有)井上製本所
ISBN978-4-8392-3307-5　C3347　　　　　　　　　　　　　　　　　　　　　　　　000607-006

本書の無断複写は，著作権法上での例外を除き，禁じられています．
本書の複写に関する許諾権は，㈱メヂカルフレンド社が保有していますので，複写される場合はそのつど事前に小社（編集部直通 TEL 03-3264-6615）の許諾を得てください．

新体系看護学全書

専門基礎分野

- 人体の構造と機能❶ 解剖生理学
- 人体の構造と機能❷ 栄養生化学
- 人体の構造と機能❸ 形態機能学
- 疾病の成り立ちと回復の促進❶ 病理学
- 疾病の成り立ちと回復の促進❷ 微生物学・感染制御学
- 疾病の成り立ちと回復の促進❸ 薬理学
- 疾病の成り立ちと回復の促進❹ 疾病と治療1 呼吸器
- 疾病の成り立ちと回復の促進❺ 疾病と治療2 循環器
- 疾病の成り立ちと回復の促進❻ 疾病と治療3 消化器
- 疾病の成り立ちと回復の促進❼ 疾病と治療4 脳・神経
- 疾病の成り立ちと回復の促進❽ 疾病と治療5 血液・造血器
- 疾病の成り立ちと回復の促進❾ 疾病と治療6 内分泌／栄養・代謝
- 疾病の成り立ちと回復の促進❿ 疾病と治療7 感染症／アレルギー・免疫／膠原病
- 疾病の成り立ちと回復の促進⓫ 疾病と治療8 運動器
- 疾病の成り立ちと回復の促進⓬ 疾病と治療9 腎・泌尿器／女性生殖器
- 疾病の成り立ちと回復の促進⓭ 疾病と治療10 皮膚／眼／耳鼻咽喉／歯・口腔
- 健康支援と社会保障制度❶ 医療学総論
- 健康支援と社会保障制度❷ 公衆衛生学
- 健康支援と社会保障制度❸ 社会福祉
- 健康支援と社会保障制度❹ 関係法規

専門分野

- 基礎看護学❶ 看護学概論
- 基礎看護学❷ 基礎看護技術Ⅰ
- 基礎看護学❸ 基礎看護技術Ⅱ
- 基礎看護学❹ 臨床看護総論
- 地域・在宅看護論 地域・在宅看護論
- 成人看護学❶ 成人看護学概論／成人保健
- 成人看護学❷ 呼吸器
- 成人看護学❸ 循環器
- 成人看護学❹ 血液・造血器
- 成人看護学❺ 消化器
- 成人看護学❻ 脳・神経
- 成人看護学❼ 腎・泌尿器
- 成人看護学❽ 内分泌／栄養・代謝
- 成人看護学❾ 感染症／アレルギー・免疫／膠原病
- 成人看護学❿ 女性生殖器
- 成人看護学⓫ 運動器
- 成人看護学⓬ 皮膚／眼
- 成人看護学⓭ 耳鼻咽喉／歯・口腔
- 経過別成人看護学❶ 急性期看護：クリティカルケア
- 経過別成人看護学❷ 周術期看護
- 経過別成人看護学❸ 慢性期看護
- 経過別成人看護学❹ 終末期看護：エンド・オブ・ライフ・ケア
- 老年看護学❶ 老年看護学概論／老年保健
- 老年看護学❷ 健康障害をもつ高齢者の看護
- 小児看護学❶ 小児看護学概論／小児保健
- 小児看護学❷ 健康障害をもつ小児の看護
- 母性看護学❶ 母性看護学概論／ウィメンズヘルスと看護
- 母性看護学❷ マタニティサイクルにおける母子の健康と看護
- 精神看護学❶ 精神看護学概論／精神保健
- 精神看護学❷ 精神障害をもつ人の看護
- 看護の統合と実践❶ 看護実践マネジメント／医療安全
- 看護の統合と実践❷ 災害看護学
- 看護の統合と実践❸ 国際看護学

別巻

- 臨床外科看護学Ⅰ
- 臨床外科看護学Ⅱ
- 放射線診療と看護
- 臨床検査
- 生と死の看護論
- リハビリテーション看護
- 病態と診療の基礎
- 治療法概説
- 看護管理／看護研究／看護制度
- 看護技術の患者への適用
- ヘルスプロモーション
- 現代医療論
- 機能障害からみた成人看護学❶ 呼吸機能障害／循環機能障害
- 機能障害からみた成人看護学❷ 消化・吸収機能障害／栄養代謝機能障害
- 機能障害からみた成人看護学❸ 内部環境調節機能障害／身体防御機能障害
- 機能障害からみた成人看護学❹ 脳・神経機能障害／感覚機能障害
- 機能障害からみた成人看護学❺ 運動機能障害／性・生殖機能障害

基礎分野

- 基礎科目 物理学
- 基礎科目 生物学
- 基礎科目 社会学
- 基礎科目 心理学
- 基礎科目 教育学